In der Zeit von 1750 bis 1900 machte sich ganz Europa auf den Weg zur Eroberung der privaten wie der öffentlichen Gesundheit. Bei dieser Entwicklung wirkten viele Prozesse zusammen: die medizinischen Entdeckungen, der Einstellungswandel zu Krankheit und Ärzten, die sozialen Herausforderungen der Industriellen Revolution und schließlich die Fortdauer der großen Epidemien.

Aus unterschiedlichen Gründen, die im Buch dargelegt werden, intervenierten die Staaten auf allen Ebenen: Sie ordneten die Heilberufe neu, sie öffneten die ärztliche Behandlung der ganzen Bevölkerung und setzten dabei neue Hygienevorstellungen durch. Trotz mancher Enttäuschungen gegenüber den Erwartungen läßt sich von einer medizinischen und hygienischen Revolution sprechen.

Calixte Hudemann-Simon schildert zunächst die Entwicklung der medizinischen Ausbildung und die schwierigen Bedingungen, unter denen freiberufliche Ärzte ihre Tätigkeit ausübten und dabei nicht nur um die Verbesserung ihres Status kämpften, sondern auch um ihre aktive Beteiligung an der öffentlichen Gesundheitspolitik. Gleichzeitig geht es um den Wandel vom traditionellen Hospiz- zum Laboratoriums-Krankenhaus und um die Entstehung der neuen »Irrenanstalten«. Die Autorin zeigt, wie sich der Kampf gegen die großen Epidemien (Pocken, Cholera u. a.) zu präventiven Maßnahmen der Sozialpolitik entwickelte: in der Einrichtung von Krankenkassen und Versicherungen, in der Professionalisierung der Geburtshilfe und der Anwendung von Hygienevorschriften.

Die Autorin legt mit diesem Buch eine wegweisende Überblicksdarstellung vor, in der sie die von den Historikern unter solchen Fragestellungen erst in jüngerer Zeit in Angriff genommene Geschichte der Medizin als ein herausragendes Kapitel europäischer Sozialgeschichte deutet.

Unsere Adresse im Internet: www.fischer-tb.de

Calixte Hudemann-Simon, geboren 1949 in Saint-Malo (Frankreich), docteur en histoire 1980, Habilitation Paris IV-Sorbonne 1995, zahlreiche Arbeiten zu Adel in der frühen Neuzeit sowie zu Medizin- und Gesundheitspolitik, Wohlfahrt, Armen- und Bettlerwesen.

Europäische Geschichte

Herausgegeben von Wolfgang Benz

Konzeption: Wolfgang Benz,
Rebekka Habermas und Walter H. Pehle

Europäische Geschichte

Calixte Hudemann-Simon

Die Eroberung der Gesundheit 1750–1900

Aus dem Französischen von Andrea van Dülmen

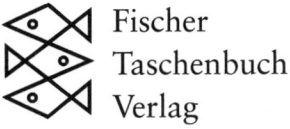

Fischer
Taschenbuch
Verlag

Die Übersetzung wurde gefördert
von der Europäischen Kommission, Brüssel

Originalausgabe
Veröffentlicht im Fischer Taschenbuch Verlag GmbH,
Frankfurt am Main, August 2000

Redaktion: Tanja Hommen
Gesamtherstellung: Clausen & Bosse, Leck
Printed in Germany
ISBN-3-596-60136-3

Gedruckt auf Munken Print Extra der Papierfabrik Munkedal AB, Schweden

Inhalt

Einleitung

Wie alle anderen Wissenschaften ist auch die Medizin ein Kind ihrer Zeit. Sie entstand nicht für sich allein, sondern entwickelte sich in einem wissenschaftlichen und kulturellen und ebenso in einem sozialen, ökonomischen und politischen Zusammenhang. Durch ihre Auswirkungen auf das Leben der Menschen – zum Beispiel auf die Demographie, auf Philosophie und Verhalten – spiegelte, prägte und beeinflusste sie ihrerseits die wichtigsten Entwicklungsstufen der Zivilisation.

Das europäische 19. Jahrhundert war gekennzeichnet durch grundlegende Entdeckungen, die, in der Aufklärung der vorangegangenen Jahrhunderthälfte eingeleitet, zunächst das medizinische Wissen und dann nach und nach die medizinische Praxis revolutionierten. Doch auch die sich wandelnde Haltung der Menschen gegenüber dem Arzt und der Krankheit war eine treibende Kraft für den medizinischen Fortschritt: Neue Erwartungen, ja Forderungen erwuchsen aus einer neuen Lebenshaltung, die Gesundheit und Krankheit nicht länger mit dem früheren Fatalismus hinnahm, weshalb die soziale Motivation bei der Entwicklung der Medizin eine ebenso große, wenn nicht gar eine größere Rolle erhielt als das rein wissenschaftliche Interesse.

Europa stand damals an der Spitze der medizinischen Wissenschaft. Von einem einzelnen Land aus lässt sie sich nicht erfassen; die gelehrte Welt war durchaus international. Verbindungen wurden über den gesamten europäischen Raum, ja über die ganze Welt geknüpft, Erfahrungen und Kenntnisse zirkulierten über die Grenzen hinweg. Auf diesem Hintergrund taten sich einzelne geniale Forscher hervor, die durch ihre Entdeckungen entscheidende Anstöße für die Entwicklung der Medizin als Wissenschaft gaben; Entdeckungen, die natürlich nicht spontan ihren Gefäßen oder Reagenzgläsern entsprangen, sondern meist durch vorangehende oder auch gleichzeitige Arbeiten anderer Forscher

9

herangereift waren, deren Namen der Nachwelt nicht erhalten blieben.

Der vorliegende Überblick will einleitend nur einige wichtige Punkte der Entwicklung der wissenschaftlichen Medizin aufzeigen. Ihre Auswirkungen sind jedoch eng verquickt mit den großen Themen, die in den weiteren Kapiteln behandelt werden sollen: mit der Entwicklung der ärztlichen Berufe und der Krankenhäuser oder auch mit den Fragen des öffentlichen Gesundheitswesens.

Das Thema Medizin und Gesundheitswesen in Europa von der Aufklärung bis zum Beginn des 20. Jahrhunderts muss gleichermaßen unter zeitlicher wie räumlicher Perspektive angegangen werden. Dabei stellt sich ein doppeltes Problem: Es gab weder »die« Medizin der Aufklärung noch »die« Medizin des 19. Jahrhunderts, auch wenn trotz aller Differenzen jeweils eine gemeinsame Grundlage existierte, die es zu beschreiben gilt. Außerdem war Europa nicht nur keine Einheit, sondern erlebte im Laufe dieser Periode tief greifende geopolitische Veränderungen. Am Anfang stehen die verstreuten Herrschaften des 18. Jahrhunderts, die während der napoleonischen Epoche so durcheinander gerüttelt wurden, dass Europa nach 1815 ganz neu geordnet werden musste. Die »Vereinigungen« der großen, zentralisierten Staaten im Laufe des 19. Jahrhunderts zogen neue Grenzen. Aus den rund 350 deutschen Kleinstaaten des Alten Reiches ging das Deutschland Bismarcks und Wilhelms II. hervor. Auch andere Herrschaftsverhältnisse änderten sich: So entstand – um nur einige Beispiele zu nennen – Belgien an der Schnittstelle von österreichischen, französischen und holländischen Einflüssen, Griechenland wechselte aus dem Vorderen Orient nach Europa, also aus der osmanischen Herrschaft zur Unabhängigkeit unter Monarchen aus alten, fremden Dynastien, und Italien erreichte seine Einheit, als es sich vom Joch der Habsburger und Bourbonen befreite. Während Kriege und Diplomatie abwechselnd niederrissen und wieder aufbauten, führte die demographische und ökonomische Entwicklung, insbesondere die industrielle Revolution, zu neuen Herausforderungen, welche die Staaten zu einem Engagement für die Sozial- und Gesundheitspolitik zwangen. Inmitten dieser Umwälzungen mussten die Medizin und die Gesundheitspolitik ihren Weg finden, blieben aber geprägt durch die politische Vergangenheit des jeweiligen Volkes, durch Brüche und Kontinuität.

Im Rahmen eines kleinen Buches dieses Durcheinander zu entwirren, mag ziemlich unmöglich erscheinen. Auch wenn man von »Europa« spricht, muss man doch immer eine Auswahl treffen. Die Länder, die während der behandelten Epoche die Entwicklung im Gesundheitswesen vorantrieben, also Frankreich, Deutschland und Großbritannien, werden gründlicher behandelt. Aber auch Österreich, Belgien, die Schweiz, Spanien, Italien, Griechenland sowie Regionen oder Städte anderer Länder sollen je nach dem aufgefundenen Material herangezogen werden, um gelegentlich die unterschiedlichen Modelle zu veranschaulichen, zu bestätigen, abzuschwächen oder einfach zu nuancieren. Einen Kontrapunkt bildet schließlich das autokratische Russland am Rande Europas mit seiner besonderen Entwicklung.

Nach einer kurzen Darstellung der wichtigsten Etappen der medizinischen Wissenschaft baut sich dieser Essay um zwei große Themen herum auf, die trotz der unvermeidlichen Überschneidungen getrennt voneinander behandelt werden. Zum einen geht es um die Frage der ärztlichen Professionalisierung und deren ideale Kriterien: eine gründliche wissenschaftliche Ausbildung, eine gehobene gesellschaftliche Stellung, berufliche Unabhängigkeit und Handlungsfreiheit sowie schließlich das Monopol auf dem Gesundheitsmarkt. Deshalb sollen die verschiedenen Systeme der medizinischen Ausbildung und ihre Entwicklung analysiert werden, die konkreten Bedingungen der alltäglichen ärztlichen Praxis und der Kampf der Ärzte um eine Verbesserung ihres Ansehens, aus dem eine neue Beziehung zum Staat sowie dessen Bemühungen im Kampf gegen die »illegale« Medizin hervorgingen.

Zum anderen geht es um die Entstehung einer öffentlichen Gesundheitspolitik, zunächst um das Krankenhauswesen, das heißt den Übergang vom Hospiz zum eigentlichen »Kranken«-haus, das gleichzeitig – in Verbindung mit einer Universität oder nicht – als Lehrklinik und bald auch als Laboratorium dienen sollte; außerdem um die Bewegung, die zur Spezialisierung der Anstalten führte, unter besonderer Berücksichtigung der Entstehung der psychiatrischen Krankenhäuser. In diesem Zusammenhang gehören auch das Krankenhauspersonal in all seinen hierarchischen Stufen, der Wandel der Rolle der medizinischen Instanzen innerhalb der verschiedenen Einrichtungen, der Übergang von den Ordenskrankenschwestern zu weltlichen Pflegern sowie das nach Nationen unterschiedliche Verhältnis der Krankenanstalten zum Staat.

Schließlich wird als weiter ausgreifende Wirkung der Krankenhausfrage zu verfolgen sein, wie Motive der Bevölkerungspolitik und des Profits oder auch der Disziplinierung und polizeilichen Überwachung viele Staaten auf den Weg zu Systemen führten, die ihren Untertanen ein Mindestmaß an medizinischer Versorgung sichern sollten. Ebenso ist nach den Anfängen der Vorsorge zu fragen, deren Erfordernisse auf medizinischer und hygienischer Ebene zunächst zum besseren Schutz der Geburt und frühen Kindheit durch eine Professionalisierung der Hebammen und die Pockenschutzimpfung führten. Unter dem Eindruck der Choleraepidemien, der Geißel dieses Jahrhunderts – die allerdings stärkere politische und soziale als medizinische Folgen hatte –, wurde die Hygiene zu einem Anliegen von Ärzten, Denkern und Staatsmännern, deren Anstrengungen an der Schwelle des 20. Jahrhunderts endlich Früchte zu tragen begannen.

Prolog: Die wichtigsten Entwicklungsstufen der medizinischen Wissenschaft[1]

In der ersten Hälfte des 18. Jahrhunderts beschäftigte man sich mehr mit verstiegenen Theorien als mit exakter Wissenschaft. Verschiedene Systeme belebten die gelehrte medizinische Diskussion, so etwa der von Friedrich Hoffmann vertretene »Mechanismus«, der den menschlichen Körper mit einer hydraulischen Maschine verglich, oder der »Vitalismus«, demzufolge die Phänomene des Lebens nicht mit physikalischen oder chemischen Begriffen erfasst werden können, also die Existenz einer »vitalen Kraft« voraussetzen, die die Materie belebt und organisiert. Diese Theorie gipfelte im »Animismus« von Georg Ernst Stahl, der alle Vorgänge im menschlichen Körper durch die Einwirkung der Seele erklärte, die allein die spontane Zersetzung des Organismus verhindere. Außerdem widmeten sich die gelehrten, an der Therapie wenig interessierten Mediziner ausgiebig der Klassifizierung der Krankheiten (William Cullen in Edinburgh, Boissier de Sauvages und Philippe Pinel in Frankreich), etwa entsprechend dem botanischen System der Pflanzen des Schweden Carl von Linné. Daraus entstand die »Nosologie«, welche die unterscheidenden Merkmale der Krankheiten untersuchte, um diese beschreiben und klassifizieren zu können.

Die Nosologie führte zur klinischen Anatomie, als deren bedeutendster Wegbereiter der Niederländer Hermann Boerhaave (1668–1738) wirkte. Er war Professor in Leiden und gilt als der Erste, der in Europa einen Unterricht in klinischer Medizin am Krankenbett einführte, ergänzt durch theoretische Vorlesungen, die sich wiederum auf die klinische Erfahrung bezogen. Seine Schüler verbreiteten seine Unterrichtsmethode in ganz Europa: Die berühmtesten waren der Schweizer Albrecht von Haller, Professor für Anatomie und experimentelle Physiologie in Göttingen, der Niederländer Gerard van Swieten, der das Universitätsstudium in Wien reorganisierte, und der Schotte Alexander Monro in Edinburgh. Als die drei wichtigsten Zentren der klinischen Medizin im 18. Jahrhundert galten Leiden, Wien und Edinburgh. In Leiden sezierte Boerhaave die Leichen der verstorbenen Kranken, um die Todesursachen festzustellen. Allerdings wollte er durch diese Autopsien nur die klinische Diagnose bestätigen. Zum wirklichen Begründer der pathologischen Anatomie wurde dann der Italiener Giovanni Battista Morgagni (1682–1771), Professor in Padua. Im Unterschied zu Boerhaave ging er nicht von der vorab gestellten Diagnose, sondern von den an der Leiche feststellbaren Symptomen und Verletzungen aus, um mit Hilfe der klinischen Semiologie (Lehre von den Krankheitszeichen) Sitz und Ursache der Krankheit zu klären. Seine Methode fand allerdings erst zu Ende des 18. Jahrhunderts Beachtung.

Gleichzeitig erfuhr auch die Chirurgie einen großen Aufschwung dank der chirurgischen Pathologie, der Amputationstechnik und bei gynäkologischen Operationen, doch die Sterblichkeit blieb hoch. Auf der höchsten wissenschaftlichen Ebene sind Medizin und Chirurgie nicht immer klar zu unterscheiden: So kann man zu den großen Anatomen die Brüder Hunter aus Schottland rechnen: William Hunter (1718–1783) tat sich in Geburtshilfe hervor, er verhalf der Geburtszange zum allgemeinen Gebrauch und gründete eine mustergültige Entbindungsanstalt in Dublin. John Hunter (1728–1793) war Arzt und Chirurg und gilt als Begründer der Pathologie und experimentellen Chirurgie sowie als Pionier auf dem Gebiet der vergleichenden Anatomie. Einer seiner Schüler war Edward Jenner, der Entdecker der Pockenschutzimpfung. Zu den bedeutendsten Medizinern in Frankreich gehörten Pierre Joseph Desault, der am Hôtel-Dieu in Paris den Unterricht in klinischer Chirurgie einführte, und Jean-Louis Baudelocque, Geburtshelfer an der Entbindungsanstalt von Port-Royal und Verfasser einer 1776 erschienenen, oft wiederaufgelegten und in verschiedene Sprachen übersetzten Abhandlung, die für einen großen Teil Europas maßgebend wurde. Im 18. Jahrhundert entwickelte sich auch die Chemie weiter, auf der wiederum die Physiologie aufbauen konnte. Eine der wichtigsten Entdeckungen war die des Sauerstoffs durch Karl Scheele (1772) und Joseph Priestley (1774); seine wahre Natur wurde allerdings erst 1775 von Lavoisier erkannt, der auch den Atmungsvorgang entschlüsselte und damit einen wesentlichen Beitrag zur Medizin des 18. Jahrhunderts leistete.

Trotz dieser Errungenschaften bewegten sich die therapeutischen Methoden kaum von der Stelle: Diät, Aderlass, Blutegel, Abführmittel, Einläufe und Ausräuchern wurden weiterhin angewendet, desgleichen eine große Zahl von pflanzlichen oder mineralischen Mitteln, die bis auf wenige Ausnahmen (wie etwa Chinin und Digitalis) alle gleichermaßen wirkungslos waren. Dieses therapeutische Unvermögen erklärt zweifellos den zumindest vorübergehenden Erfolg der 1796 von dem Deutschen Samuel Hahnemann (1755–1843) entwickelten Homöopathie, bei der es darum ging, Gleiches durch Gleiches zu heilen. Dafür wurden unendlich kleine Dosen von Mitteln verabreicht, die in höheren Gaben die Krankheit hervorrufen würden. Aber diese Methode verlor ihre Anziehungskraft, als sich die medizinische Wissenschaft im 19. Jahrhundert weiterentwickelte, und lebte erst in der zweiten Hälfte unseres Jahrhunderts wieder auf.

Für die meisten europäischen Länder brachten die ersten Jahre des 19. Jahrhunderts im Bereich der wissenschaftlichen Medizin keinerlei Veränderung gegenüber dem vorangegangenen Jahrhundert. Allerdings machten sich in manchen Ländern die unmittelbaren Auswirkungen der Französischen Revolution und der napoleonischen Zeit entweder positiv oder negativ bemerkbar. Ein Vergleich der Entwicklung in Frankreich und Deutschland zeigt dies besonders deutlich. Frankreich profitierte voll von dem Interesse, das die Revolutionszeit und das Empire am medizinischen Fortschritt nahmen, sowie von der Tatsache, dass die Schlachtfelder Napoleons unvergleichliches Übungsmaterial für die Ausbildung der Chirurgen lieferten. Deutschland dagegen kehrte nach den Erniedrigungen der napoleonischen Zeit allem Französischen den Rücken und wandte sich ganz der so genannten »romantischen« Medizin zu: An die Stelle der objektiven Beobachtung trat eine Verbindung von Spekulation und Naturbeobachtung, wie sie durch Friedrich Wilhelm Schelling begründet worden war. Er forderte von jeder Wissenschaft, die diesem Namen gerecht werden wollte, einen Bezug auf die Metaphysik. Es dauerte mehrere Jahrzehnte, bis die deutsche medizinische Wissenschaft dank der gleichzeitigen Entwicklung der Naturwissenschaften dieses Stadium überwand und schließlich sogar Frankreich als treibende Kraft des medizinischen Fortschritts ablöste. Italien, wo einst zahlreiche Gelehrte eine sehr fruchtbare Tätigkeit entfaltet hatten, verschwand fast völlig von der Bildfläche; wahrscheinlich war es durch die Folgen des Wiener Kongresses von 1815 geschwächt, der seine angesehensten Universitäten (Pavia, Padua, Bologna) der Kontrolle Österreichs und des Vatikans unterstellt hatte. Aber abgesehen von diesen Ausnahmen war in der ersten Hälfte des Jahrhunderts in den meisten europäischen Ländern der französische Einfluss deutlich spürbar.

Im 19. Jahrhundert erhielt die Medizin durch die Entwicklung und systematische Verwendung der Naturwissenschaften einen wirklich wissenschaftlichen Charakter. Gleich den anderen Wissenschaften zu dieser Zeit war die Medizin auf wirtschaftlicher Ebene von der Industrialisierung und dem Aufschwung des Kapitalismus abhängig, auf politischer Ebene von der Entwicklung der Demokratie und des Nationalismus. Zu Beginn des 19. Jahrhunderts stand Frankreich mit der »Ecole de Paris« an führender Stelle, die sich durch die beobachtende Medizin (»médecine d'observation«) von P. J. G. Canabis (1758–1808) und die von ihm eingeleiteten Reformen in der medizinischen Ausbildung und Neuordnung der Krankenhäuser auszeichnete. Unter den Schülern von Desault trug Xavier Bichat (1771–1802) am meisten zum medizinischen Wissen bei, tatsächlich war er ein Nachfolger von Morgagni in der anatomisch-klinischen Methode, die er am Hôtel-Dieu betrieb. Als Begründer der Histologie erkannte und analysierte Bichat als Erster die Gewebe der Organe. Er machte die allgemeine Anatomie zu einer neuen Wissenschaft und stellte die klinische Medizin auf biologische Grundlagen. Er war also der eigentliche Förderer der anatomisch-klinischen Methode, die den Ruhm der französischen medizinischen Schule in der ersten Hälfte des 19. Jahrhunderts ausmachte und als ein erster Schritt auf dem Weg zur heutigen Medizin gelten kann. Dennoch blieb Bichat ein Verfechter der vitalistischen Theorie – auch sonst kann man um die Jahrhundertwende immer wieder beobachten, dass die größten Entdecker noch an Vorstellungen festhielten, die eigentlich mit dem Aufschwung unvereinbar waren, zu dem sie selbst der Medizin verhalfen.

Ebenfalls ein früherer Schüler von Desault war der Arzt Napoleons, Jean Corvisart (1755–1821). Er übersetzte ein Werk des Wieners Leopold Auenbrugger (1722–1809) von 1761 und entriss es dadurch der Vergessenheit; hierin wurde die Methode des Abklopfens empfohlen, um Erkrankungen des Brustkorbs zu diagnostizieren. René Laennec (1781–1826) war einer seiner Schüler, er entwickelte 1819 das Stethoskop und entdeckte damit das mittelbare Abhören, das ein Unterscheiden verschiedener Lungenkrankheiten erlaubte. Von den übrigen bedeutenden Vertretern dieser Schule ist noch Pierre-Charles Louis (1787–1872) zu nennen, der die »numerische Methode«, eine Wahrscheinlichkeitsrechnung, in die Medizin einführte und damit der klinischen Statistik den Weg bereitete; außerdem Jean Esquirol (1772–1840), ein Schüler von Pinel, der dessen Werk auf dem Gebiet der Psychiatrie fortsetzte und mit seinen Vorlesungen europaweit Aufsehen erregte.

Ein weiterer großer Vertreter der Pariser Schule, wenn auch in der Öffentlichkeit weit weniger bekannt als Laennec, war François Magendie (1783–1855), der den Vitalismus ablehnte und die Experimentalphysiologie begründete. Dies war ein so wichtiger Schritt, dass manche Medizinhistoriker in diesem Zusammenhang sogar von einer »Revolution« sprechen. Gegen die rein anatomisch-klinische Medizin, die in der Krankheit ein dem Organismus fremdes Element sah, verteidigte er die experimentelle Medizin mit vermehrten Vivisektionen und stellte Physik und Chemie in den Dienst der Physiologie. Durch seine Studien über die Giftstoffe kann er auch als Vater der experimentellen Pharmakologie angesehen werden, obwohl er jeder Therapie skeptisch gegenüberstand. Er war einer der führenden Köpfe der modernen Physiologie, stellte sich aber dennoch gegen manche Entdeckungen, wie etwa die Anästhesie mit Äther oder den Gebrauch des Mikroskops in der Physiologie, und bestritt die Übertragbarkeit der Cholera. Damit bildete er ein weiteres Beispiel für die häufig zu beobachtende Begrenzung von Entdecker-Genies auf ein enges Gebiet.

Der Einfluss der französischen Schule wurde in zahlreichen

europäischen Ländern (und sogar auf dem amerikanischen Kontinent) wirksam. So war sie etwa auf dem Gebiet der klinischen Anatomie Vorbild der englischen Schule in Dublin wie in London. Auch hier gab es bedeutende Persönlichkeiten wie Matthew Baillie (1761–1823), der 1793 das erste illustrierte Handbuch der Pathologie veröffentlichte; es wurde von Samuel Sömmerring ins Deutsche übersetzt. In Spanien richtete man sich ebenfalls vor allem nach dem französischen Vorbild und übersetzte die Werke von Bichat, Magendie, Fourcroy, später auch von Claude Bernard und dem Deutschen Johannes Müller. Während der ersten Hälfte des 19. Jahrhunderts stammten die wissenschaftlichen Kenntnisse der Chirurgen fast ausschließlich aus Frankreich. Ebenso verhielt es sich in Belgien, wobei auch der Gebrauch des Französischen als Fachsprache eine Rolle spielte.

Es ist schwierig, eine deutliche Trennungslinie zwischen den beiden Hälften des 19. Jahrhunderts zu ziehen. So erlangte die jüngere Wiener Schule, die ebenso berühmt war wie die ältere, mit zeitlicher Verschiebung eine ähnliche Bedeutung wie die »Ecole de Paris«. Österreich war damals das reichste und entwickeltste deutschsprachige Land. Die Leiter der neuen Schule waren Karl von Rokitansky (1804–1878), der als der größte pathologische Anatom seiner Zeit galt, und Joseph Skoda (1805–1881), der 1839 eine für die klinische Praxis grundlegende »Abhandlung über Perkussion und Auskultation« veröffentlichte. Doch trotz dieser Leistungen machte sich die Wiener Schule zum Vorkämpfer des »therapeutischen Nihilismus«, einer in ganz Europa verbreiteten Tendenz: Sie hielt das Unterlassen jeder Therapie für besser als die Anwendung der herkömmlichen Behandlungsmethoden. Das war allerdings für die Volksgesundheit beim damaligen Stand der Dinge keineswegs bedrohlich. Auch wenn sich die Wiener Schule auf gewissen Spezialgebieten hervortat (Haut- und Geschlechtskrankheiten, Sinnesorgan-Krankheiten), zeigt doch der Fall des Ungarn Ignaz Philipp Semmelweis (1818–1865) ihre Grenzen. Er war Assistent der Gebärklinik des Allgemeinen Krankenhauses und entdeckte durch genaueste Beobachtung, dass das Kindbettfieber durch »Leichenstoffe« an den Händen der Studenten übertragen wurde, wenn sie die Gebärenden unmittelbar nach einer

Sektion untersuchten. Er machte also das Waschen der Hände in einer Chlorkalklösung zur Pflicht, woraufhin die Sterblichkeit der Wöchnerinnen deutlich zurückging (von 120 : 1000 auf 12 : 1000). Aber der Widerstand seiner Kollegen führte zu seiner Entlassung, obwohl er bereits dieselben Überlegungen anstellte wie nach ihm Pasteur bei der Entdeckung der Keimfreiheit, der Asepsis.

Zur gleichen Zeit entwickelte sich die Hospitalmedizin in Irland und England unter dem Einfluss der französischen Schule bei der Erforschung zahlreicher Krankheiten wesentlich weiter. Für die irische Schule seien hier nur – unter anderen – der Kliniker John Cheyne (1777–1836) genannt, ein Spezialist für Kinderkrankheiten, und William Stokes (1804–1878), der Verfasser von Maßstäbe setzenden Werken über Lungen- und Herzkrankheiten und ein Verfechter der prophylaktischen Hygienemaßnahmen im öffentlichen Gesundheitswesen. An der Londoner Schule gab es Kapazitäten wie den Nierenspezialisten Richard Bright (1789–1858), wie Thomas Addison (1793–1860), der sich auf perniziöse Anämie (Verminderung der Zahl der roten Blutkörperchen, die durch einen zunehmenden Schwund der Magenschleimhaut verursacht wird) und Nebenniereninsuffizienzen konzentrierte, Thomas Hodgkin (1798–1866), der Vergrößerungen der Milz und des Lymphsystems analysierte, und schließlich James Parkinson (1755–1824), der jene Erkrankung des Nervensystems entdeckte, die noch heute seinen Namen trägt. Auch die britische Chirurgie dieser ersten Jahrhunderthälfte war durch große Namen vertreten, darunter Lord Astley Cooper (1768–1841), John und Charles Bell, wobei letzterer sich durch seine Arbeiten über die Anatomie des Nervensystems hervortat, sowie William Fergusson (1808–1877), der Verfasser eines »Systems der Chirurgie« und Erfinder zahlreicher Instrumente.

Auf dem Gebiet der rein medizinischen Wissenschaft stand Frankreich an erster Stelle. In Deutschland blieb zwar die klinische Medizin auf sehr niedrigem Niveau – eine Ausnahme machte nur Johann Lukas Schönlein (1793–1864), der als erster die neuen wissenschaftlichen Methoden für sie heranzog. Dafür war die Entwicklung der medizinischen Grundwissenschaften sehr beachtlich. Um die Mitte des 19. Jahrhunderts wurden sie unentbehrlich, wenn man über die Begrenztheit der einfachen klinischen Beobachtung und Autopsie hinausgelangen wollte. Mit Hilfe der Naturwissenschaften konnte die Medizin bei der Erforschung der Krankheitsursachen vorankommen. In den Laboratorien gewann man neue Erkenntnisse dank der neuen Wissenschaft vom Leben und dank mikroskopischer und chemischer Untersuchungen im Rahmen einer erneuerten Physiologie. Im Unterschied beispielsweise zu Frankreich und Großbritannien nahm Deutschland an modernisierten Universitäten die Grundwissenschaften in den Lehrplan auf; damit konnte es Frankreich vom ersten Platz verweisen und sich während der zweiten Hälfte des Jahrhunderts eine führende Stellung in der wissenschaftlichen Medizin sichern.

Natürlich spielten auch die Franzosen eine Rolle: Nach den bahnbrechenden Arbeiten von Magendie veröffentlichte sein genialer Schüler Claude Bernard (1813–1878) 1865 eine »Einführung in die experimentelle Medizin«, die ein Klassiker der Physiologie (Lehre von den normalen Lebensvorgängen und Funktionen des menschlichen Organismus) wurde, und legte durch seine Tätigkeit die Regeln für die biologische Forschung fest. Durch ihn verlagerte sich die medizinische Forschung aus dem Krankenhaussaal ins Laboratorium, sie arbeitete nicht länger mit der Beobachtung der Kranken, sondern mit praktischen Tierversuchen. Desgleichen wurde die rein empirische Therapie durch die gezielte Anwendung von Arzneimitteln ersetzt, deren Wirkstoffe auf chemischem Weg isoliert und klinisch erprobt werden konnten.

Doch schon zuvor hatte sich in Deutschland der Physiologe Johannes Müller (1801–1858) für die Verwendung der Naturwissenschaften in der Medizin eingesetzt. Durch seine Arbeiten auf dem Gebiet der pathologischen und mikroskopischen Anatomie und der Tumore bereitete er der Zellenlehre den Weg, die 1838 durch seinen Schüler Theodor Schwann (1810–1885) mit der These formuliert wurde, dass alle lebenden Gewebe aus Zellen bestehen. Nach zahlreichen Vorarbeiten anderer Forscher demonstrierte Rudolf Virchow (1821–1902) schließlich 1854, dass sich Zellen immer nur aus Zellen entwickeln: eine Entdeckung, die zur Grundlage des gesamten modernen biologischen Denkens wurde. 1858 folgte die Veröffentlichung seiner »Cellularpathologie«, in der er die Krankheiten auf Veränderungen der Organzellen zurückführte, während Morgagni von ihrem Sitz in den Organen, Bichat in den Geweben ausging. Diese Zellenlehre wurde zur grundlegenden Theorie der Pathologie.

Gleichzeitig entstand aus der Pharmazie, die lange rein empirisch betrieben worden war, mit der Entwicklung der experimentellen Physiologie und chemischen Analyse eine völlig neue Wissenschaft: die Pharmakologie. Nach Magendie, den man als den Begründer dieser Wissenschaft ansehen kann, und Claude Bernard machte sie der Deutsche Rudolf Buchheim (1820–1879) zu einem selbständigen Fach, während sein Schüler Oswald Schmiedeberg (1838–1921) eine Schule begründete, die auf der ganzen Welt Verbreitung fand.

Insgesamt vermochte die Medizin dank der Grundwissenschaften die wichtigsten Funktionen des menschlichen Körpers wie Atmung, Verdauung und Blutkreislauf besser zu verstehen; sie konnte einerseits Normen für diese Funktionen festlegen und dadurch alle pathologischen Abweichungen erkennen, andererseits die Behandlung auf diese genauere Diagnose abstimmen. Die beachtlichen Fortschritte in der Histologie, Physiologie, Pathologie und Pharmakologie führten zu der so genannten »Laboratoriumsmedizin«. Die deutschen Ärzte, die von nun an häufig ausschließlich in der Forschung arbeiteten, wollten eine neue klinische Medizin begründen. Sie lehnten sowohl den »ontologischen« wie auch den in Paris oder Wien vertretenen rein anatomischen Standpunkt ab, man könne den pathologischen Prozess auf dem Seziertisch beobachten: hier sei nur noch sein Endstadium zu sehen; der Prozess müsste vielmehr durch die Analyse der gestörten Funktionen geklärt werden. Damit wurde »pathologische Physiologie« zum Schlagwort dieser neuen Schule.

Auch wenn die Vorurteile ihrer Verfechter zum Teil falsch waren, diente die neue Sichtweise doch dem Fortschritt. Denn tatsächlich hing eines vom anderen ab: Die pathologischen Funktionen konnte man erst nach Erforschung der pathologischen Strukturen untersuchen. Jedenfalls gewann die Erforschung der organischen Funktionen immer mehr Bedeutung in der neuen deutschen klinischen Medizin. Einer ihrer Vorkämpfer war Ottomar Rosenbach, der die Funktion für wichtiger als die Struktur erklärte. Unter den ausländischen Vertretern dieser Laboratoriumsmedizin, deren zentrales Interesse der Funktion galt, kann man den englischen Kardiologen James Mackenzie (1853–1925) nennen sowie die Straßburger Ärzte Minkowski und von Mering, die 1889 bewiesen, dass der Diabetes auf einer Erkrankung der Bauchspeicheldrüse beruht. In Frankreich und England betrafen in dieser Zeit die meisten bedeutenden Leistungen auf dem Gebiet der klinischen Medizin die Neurologie.

Die Laboratoriumsmedizin trug zweifellos zu einer Erweiterung der klinischen Kenntnisse und vor allem zu einer Verbesserung der Diagnostik bei, doch für die Therapie blieb sie bis ins 20. Jahrhundert ohne Auswirkungen. Die Entstehung der Bakteriologie dagegen sollte ihr neuen Auftrieb geben. Schon vor dem französischen Chemiker Louis Pasteur (1822–1895) hatten auch andere Gelehrte der Theorie einer spontanen Entstehung der Krankheiten widersprochen und die Hypothese aufgestellt, dass die Epidemien durch Mikroorganismen verursacht würden. Die Bakterien waren bereits zu Ende des 18. und Beginn des 19. Jahrhunderts von Naturwissenschaftlern gesehen und studiert worden, aber erst 1850 erkannten die Mediziner im Zusammenhang mit Tierversuchen das Bakterium als einen der pathogenen Mikroorganismen. Die vielfältigen Arbeiten Pasteurs, von der Mitte des 19. Jahrhunderts an bis zu seiner ersten erfolgreichen Tollwutimpfung 1885, wiesen nach, dass die Ansteckung immer durch eine Mikrobe erfolgt (also einen pathogenen einzelligen Mikroorganismus), die durch Lebensmittel, unmittelbaren Kontakt oder atmosphärischen Staub übertragen wird, und dass eine Schwächung, ja sogar Zerstörung des Virus nach seinem Eindringen in den menschlichen Körper möglich ist. Obwohl Pasteur kein Mediziner war, hat er den entscheidenden Anstoß für die Erforschung der krankheitserregenden Mikroben und Viren gegeben und zugleich die Richtigkeit der Antisepsis und Asepsis bestätigt.

Neben Pasteur ist der Deutsche Robert Koch (1843–1910) untrennbar mit den Anfängen der Bakteriologie verbunden. Er bestätigte, dass jede Krankheit einem eigenen Erreger zuzuschreiben ist und dass jeder dieser Keime isoliert und kultiviert werden müsse. Der von geimpften Tieren gewonnene Impfstoff konnte dann die gleiche Krankheit hervorrufen. 1879 entdeckte er den Erreger des Wundfiebers, 1882 gleichzeitig mit Paul Baumgarten den Tuberkulosebazillus. 1883 isolierte er den Choleraerreger (der schon 30 Jahre zuvor von dem Italiener Filippo Pacini entdeckt worden war, was für die Bekämpfung der Krankheit aber ohne praktische Bedeutung blieb) und bediente sich zu seiner Bekämpfung der mikroskopischen Bakteriologie. Von den 1870er Jahren an bis zum Beginn des 20. Jahrhunderts erlebte die Bakteriologie eine spektakuläre Entwicklung, eine Vielzahl von Krankheitserregern wurde vor allem durch deutsche und französische Forscher identifiziert. Dies führte dazu, dass man im Überschwang einer Art von »Bakteriomanie« die meisten Krankheiten auf Mikroben zurückführen wollte.

In den 1890er Jahren wurden filtrierbare Viren (Ultraviren) entdeckt, die unter dem Mikroskop nicht sichtbar waren; das ermöglichte den Aufschwung der Virologie. Auf der Grundlage der Bakteriologie entwickelten sich zu Ende des Jahrhunderts auch die Serologie und Immunologie. Gleichzeitig nahmen die therapeutischen Anwendungen zu – insbesondere die Serumtherapie, die den spezifischen modernen Therapien den Weg bereitete. Natürlich erkannte man auch die Grenzen der neuen Wissenschaft; man musste einsehen, dass die Bakterien zwar die Erreger vieler Krankheiten, aber nicht die Krankheit selbst und vor allem nicht ihre einzige Ursache sind. Doch im ganzen gesehen wird die Entstehung der Bakteriologie allgemein in der Medizingeschichte als das wichtigste medizinische Ereignis des 19. Jahrhunderts betrachtet. Erstmals in der Menschheitsgeschichte konnte man den Ursprung vieler Krankheiten erkennen, was den Weg zur Vorbeugung und zu einer an den Ursachen ansetzenden Behandlung ermöglichte. Die spezifischen Eigenheiten der Krankheiten waren erkannt, und man konnte von nun an die Infektionskrankheiten im großen Maßstab behandeln und ihnen auch vorbeugen.

Die Arbeiten von Pasteur über die Bedeutung der Mikroben kamen auch der Chirurgie zugute. Zu ihrer Erneuerung hatten jedoch bereits andere Faktoren beigetragen. Die Rolle der Kriege während der Revolution und des Empire, die den Chirurgen die Erprobung ihrer Geschicklichkeit erlaubten, wurde bereits angesprochen.

Heute weiß man allerdings, dass in den Armeen übermäßig viele Amputationen vorgenommen wurden. Da man kein Mittel gegen den Schmerz besaß, waren lange und schwierige Operationen unmöglich, außerdem erwiesen sich die postoperativen Infektionen als ein gewaltiges Hemmnis für die Entwicklung der chirurgischen Therapeutik. Ihr Aufstieg im Laufe des 19. Jahrhunderts war zum einen durch ihre Anerkennung als medizinische Wissenschaft und die Aufhebung ihrer Trennung von der Medizin begründet, die in den einzelnen Ländern mehr oder weniger bald erfolgte. Zum andern hing der Durchbruch der Chirurgie mit der Entdeckung der Anästhesie, der Antisepsis und dann der Asepsis zusammen, die ihre hauptsächlichen Schwächen beseitigte.

Erste Ansätze hatte es schon im 18. Jahrhundert gegeben, vor allem durch den englischen Naturforscher Joseph Priestley; er isolierte 1772 das Stickstoffoxid, das dann Humphry Davy um 1800 unter der Bezeichnung »Lachgas« als Betäubungsmittel verwenden sollte. Auf einer ganz anderen Ebene verfolgte Franz Anton Mesmer (1734–1815) mit dem »animalischen Magnetismus« ähnliche Ziele; es war dies eine Art Hypnose, deren Faszination ebenso groß war wie das Misstrauen der medizinischen Welt. Seit 1842 wurden dann in den Vereinigten Staaten erfolgreiche Versuche durchgeführt, und schließlich wurde das Problem der Anästhesie 1846 durch den amerikanischen Zahnarzt William T.G. Morton gelöst. Die erste Anästhesie mit Schwefeläther wurde in Boston vorgenommen, auch in Europa verbreitete sich die Entdeckung wie ein Lauffeuer, obwohl es Widerstände aus religiösen Gründen gab, da der Schmerz als von Gott auferlegte Sühne galt. James Simpson, Professor für Geburtshilfe in Edinburgh, wandte 1847 als erster das Chloroform beim Menschen an. Gegen Ende des Jahrhunderts kehrte man allerdings zum Äther zurück, da man ihn – mit Ausnahme von Deutschland bis zum Ersten Weltkrieg – für weniger gefährlich hielt, während für Operationen unter örtlicher Betäubung Chloräthyl und vor allem Kokain verwendet wurden.

Auch wenn die Anästhesie größere Leistungen auf dem Operationstisch ermöglichte, verliefen die Eingriffe wegen der anschließenden Infektionen weiterhin häufig tragisch. Die Leidensgeschichte von Semmelweis in Wien 1846, der trotz seines Erfolgs mit der Desinfektion entlassen wurde, wurde bereits erwähnt – vier Jahre zuvor hatte der Amerikaner Oliver Holmes ein ähnliches Schicksal erfahren. Erst 1867 erkannte Joseph Lister in Glasgow, dass die überall in der Luft vorhandenen Bakterien in die Wunden gelangten und die Sepsis herbeiführten. Dies brachte ihn auf die Idee, die Arbeiten Pasteurs über die Gärung und Fäulnis praktisch anzuwenden und die Wunden mit Karbolsäure zu behandeln: Damit hatte er die Antisepsis begründet. Dennoch wurde diese Methode von vielen Chirurgen abgelehnt und konnte vor allem in England nur schwer Fuß fassen, obwohl manche Ausländer von ihren Besuchen in Glasgow überzeugt zurückkehrten. Das Verfahren fand nur zögernd Verbreitung, zuerst in Deutschland Anfang der 1870er Jahre, dann in Frankreich und erst später jenseits des Kanals. Die Antisepsis ging allerdings von der Vorstellung aus, dass die Übertragung der Keime durch die Luft die einzige Infektionsursache sei und dass sich die Bakterien demzufolge nur in der offenen Wunde vermehrten. Doch 1878 bewies Pasteur, dass die Infizierung durch unmittelbaren Kontakt weit mehr zu fürchten war als die durch Keime in der Luft. Daraus leitete er die Notwendigkeit ab, alles verwendete Material einer Temperatur von 130° bis 150° auszusetzen, um es steril zu machen: Dies war dann die Asepsis, die bald größere Bedeutung erlangte als die Antisepsis.

Diese beiden Entdeckungen – zusammen mit neuen Instrumenten und Schutzmaßnahmen, wie etwa dem Tragen von Gummihandschuhen – brachten die Chirurgie auf einen völlig neuen Stand, so dass man sich in den 1880er Jahren an Bauchoperationen wagen konnte, die bis dahin praktisch unmöglich waren. In ganz Europa versuchte sich eine neue Generation von Chirurgen an den unterschiedlichsten Operationen; insbesondere der Gynäkologie gab dies neuen Aufschwung. Die Erfolge bei den operativen Eingriffen begannen den Chirurgen zu Kopf zu steigen, zumal die Ärzte auf therapeutischer Ebene kaum voran kamen. Sie neigten dazu, ohne Not zu operieren, mussten aber schließlich doch die Grenzen ihres Fortschritts erkennen: Die Anästhesie war nicht ohne Risiko, und die postoperative Sterblichkeit blieb hoch. Dennoch sollte dies nicht den Blick auf den enormen wissenschaftlichen Durchbruch in der Chirurgie im 19. Jahrhundert verstellen.

Die Erweiterung der Kenntnisse und die Vielfalt der Techniken, aber auch die mit der zunehmenden Verstädterung größer werdende Zahl von Patienten führten zu einer Spezialisierung der Medizin. Die Zahl der im Laufe des Jahrhunderts entstandenen Spezialgebiete ist zu groß, um sie hier im Einzelnen aufzuzählen. Die wichtigsten waren die Augenheilkunde, die Hals-, Nasen- und Ohrenheilkunde, die Orthopädie und Physiotherapie, die Dermatologie und Urologie, die Kinderheilkunde, die Gynäkologie, Neurologie und Psychiatrie. Auch wenn die Bakteriologie als eine echte Revolution für die theoretische wie praktische Medizin angesehen werden kann, erwies sie sich doch als unzureichend, wenn es um die Probleme des öffentlichen Gesundheitswesens ging; besonders in der ständigen Wiederkehr der Epidemien zeigten sich ihre Grenzen. Man musste also den Tatsachen ins Auge sehen und auf ältere Theorien aus der Zeit vor Pasteur zurückgreifen: Beim Kampf gegen die Infektionskrankheiten war die Verbesserung der Lebensverhältnisse durch Hygiene und Vorbeugung von entscheidender Bedeutung.

Die Entwicklung der medizinischen Wissenschaft vom Ende des 18. Jahrhunderts bis zur Entdeckung der Röntgenstrahlen 1895 – mit der eine neue Ära der Medizingeschichte begann – war keineswegs geradlinig, sondern das Ergebnis von parallel laufenden Forschungen und aufeinander aufbauenden Entdeckungen. Verschiedenste Einflüsse kamen zusammen, Überlegungen und Wissen wurden ausgetauscht, und dies alles führte zu Fortschritten, wenn nicht Durchbrüchen, die auf einer Vielzahl von vorausgehenden und gleichzeitigen Arbeiten beruhten. Doch bis in die 1860er Jahre wurden die »Entdeckungen« von den Zeitgenossen nicht immer vorbehaltlos angenommen. Dabei konnte es sich um den von der Gelehrtenwelt weit entfernten praktischen Arzt handeln, der an seinen alten Rezepten festhielt, oder um die Ablehnung bestimmter Praktiken aus ideologischen Gründen, wie etwa der Vivisektion, des Sezierens menschlicher Leichen oder der Anwendung der Anästhesie bei Entbindungen (England, Deutschland, Italien). Manchmal waren es wie in Bayern Nachhutgefechte der Regierungen aus religiösen Gründen, oder es handelte sich einfach um Konservatismus und mangelndes Interesse wie in vielen deutschen

Staaten, in denen sich die Vertreter der alten Systeme an einflussreicher Stelle befanden. Waren dies eher ideologische Hindernisse, so gab es auch politische wie in Italien, wo die Germanophobie – nach der Frankophobie zu Beginn des Jahrhunderts – sowie eine kulturelle und religiöse Abschottung zu einem nachhaltigen Rückstand führten.

Die Professionalisierung der Ärzte

In allen europäischen Ländern, die im 19. Jahrhundert auf dem Weg zur Industrialisierung waren, kann man eine Professionalisierung der medizinischen Berufe beobachten. Soziologen und Historiker legten für ihre Definition eine Anzahl von Kriterien fest. Sie werden hier so übernommen, wie sie die Historikerin Claudia Huerkamp[2] formuliert hat: An erster Stelle steht die Erweiterung des Marktes für die medizinischen Dienstleistungen durch eine Ausweitung der Nachfrage und die Ausschaltung der Kurpfuscher. Monopolistische Ansprüche für diesen Markt erforderten staatliche Unterstützung und Garantien. An zweiter Stelle steht die Entwicklung einer standardisierten wissenschaftlichen Ausbildung, die den professionellen Ärzten eine klare Abgrenzung und soziale Distanzierung von den nichtprofessionellen Heilern erlaubte. An dritter Stelle schließlich steht die Maximierung beruflicher Autonomie, hauptsächlich durch das spezialisierte Expertenwissen, also die Durchsetzung größtmöglicher Freiheit von Fremdkontrolle durch Laien, sei es von Seiten des Staates oder von Seiten der Patienten. Diese drei durchaus eng miteinander verflochtenen Dimensionen sollten sich in allen modernen Industriegesellschaften finden. Allerdings gab es große Unterschiede je nach der besonderen Rolle des Staates in der historischen Tradition der einzelnen Länder und je nach dem zeitlichen Ablauf ihrer kulturellen und wirtschaftlichen Entwicklung.

Auf dem Weg zu einer wissenschaftlichen Ausbildung

Überall in Europa wurden seit dem 18. Jahrhundert neue Anforderungen an die Qualifikation derjenigen gestellt, die Kranke behandelten und heilten. Bevölkerungspolitische, merkantilistische oder sogar militärische Gründe konnten ebenso wie philanthropische Motive der Anlass dafür sein, dass viele Staaten – mit der bemerkenswerten Ausnahme des liberalen Großbritannien – Gesetze erließen, um die Ausbildung des medizinischen Personals zu regeln. Diese Tendenz sollte sich im 19. Jahrhundert im Rahmen der öffentlichen Gesundheitspolitik in den einzelnen Ländern noch verstärken. Das Grundanliegen war in allen Ländern das gleiche, doch bei der praktischen Umsetzung zeigten sich teils geringfügige, teils gravierende Unterschiede.

Britisches »Laisser-faire«: Der Triumph der klinischen Medizin und die Zwänge des Korporationswesens [3]

Vor 1815 gab es auf dem medizinischen Markt viele Personen, die ohne irgendeinen Titel praktizierten und von keiner Institution kontrolliert wurden. Zumeist handelte es sich um »Drogisten«, die sich wie Ärzte und Chirurgen betätigten; ihre Zahl hatte seit dem Ende des 17. Jahrhunderts beträchtlich zugenommen. Zu dieser Zeit existierte keine rechtmäßige und zentrale Autorität, die Einfluss auf die medizinische Berufsausübung hätte nehmen können. Die englischen Korporationen der Ärzte (»Royal College of Physicians«), der Chirurgen (»Company of Surgeons«, seit 1800 »Royal College of Surgeons«) und der Apotheker (»Society of Apothecaries«) hatten die Jurisdiktion über den jeweiligen Berufs- oder Gewerbezweig. Aber ihre Satzungen waren völlig veraltet, und ihre Mitglieder legten eine äußerst laxe Haltung an den Tag: Sie interessierten sich höchstens für die in London Praktizierenden, während sie sich um eine Kontrolle in der Provinz kaum kümmerten. In London selbst besaß das »College of Physicians« das Monopol für die innere Medizin: Alle Ärzte der Stadt mussten nach dem

Examen von ihm die Zulassung erhalten, um in einem Umkreis von sieben Meilen praktizieren zu dürfen. Dieses »College« war nicht für den Unterricht zuständig, besaß aber das Recht, Prüfungen abzuhalten und die Lizenzen für alle Ärzte Englands zu vergeben. Eine Ausnahme bildeten nur jene, die ein medizinisches Diplom in Oxford oder Cambridge erworben hatten: Sie erhielten unmittelbar und exklusiv die »Fellowship«, den höchsten Rang innerhalb der medizinischen Hierarchie. Ansonsten unterschied das »College« streng zwischen den Absolventen der englischen Universitäten und denen aus den übrigen Teilen des Königreichs. Folglich mussten die Diplomierten – ja sogar die Doktoren – der schottischen oder irischen Universitäten seine Lizenz erwerben, wenn sie zum Beispiel in London praktizieren wollten; die »Fellowship« konnten sie in keinem Fall erhalten. Auch die beiden anderen Korporationen hatten die Jurisdiktion über die Mitglieder ihres Berufsstandes, aber ihre Kontrolle war weniger wirksam und fehlte in der Provinz fast völlig, zumal die »Society of Apothecaries« keinerlei Autorität über jene Apotheker besaß, die nicht Mitglieder waren und deshalb ungehindert wie Ärzte und Chirurgen praktizierten.

In der zweiten Hälfte des 18. Jahrhunderts waren die einzigen Orte, an denen man eine anerkannte medizinische Ausbildung erhalten konnte, London, Edinburgh, Dublin, Aberdeen und seit der Eröffnung einer »Royal Infirmary« 1794 auch Glasgow. In London, wo es keine Universität gab, wurde der medizinische Unterricht um 1760 in sieben allgemeinen Krankenhäusern erteilt. Die aktivsten waren das Guy's Hospital, das St. Thomas's Hospital und das London Hospital, wo man theoretische Medizin, Pharmakologie, Chemie und klinische Medizin unterrichtete. Parallel dazu wurden diese Fächer – außer der klinischen Medizin – auch in privaten Schulen gelehrt (häufig im Haus des unterrichtenden Arztes), die zu Ende des 18. Jahrhunderts in London sehr zahlreich waren; dazu gehörte zum Beispiel die Anatomieschule der Brüder Hunter.

Wenn ein Student die Vorlesungen besucht und ein Praktikum absolviert hatte, dessen erforderliche Dauer sich im Lauf der Zeit änderte, konnte er zum Examen vor der »Community of Surgeons« oder der »Society of Apothecaries« antreten, von der er dann sein Diplom erhielt. Aber meistens machte er sich gar nicht die Mühe, diese letzte Hürde zu nehmen, sondern ließ sich einfach irgendwo in der Provinz nieder. Dies sprach nicht unbedingt gegen die Qualität seiner Kenntnisse, denn der außerhalb der Universitäten in den Krankenhäusern erteilte Unterricht war so gut, dass England bei der klinischen Ausbildung an erster Stelle stand. Für die angehenden Ärzte (»physicians«) waren hingegen der Erwerb eines Grades an der Universität und das anschließende Examen für die Lizenz beim »College of Physicians« verpflichtend. Eine Ausnahme bildeten wiederum die Träger eines medizinischen Doktortitels von Oxford oder Cambridge, wenn sie in der Provinz praktizierten, was wegen der fehlenden Kontrolle zu häufigem Missbrauch führte. An diesen beiden Universitäten erhielten die Studenten allerdings keinerlei praktischen Unterricht, die Allgemeinbildung wurde wichtiger genommen als die medizinischen Fächer: So war der Doktortitel lediglich ein Statussymbol und die notwendige Voraussetzung für die Zulassung als »Fellow« im »Royal College of Physicians«.

Im Unterschied dazu war Edinburgh die Vorzeigeuniversität Großbritanniens, seit dort 1729 nach dem Muster von Leiden eine kleine Lehranstalt für klinische Medizin gegründet worden war. Nach 1750, als sie sich zu einem medizinischen Ausbildungszentrum von internationalem Ruf entwickelt hatte, zog sie Fremde aus Europa und Amerika an; Engländer studierten hier vor allem dann, wenn sie aus Glaubensgründen in Oxford oder Cambridge nicht zugelassen waren. Ende des Jahrhunderts hatte Edinburgh Leiden als medizinische Schule von Weltrang überflügelt, obwohl seine Titel für die ärztliche Zulassung in England nicht anerkannt wurden. Darüber kam es zu ersten Klagen, zumal es gleichzeitig mindestens 16 verschiedene Instanzen gab (Korporationen und Universitäten), die Lizenzen, Titel oder Diplome von höchst unterschiedlicher Qualität verliehen; es existierte keinerlei Einheitlichkeit, Kontrolle oder klare Unterscheidung zwischen den Ärzten mit einer angemessenen Ausbildung und den anderen. Nach 1780 löste die zunehmende Zahl der »Drogisten«, die den lizenzierten Ärzten, Chirurgen und Apothekern Konkurrenz machten, eine Bewegung aus, die immer nachdrücklicher nach Reformen rief.

Dies führte schließlich zur »Apothecaries Act« von 1815: Sie bestimmte, dass von diesem Zeitpunkt an alle Apotheker von England und Wales durch die »Society of Apothecaries« geprüft und lizenziert werden mussten. Voraussetzung hierfür waren eine fünfjährige Lehrzeit, die Teilnahme an vier Lehrgängen (in Anatomie, Physiologie, theoretischer und praktischer Medizin) und – als wichtigste Neuerung – ein mindestens sechsmonatiges Praktikum an einem anerkannten Krankenhaus. Außerdem besaß die »Society« das Recht, all jene zu verfolgen, die ohne ihre Lizenz praktizierten. Da es so gut wie keine Trennung zwischen den Heilberufen gab und die meisten Praktizierenden ihre Arzneien selbst herstellten, übertrug die »Act« von 1815 den Apothekern die Kontrolle über die gesamte ärztliche Praxis. Die Chirurgen wollten den Apothekern zumindest gleichgestellt werden und versuchten deshalb, über einen Parlamentserlass die gleichen Privilegien zu erhalten – doch ohne Erfolg. Sie mussten sich also mit der »Society« einig werden und sich für eine Anerkennung ihrer Diplome den von den Apothekern aufgestellten Regeln anpassen. Viele wurden deshalb nach ihrer Lehrzeit auf dem Weg über zwei zusätzliche Studiengänge in Anatomie und ein einjähriges Krankenhauspraktikum Mitglied des »Royal College of Surgeons«, während sie ihre Lizenz von der »Society of Apothecaries« erhielten. Auf diese Weise entstand eine neue Kategorie von Medizinern: die Allgemeinärzte (»general practitioners«).

Doch die »Apothecaries Act« hatte auch Nachteile: Da sie eine sprunghafte Zunahme der privaten Schulen auslöste, die auf das Examen vorbereiten sollten, konnten die Professoren die Studenten nur ungenügend überwachen; auch die praktische Ausbildung litt darunter, dass die Krankenhäuser dem Ansturm von Anwärtern aus der Provinz nicht gewachsen waren, die alle ihr Praktikum machen wollten. Die »Act« hielt außerdem die Dreiteilung der medizinischen Berufe aufrecht, wobei die Allgemeinärzte wegen der Bedingung einer Lehrzeit einen geringeren Rang einnahmen. Diese Verhältnisse gaben der medizinischen Reformbewegung neuen Auftrieb: Sie forderte für London eine Universität, an der auch akademische Grade in Medizin vergeben werden sollten. Dies war 1838 erreicht, die »degrees« allerdings wurden erst 1854 als Lizenz zum Praktizieren anerkannt. Deshalb erwarben die Studenten ihre Kenntnisse auch weiterhin in erster Linie in den Krankenhäusern.

Obgleich zu Beginn des 19. Jahrhunderts zunächst die Lehrzeit, die neuen medizinischen Schulen in den Krankenhäusern und die privaten Schulen nebeneinander bestanden, so dass ein Berufsanwärter diese drei Ausbildungstypen mischen konnte, erhielten vor allem die Krankenhausschulen wegen der notwendigen klinischen Erfahrung mehr und mehr den Vorzug vor der Lehrzeit. In London erhöhte sich ihre Zahl wegen der starken Nachfrage zwischen 1800 und 1858 von drei auf zwölf, gleichzeitig waren 80 % der Betten in den allgemeinen Krankenhäusern für den Unterricht bestimmt. Dies sicherte vielen Studenten eine fundierte klinische Ausbildung, da sie eine große Zahl von unterschiedlichen Krankheitsfällen miteinander vergleichen und in ihrem Verlauf beobachten konnten.

Zur gleichen Zeit wurden auch in der Provinz medizinische Privatschulen eröffnet, die (im Unterschied zu den vielen Anfang des Jahrhunderts entstandenen einfachen Anatomie- und Chirurgenschulen) eine seriöse Ausbildung ermöglichten. Die Erste dieser Art wurde 1824 in Manchester gegründet (seit 1836 »Royal School of Medicine«), dann folgten 1828 die Schulen in Birmingham und Sheffield, 1831 in Leeds, 1832 in Newcastle upon Tyne und Hull, 1833 in Bristol und Nottingham, 1834 in Liverpool und York und schließlich noch in Durham. Diese Schulen hatten allerdings lange zu kämpfen, bis die von ihnen vergebenen medizinischen Titel von den Prüfern des »College of Surgeons« anerkannt wurden. Denn im Vergleich mit den Londoner Schulen oder den anerkannten chirurgischen Schulen der vier Universitäten (Dublin, Edinburgh, Glasgow und Aberdeen) hielt man ihre Ausbildung für unzureichend.

Die englischen Schulen entstanden im Unterschied zu den schottischen nicht in Verbindung mit Universitäten, sondern mit Krankenhäusern, an deren Gründung sie sogar gelegentlich beteiligt waren. Zu Ende des Jahrhunderts verschmolzen manche jedoch mit Universitätscolleges, um den Anforderungen der sich entwickelnden medizinischen Wissenschaft genügen zu können. In den 1830er Jahren nahm nicht nur die Zahl der Ausbildungsstätten zu, sondern es wurden auch verschiedene Maßnahmen getroffen, um ihre Arbeitsbedingungen zu verbessern. So etwa sollte die »Anatomy Act« von 1832 die Probleme nach dem Skandal um die »resurrection men« in Schottland verringern: Diese standen in Verdacht, Menschen zu ermorden, um ihre Leichen an die Anatomie zu liefern – was zu Unruhen in der Bevölkerung geführt hatte. Deshalb erließ die Regierung Regelungen, die der Anatomie wieder zu Ansehen verhelfen und die Einführung einer Ausbildung erleichtern sollten, auch wenn ihre Wirkung vor allem in der Provinz nicht unmittelbar spürbar wurde, wo die Vorurteile weiterhin groß blieben.

Um 1835 dauerte das Studium meist zweieinhalb Jahre und die »Society of Apothecaries« forderte darüber hinaus noch Kurse in pathologischer Anatomie, in Gerichtsmedizin, in Geburtshilfe und Frauenheilkunde. So blieb es fast während des ganzen Jahrhunderts, nur die Zahl der Fächer nahm in der zweiten Hälfte – oft durch Aufteilung bestehender Disziplinen – in dem Maße zu, wie die neuen Erkenntnisse zu einer Spezialisierung führten. Da die Vorlesungen von den Studenten bezahlt werden mussten, hatte die Nachwuchsausbildung einen elitären Charakter. Der Unterricht wurde als kommerzielle Angelegenheit betrieben, wobei die Lehrenden untereinander um die Studenten konkurrierten. Die Universität von London bot den besten Studiengang und dank der Krankenhäuser (im 19. Jahrhundert waren ihr allerdings nur zwei angeschlossen) auch die besten Voraussetzungen für die klinische Medizin. Dies erklärt ihre außerordentlich rasche Entwicklung und den zu Ende des Jahrhunderts hohen Anteil von in London diplomierten »Fellows« unter den Mitgliedern des »Royal College of Physicians«; noch auffallender war dies bei den »Fellows« des »Royal College of Surgeons«. Die Einrichtung einer Universitätsausbildung in London verringerte den Unterschied zwischen der elitären Ärzte- und der praktischen Chirurgenausbildung und glich vor allem den Gegensatz von Universität und Krankenhaus aus.

Insgesamt wurde nach 1815 in England der größte Teil der Lizenzen gleichzeitig von dem »Royal College of Surgeons« und der »Society of Apothecaries« vergeben: Die Zahl der Allgemeinärzte nahm erheblich zu. Diese forderten allerdings – um sich vor Scharlatanen zu schützen –, dass nur eine einzige Autorität die Befugnis zur Vergabe der Lizenzen besitzen und eine einzige medizinische Qualifikation dazu berechtigen sollte, auf allen Gebieten der Medizin und im ganzen Land zu praktizieren: Jede sonstige medizinische Tätigkeit müsste unter Strafe gestellt werden. Tatsächlich schritt die Regierung aber erst nach 1830 unter dem Druck der großen Choleraepidemien ein: Das »Laisser-faire« im öffentlichen Gesundheitswesen hatte sich als unheilvoll erwiesen. Da der Staat sich gezwungen sah, immer mehr Ärzte anzustellen, musste er sichergehen können, dass sie rechtmäßig qualifiziert waren. Durch die »Medical Act« von 1858 wurden die Korporationen, die zur Vergabe von Lizenzen befugt waren, der Kontrolle eines »General Medical Council« unterstellt, der die qualifizierten Ärzte registrieren sollte, und zwar in Zukunft nur jene, die die entsprechenden Vorlesungen und eine klinische Ausbildung nachweisen konnten. Damit war die lokale Jurisdiktion der medizinischen Korporationen abgeschafft. Außerdem wurden von nun an die in Schottland graduierten Ärzte auch in England und Wales anerkannt. Der »General Medical Council« setzte sich aus von der Krone ernannten Mitgliedern der Korporationen und Universitäten zusammen (ein Allgemeinmediziner allerdings war nicht dabei) und unterstand einzig dem »Privy Council«, der gegebenenfalls in seine Entscheidungen eingreifen konnte.

Doch auch die »Medical Act« von 1858 konnte die Vereinheitlichung der Qualifikation und der Lizenzvergabe nicht durchsetzen: Die 19 dazu berechtigten Institutionen blieben bestehen. Obwohl der Text den Status der rechtmäßigen Ärzte gegenüber den Scharlatanen genau umschrieb, wurde das Praktizieren ohne Lizenz nicht verfolgt. Erst 1867 entschied der »General Medical Council« über die Mindestkenntnisse, die für eine Aufnahme in das »Medical Register« erforderlich waren; bis dahin hatte eine einfache Lizenz ausgereicht, auch wenn die doppelte Qualifikation in Medizin und Chirurgie immer üblicher wurde. Diejenigen, die sich auf die Allgemeinmedizin verlegten, begnügten sich mit der geringsten Qualifikation, während die anderen ihr Studium noch zwei oder drei Jahre fortsetzten, manchmal sogar im Ausland – bis um 1850 vorzugsweise in Paris, in den 1880er Jahren dann in Wien und den deutschen Städten. Manche fanden auch für einige Zeit Anstellung an einem Krankenhaus, um dort ihre Ausbildung zu vervollständigen, was als das beste Sprungbrett für eine anschließende Karriere galt.

Die Schwächen der »Medical Act« von 1858 zwangen die Regierung, Berichte und Vorschläge anzufordern, die dann in die »Medical Act« von 1886 eingingen: Durch die Beibehaltung von 20 Institutionen, die alle zur Vergabe von Lizenzen berechtigt waren, machte diese »Act« die jahrelangen Bemühungen des »General Medical Council« zunichte. Außerdem willigte das »Royal College of Physicians« erst 1884 in ein gemeinsames Examen mit den Chirurgen ein. Da auch die Lehrzeit trotz der Schulen weiterhin für die Ausbildung der Studenten üblich war, fiel England deutlich hinter die Länder des Kontinents zurück. Es bleibt allerdings offen, inwieweit dies der Qualität der Ausbildung schadete.

Die zahlreichen Vergleiche, die zeitgenössische Mediziner mit der Ärzteausbildung auf dem Kontinent anstellten, sprachen nicht für das englische System. Ein Beispiel: Der Medizinhistoriker Puschmann erklärte um 1886 die medizinische Ausbildung in England für mittelalterlich, da das Erziehungswesen und das intellektuelle Leben von theologischen Dogmen beherrscht seien. Ihm zufolge soll ein Zeitgenosse erklärt haben, dass eine kleine deutsche Universität mit ihren mittelmäßigen Professoren und hungerleidenden Privatlehrern mehr für die Wissenschaft täte als Oxford in all seinem Pomp und Reichtum. Ähnlich wurde 1890 die medizinische Schule von Edinburgh von einem anonymen Studenten als »steril« bezeichnet, im Vergleich mit den kleinsten deutschen Universitäten schneide sie schlecht ab. Die Tatsache, dass die Engländer so lange brauchten, um Wissenschaft und Medizin miteinander zu verbinden, scheint auf die besondere Tradition der britischen Medizin zurückzugehen, auf den Einfluss der Krankenhausschulen und den langsamen Fortschritt der Wissenschaft selbst. Dennoch waren die während der viktorianischen Epoche ausgebildeten »general practitioners« zweifellos nicht schlechter als die anderer Länder; sie konnten der Bevölkerung das meiste von dem zugute kommen lassen, was die Medizin zu bieten hatte. Außerdem übersahen die manchmal sehr harten Beurteilungen die Tatsache, dass der späte

Anschluss der Medizin an die Universität eine freiere Verbindung von Lehre und Forschung in den Krankenhäusern begünstigt hatte, die bis ins 20. Jahrhundert anhalten sollte.

Frankreich: Eine Gesetzgebung für fast 100 Jahre[4]

Die Verhältnisse in Frankreich waren im 19. Jahrhundert völlig anders als die in England, wenngleich die Ausgangsbedingungen unter dem Ancien Régime manche Ähnlichkeiten aufweisen. Medizin wurde im 18. Jahrhundert an etwa 20 Universitäten gelehrt, die allein das Recht besaßen, akademische Grade (Baccalauréat, Lizenziat und Doktorat) zu verleihen. Allerdings sicherten nur fünf von ihnen eine regelmäßige Ausbildung – vor allem Paris, Montpellier und Straßburg. Die von einer dieser Fakultäten diplomierten Ärzte durften jedoch nur innerhalb der Grenzen ihrer territorialen Zuständigkeit praktizieren. Eine Ausnahme bildeten Paris und Montpellier, deren Titel für das ganze Königreich Gültigkeit hatten. Die im Wesentlichen theoretischen Unterrichtsgegenstände, die Studiendauer (vier bis sieben Jahre) wie auch die Examina der einzelnen Fakultäten unterschieden sich beträchtlich voneinander, doch im großen Ganzen herrschte überall die gleiche Mittelmäßigkeit.

Sicherlich hatte der Staat schon im frühen 18. Jahrhundert versucht, das Studium und die medizinische Praxis zu regulieren: Das Edikt von Marly von 1707 erinnerte an die Lehrverpflichtung aller medizinischen Fakultäten und legte den Studiengang und die Examina genau fest. Das Lizenziat sollte dazu berechtigen, im ganzen Königreich zu praktizieren. Anatomie und Pharmazie sollten ebenso Teil der Ausbildung sein wie der Unterricht am Krankenbett, Theorie und Praxis also miteinander verbunden werden. Diese Verordnung, die einer Vereinheitlichung und Qualitätsverbesserung der Medizin dienen sollte, wurde allerdings durch allzu viele Ausnahmen unterlaufen. Insbesondere blieben die Privilegien der »médecins-régents« erhalten, die nach dem Erwerb ihres Titels in einer Universitätsstadt und einem zusätzlichen Examen das Monopol für den Unterricht, für die Vergabe der Titel und die medizinische Praxis in dieser Stadt besaßen. Ebenso behielten die Ärzte, die nach dem Erwerb ihres akademischen Titels Mitglied eines der etwa 20 Ärztekollegien geworden waren, das Recht, den frisch Promovierten nach einem erneuten Examen die Niederlassung in ihrer Stadt zu gestatten. Die übrigen Doktoren oder Lizenziaten konnten überall praktizieren, wo es weder ein Kollegium noch eine Fakultät gab. Unabhängig von diesen Mängeln kam das Edikt von 1707 ohnehin kaum zur Anwendung und brachte deshalb auch keine großen Veränderungen.

Gegen Ende des 18. Jahrhunderts war der Unterricht an den Universitäten noch sehr starr und dogmatisch, doch daneben entstanden Schulen und private Lehrgänge, in denen der Erneuerungsgeist der Aufklärung spürbar wurde. Diese Entwicklung fand Unterstützung auf höchster staatlicher Ebene: 1778 wurde die »Société Royale de Médecine« gegründet und 1787 entstand ein Plan zur Unterrichtsreform, der während der Revolution wieder aufgenommen und später auch verwirklicht wurde.

Auch der Beruf des Chirurgen war nicht einheitlich geregelt. Immerhin kam es 1691 durch das Verbot, eine Badestube zu betreiben, zu einer klaren Trennung von den Barbieren. Darin stand Frankreich damals einzig da in Europa. Dennoch stellte jede Zunftgenossenschaft weiterhin unterschiedliche Anforderungen. Wie bei den Ärzten kann man drei Kategorien unterscheiden: die »maîtres« der Chirurgie, die ein Chirurgenkollegium besucht hatten, dann die »chirurgiens gagnant maîtrise«, die in einem Krankenhaus gearbeitet hatten, und schließlich die »chirurgiens de petite expérience«, die nach einem oberflächlichen Examen überall praktizieren konnten, wo es keine Chirurgenzunft gab. Schon zu Beginn des 18. Jahrhunderts hatte die Monarchie ihr Interesse an diesem Beruf gezeigt: Auf das königliche Statut von 1730 folgte 1736 ein königlicher Erlass, der verlangte, dass eine Chirurgenausbildung in allen Städten gewährleistet wurde, in denen es eine Zunftgenossenschaft gab. Dies stellte sich allerdings als illusorisch heraus, da es am Vorabend der Revolution nur etwa 15 Schulen gab, die einen theoretischen Unterricht erteilten, aber nicht zur Vergabe von Diplomen berechtigt waren. 1748 schließlich kam es zur Gründung der »Académie royale de chirurgie« in Paris.

Durch ihre mehr praktische als theoretische Ausbildung beschritten die Chirurgen als Erste den Weg zur klinischen Medizin, auf dem ihnen auch die Ärzte folgen sollten. Nach dem Vorbild der Einrichtungen Boerhaaves in Leiden, die bereits von Wien, Edinburgh und London übernommen worden waren, sollten seit 1750 auch in Paris eine Sezierschule und ein kleines Krankenhaus den Studenten des »Collège de chirurgie« den Unterricht am Krankenbett ermöglichen. Weitere Städte schlossen sich, wenn auch in bescheidenerem Rahmen, dieser Initiative an – allerdings nicht Montpellier. Diese Schulen und Krankenhäuser wurden auch von Medizinstudenten besucht, wobei die Militärkrankenhäuser den besten Unterricht boten.

Bis zu diesem Zeitpunkt lagen die Hauptunterschiede zwischen dem englischen und dem französischen System einerseits in der Rolle der Universitäten für die Ausbildung der französischen Ärzte und in dem Fehlen von entsprechenden Korporationen – wenn nicht gar eines Standesbewusstseins überhaupt –, andererseits in der stets größeren Intervention des französischen Staates, auch wenn deren Erfolge begrenzt blieben. Die Ausbildungsreform im Zusammenhang mit der Revolution sollte den Unterschied noch wesentlich vergrößern.

Ein erster Plan des Gesundheitskomitees (»Comité de salubrité« 1790 – 1791) hatte die Vereinigung von Chirurgie und Medizin und die Vereinheitlichung der Ausbildung zum Ziel. Als Vorbild dienten die englischen Krankenhäuser als von den Universitäten unabhängige Forschungs- und Ausbildungszentren. Der Plan wurde allerdings wieder fallen gelassen, und nach dem Gesetz vom 2. März 1791 konnte jedermann als Arzt praktizieren, wenn er sich das entsprechende Patent kaufte. Als durch das Gesetz »Le Chapelier« im gleichen Jahr auch noch das Assoziationsrecht eingeschränkt wurde, führte dies nicht nur zur Aufhebung aller Lehranstalten und Korporationen, sondern auch des Monopols des professionellen Heilpersonals. Von der Aufhebung der Fakultäten und Kollegien, der »Académie de chirurgie« und der »Société royale de médecine« war der Fortbestand von privaten Lehrgängen allerdings nicht betroffen.

Außerdem wurde wegen des Bedarfs an Ärzten für die republikanischen Armeen seit 1794 die Ausbildung neu strukturiert: Es entstanden die medizinisch-chirurgischen Schulen von Paris, Montpellier und Straßburg (die »écoles de santé«, seit 1795 »écoles spéciales de médecine«), die für die Ausbildung der (militärischen) »officiers de santé« bestimmt waren. Das Studium dauerte drei Jahre, umfasste Medizin und Chirurgie, wobei die praktische Ausbildung in den Krankenhäusern deutlichen Vorrang vor der Theorie hatte, schloss aber mit keinem Examen oder Diplom. Auch wenn anfänglich der Betrieb der ersten Pariser medizinisch-chirurgischen Schule unter der instabilen Lage des Landes litt, entstand doch aus ihr schließlich die »Ecole de Paris«, die sich durch Corvisart und Bichat bald auf dem Gebiet der klinischen Medizin und der pathologischen Anatomie auszeichnete.

Vielfältige Diskussionen und Pläne mündeten schließlich in das Gesetz vom 10. März 1803, das die medizinische Berufsausübung in Frankreich bis 1892 regeln sollte. Dieses Gesetz führte die Prüfungen wieder ein und verpflichtete die praktizierenden Ärzte unter Strafandrohung dazu, sich unter Vorlage ihres Titels registrieren zu lassen. Zugelassen wurden alle, die den Doktor in Medizin oder Chirurgie an einer der sechs anerkannten Schulen (neben den drei schon existierenden waren Schulen in Genua, Turin und Mainz geplant) erworben hatten, sowie die Besitzer älterer Diplome, die in der Vergangenheit rechtmäßig praktizieren durften, und schließlich jene, die während der Zeit des Umbruchs studiert hatten, wenn sie ein Examen machten oder sonstige Zeugnisse vorlegten. Das Studium an diesen Schulen (die nach der Gründung der Kaiserlichen Universität 1808 wieder in medizinische Fakultäten umbenannt wurden) dauerte vier Jahre: Am Ende stand eine Dissertation, die mit dem Doktortitel auch die Erlaubnis verlieh, im ganzen Land zu praktizieren. Die Kosten dafür beliefen sich auf 1000 Francs.

Außerdem wurden die zivilen »officiers de santé« als eine niedriger angesiedelte Kategorie von Medizinern geschaffen: Für den Titel »officier de santé« musste man keine medizinische Schule besucht haben. Es genügten dafür eine Assistentenzeit von sechs Jahren bei einem Arzt oder eine ununterbrochene, fünfjährige praktische Ausbildung an einem Zivil- oder Militärkrankenhaus; diese Zeit verkürzte sich bei einem Studium an einer medizinischen Schule auf drei Jahre. Das Diplom wurde nach der Prüfung durch eine Kommission des Departements erteilt, die sich aus vier örtlichen Medizinern unter dem Vorsitz eines Professors zusammensetzte; es kostete 200 Francs und berechtigte zum Praktizieren ausschließlich innerhalb der Grenzen des Departements, in dem es erworben worden war. Selbst wenn die »officiers de santé« als Ärzte und Chirurgen tätig sein durften, war es ihnen doch verboten, große Operationen ohne die Aufsicht eines promovierten Arztes vorzunehmen; außerdem durften sie nicht als Krankenhausärzte arbeiten.

Dieses Gesetz sicherte den Ärzten zwar einen freiberuflichen Status (ihre Tätigkeit und Honorare wurden nicht kontrolliert), schuf aber trotz der Vereinigung von Medizin und Chirurgie de facto eine Zweiklassenmedizin. Unabhängig von der – heute schockierenden, damals aber in ganz Europa verbreiteten – Überzeugung, dass das einfache Landvolk auch nur an einfachen Krankheiten leide und zur Behandlung keine Leute mit großem Wissen benötigte, war die Institution der »officiers de santé« zu dieser Zeit unverzichtbar. So sicherte man auf dem Land wenigstens ein Minimum an Versorgung durch anerkannte Praktiker, die nicht über das Geld für ein kostspieliges Studium verfügten. Sie entsprang also der Absicht, die Gesamtbevölkerung besser zu versorgen.

Natürlich war der Unterricht nicht überall von gleicher Qualität. Am besten war er in Paris wegen der zahlreichen Krankenhäuser, an denen wie zu Ende des Ancien Régime die Studenten zugelassen waren. Außerdem wurden alljährlich über einen Wettbewerb interne und externe Assistentenstellen sowie Studienplätze an der »Ecole pratique« ausgeschrieben, wodurch man den Grundstock einer medizinischen Elite schuf. Die angesehensten Ausbildungsorte neben Paris waren im 19. Jahrhundert Marseille, Lyon, Toulouse und Bordeaux, die allerdings erst sehr spät (nach 1877) medizinische Fakultäten erhielten. Hier ermöglichten die Krankenhäuser die Gründung von weiterführenden medizinischen Schulen (»écoles secondaires de médecine«) – was dem englischen Modell entsprach. Dagegen verloren die früher berühmten Universitäten Montpellier und Straßburg gegenüber diesen neuen Ausbildungszentren an Boden, auch wenn sie von den übrigen weiterführenden Schulen unerreicht blieben, die 1840 zu Vorschulen (»écoles préparatoires«)

wurden. 1849 war deren Zahl auf 21 gestiegen, und 40 % der Medizinstudenten begannen hier ihr Studium, das sie dann an einer Fakultät abschlossen. Vor allem aber wurden diese Schulen von »officiers de santé« besucht, die hier sogar ein zusätzliches Studienjahr absolvieren konnten, um eine Dissertation vorzubereiten.

Dieses Ausbildungssystem stieß auf die gleichen Probleme wie das englische nach der »Apothecaries Act« von 1815: Starke Zunahme der Studenten, die eine praktische Ausbildung erhalten sollten (ein Krankenhauspraktikum wurde durch Erlass vom 10. April 1842 obligatorisch), doch die Kranken nur aus der Ferne sehen konnten, weil die Krankenhäuser so überfüllt waren; Mangel an Leichen zum Sezieren; unregelmäßige Anwesenheit der Professoren, die gelegentlich mehr nach gesellschaftlichen oder politischen als wissenschaftlichen Kriterien ernannt worden waren. Deshalb gewann der private Unterricht wieder an Bedeutung: In Paris vermehrte sich die Zahl derartiger Kurse in den Jahren von 1820 bis 1841 von 21 auf 65. Ihr größter Nachteil aber blieben die Kosten.

Ab der zweiten Hälfte des Jahrhunderts wurden die Ausbildung der »officiers de santé« und die der Ärzte einander immer ähnlicher: Durch die Abschaffung der Prüfungskommissionen in den Departements 1854 war ihre Zulassung den medizinischen Fakultäten oder den Vorschulen übertragen worden. Seit 1858 wurde außerdem die Lehrzeit nicht mehr als Voraussetzung für das Diplom anerkannt, sondern die Berufsanwärter waren zu einem dreijährigen Studium (vier Jahre nach 1883) in einer dieser beiden Einrichtungen verpflichtet. Zum Zeitpunkt ihrer Abschaffung 1892 hatten die »officiers de santé« ein Niveau erreicht, das dem Doktorat sehr nahe kam, sowohl hinsichtlich der Qualifikation wie auch der Kosten für das Studium. Dies wirkte sich natürlich auf die Zahl der Anwärter aus: Nach 1870 wurden jährlich nur noch etwa 100 »officiers« zugelassen, dafür aber ungefähr 540 promovierte Ärzte.

Doch auch die Ausbildung der Ärzte verbesserte sich. Das Studium war umfassender und wurde strenger überwacht, den Unterricht erteilten seit 1823 Medizinprofessoren (»agrégés en médecine«), denen Lehrbeauftrage und Chefärzte zur Seite standen. Wie überall sonst kam es mit dem Fortschritt der Wissenschaft zu einer Spezialisierung des Studiums, neue Lehrstühle wurden geschaffen:

An der medizinischen Fakultät in Paris waren dies zwischen 1877 und 1890 sechs Lehrstühle (Kinderheilkunde, Dermatologie, Urologie, Neurologie, Psychiatrie und Augenheilkunde). Die Bedeutung des Krankenhauses für die Ausbildung aller Ärzte nahm immer mehr zu. Auf dem Weg über die »concours d'internat« schuf sich Frankreich – hierin einzig in seiner Art – eine kleine und privilegierte Elite. Obwohl die Fakultät von Paris die größte Zahl von promovierten Ärzten ausbildete, versorgte um 1890 eine neue Generation von Professoren, Schüler von Pasteur und Claude Bernard, auch die übrigen Universitäten, womit die Qualität des Unterrichts einheitlicher wurde.

Unter diesen Umständen musste die Institution der »officiers de santé« überholt und den Anforderungen der Zeit nicht mehr entsprechend erscheinen, obwohl diese 1891 noch 12,7 % des medizinischen Personals ausmachten. So kam es zum Ruf der Ärzte nach einer Reform, die mit dem Gesetz vom 30. November 1892 dann auch erfolgte. Sein erster Artikel bestimmte, dass in Frankreich nur als Arzt praktizieren durfte, wer eine Promotionsurkunde in Medizin besaß, die nach dem Examen an einer staatlichen Universität von der französischen Regierung ausgehändigt wurde. Es dauerte allerdings noch bis ins 20. Jahrhundert, ehe die letzten »officiers de santé« verschwunden waren. Außerdem schaffte das Gesetz den Doktortitel in Chirurgie ab, um die rechtliche Vereinheitlichung der Ärzteschaft zu erreichen.

Die deutschen Länder: Das Gewicht des Staates [5]

Die Systeme der Ärzteausbildung in den deutschen Ländern kamen dem französischen Modell weit näher als dem englischen und unterlagen schon im 18. Jahrhundert staatlichen Entscheidungen. Erste Anstöße gingen von Preußen aus: 1685 wurde das »Obercollegium Medicum« gegründet, das wiederholt Medizinalordnungen erließ (1685, 1725, 1773), die durch die Forderung einer bestimmten Qualifikation und die Kontrolle der medizinischen Ausbildung die Quacksalberei einschränken wollten. 1724 besaß jede preußische Provinz ihr eigenes Medizinalkollegium. Diesem Beispiel folgten die meisten anderen deutschen Staaten und richteten im 18. Jahrhundert Medizinalkollegien ein, deren Aufgabe nicht die Lehre war, sondern die Abhaltung von Prüfungen und die Approbation der Chirurgen, Apotheker und Hebammen. Außerdem hatten sie die Durchführung der Medizinalordnungen zu überwachen, die zur selben Zeit veröffentlicht wurden und unter anderem die Modalitäten der Lehrzeit oder des Studiums festlegten. Trotz des Widerstandes der Bevölkerung und der Berufsverbände begann dieses System der aus Experten zusammengesetzten Medizinalkollegien die Chirurgenzünfte zu verdrängen. Die Kontrolle des Staates reichte also in diesem Punkt – wie ganz allgemein im Gesundheitswesen – weiter als in Frankreich zu Ende des Ancien Régime und natürlich weiter als in Großbritannien.

Das hohe Ansehen der Göttinger Universität wurde bereits im Zusammenhang mit der Ausbildung der Ärzte erwähnt; hier hatte in der ersten Hälfte des 18. Jahrhunderts Albrecht von Haller, ein Schüler Boerhaaves, den Lehrstuhl für Anatomie berühmt gemacht. Im Allgemeinen aber vermittelten die Universitäten vor allem theoretisches Wissen, während praktische Erfahrungen seit der Jahrhundertmitte in den Sprechstunden gesammelt werden konnten, die – nach dem Prinzip der Poliklinik – unter Leitung eines Professors bei den Patienten oder in einem Ambulatorium stattfanden. Die in Latein gehaltenen Vorlesungen umfassten neben medizinischen auch naturwissenschaftliche Fächer (Botanik, Zoologie und Chemie) sowie Logik und Philosophie. Dies brachte dem späteren Arzt zwar kaum Nutzen für die Ausübung seiner Kunst, sicherte ihm aber eine angesehene Stellung innerhalb der Gesellschaft.

Um 1780 nahm allerdings die Zahl der Universitätskliniken mit zehn bis 20 Betten zu; den besten Ruf besaßen Halle, Jena und Leipzig. In Preußen war es der aufgeklärte Absolutismus, der diese Entwicklung vorantrieb, da er die Lehranstalten für seine bevölkerungspolitischen und merkantilistischen Interessen nutzen wollte und neue Prüfungsordnungen an diesen Zielen orientierte. Viel wurde allerdings nicht erreicht, da der theoretische Unterricht weiterhin im Vordergrund stand. Im Übrigen waren weder das größte deutsche Krankenhaus, die Charité in Berlin, noch das »Anatomische Theater« mit einer Universität verbunden und auch nicht für die Ausbildung von Medizinstudenten, sondern für die Wundärzte der Armee bestimmt, obwohl – wie in Frankreich – zahlreiche Ärzte dort ihre Ausbildung vervollständigten. Auch die Lehrgänge am 1723 gegründeten »Collegium medico-chirurgicum« sollten in erster Linie, unabhängig von einer Universität, eine Elite von Wundärzten heranbilden.

Dennoch blieb die Chirurgie trotz der Einführung – mehr theoretischer als praktischer – chirurgischer Lehrgänge an manchen medizinischen Fakultäten das ganze Jahrhundert über ein weitgehend handwerklicher Beruf. Das Jahrhundert der Aufklärung brachte in Deutschland keine Einrichtung hervor, die mit dem »Royal College of Surgeons« in London oder der »Académie de chirurgie« in Paris vergleichbar gewesen wäre. Die Lehrzeit bei einem Barbier oder einem »Meister der Wundarzneikunst« blieb neben der Ausbildung zum Feldscher in der Armee die Regel. Durch die auch weiterhin bestehende Verbindung von Barbieren und Chirurgen fiel Deutschland hinter Frankreich (wo die Trennung 1691 erfolgte) und England (1745) zurück: Bis zur Aufhebung der Zünfte in Preußen 1811 war das Recht zur chirurgischen Tätigkeit allgemein vom Besitz einer Barbierstubengerechtigkeit abhängig.

Die Wundärzte waren nicht nur sehr unterschiedlich qualifiziert, sondern es bestand auch eine deutliche Kluft zwischen Stadt- und Landchirurgen. Bei weitem nicht alle hatten ein Medizinalkollegium besucht, viele waren Autodidakten und erwarben sich einen Ruf durch bestimmte Operationen, oder sie erhielten eine behördliche Konzession für spezielle Tätigkeiten (wie Augenärzte oder Steinschneider). Doch wie überall in Europa hatten die nicht approbierten Heiler einen beträchtlichen Anteil an der medizinischen Versorgung, was allerdings bei dem therapeutischen Wissensstand dieser Zeit nicht heißen muss, dass die Bevölkerung deshalb weniger gut behandelt wurde. Um die Jahrhundertwende erhoben sich erste Stimmen, die die Bildung einer Klasse von niederem Heilpersonal oder die Unterweisung des Klerus in den medizinischen Grundkenntnissen empfahlen, um die Versorgung der Landbevölkerung sicherzustellen. Dies entsprang der gleichen Sorge, die zur selben Zeit in Frankreich zur Einführung der »officiers de santé« geführt hatte.

Im 19. Jahrhundert fanden die Forschung und der wissenschaftliche Unterricht in der Heilkunst fast ausschließlich innerhalb der medizinischen Fakultäten statt. Die wichtigsten waren Heidelberg, Würzburg, Leipzig, München und vor allem Berlin. Die dort 1810 gegründete Fakultät gelangte durch so berühmte Professoren wie Christoph Wilhelm Hufeland, Johannes Müller, Johann Lukas Schönlein oder Rudolf Virchow zu hohem Ansehen. Daraufhin stieg die Studentenzahl zwischen 1810 und 1871 von 117 auf 503 (darunter 112 Ausländer). Dennoch ließ der klinische Unterricht stets zu wünschen übrig: Er hatte in kleinen Räumen außerhalb des Krankenhauses angefangen und verfügte erst seit 1828 in der Charité über zwei Säle mit 35 Kranken; dennoch blieb er unregelmäßig und bot wenig Gelegenheit zur Praxis. Darüber hinaus machte der Zustrom von Studenten die Dinge nicht einfacher: Die praktische Ausbildung war also keine Stärke dieser Fakultät. Da die meisten Universitäten über keine Lehranstalten in den städtischen Krankenhäusern verfügten, behalfen sie sich weiterhin mit der Poliklinik oder gründeten zusätzlich für die praktische Ausbildung ihrer Studenten klinische Institute oder Universitätskrankenhäuser, wenn auch oft von bescheidener Größe – dies war eine Besonderheit der deutschen Entwicklung. Aus manchen dieser Universitätsinstitute entstanden reguläre Krankenhäuser – also genau umgekehrt wie in England, wo die Lehrkrankenhäuser zur Gründung von Universitäten beitrugen.

Als man Symptome und Ursachen der Krankheiten zu unterscheiden begann, musste die Trennung von innerer und äußerer Medizin als völlig unangemessen erscheinen, so dass sich schließlich die Frage nach einer Vereinigung von Medizin und Chirurgie stellte. Die meisten deutschen Staaten erließen Verordnungen, die das Studium sowohl der Medizin als auch der Chirurgie länger und schwieriger machen sollten, so Bayern und Baden. In Preußen war bereits 1725 das Recht zur Approbation von den Fakultäten auf das Obercollegium Medicum in Berlin, also auf eine staatliche Behörde, übergegangen. Seit 1798 gab es nur noch eine einzige ständige Prüfungskommission, während ein neues Reglement die Studenten dazu verpflichtete, einen Monat lang zwei Patienten der Charité selbständig zu behandeln, also erstmals einen praktischen Teil im Prüfungsablauf verankerte.

Trotzdem blieben die Anforderungen für eine Qualifikation auch weiterhin zu gering. Dies änderte sich erst mit dem Dekret von 1825, das die Studiendauer von drei auf vier Jahre verlängerte und die wissenschaftlich überholte Aufteilung der Heilkunde in Medizin und Chirurgie aufhob. Von den neueingeführten Wundärzten erster Klasse wurden zusätzlich zu ihrer chirurgischen Ausbildung auch medizinische Kenntnisse verlangt. Entsprechend mussten die Medizinstudenten einen Unterricht in Chirurgie mit abschließender Prüfung absolvieren. Dann konnten sie entscheiden, ob sie sich als »reiner Arzt« (»medicus purus«) oder als Arzt und Wundarzt (Medico-Chirurg) approbieren lassen wollten. Auch die Prüfungsanforderungen hatten sich verschärft. Das Staatsexamen wurde in fünf Teile gegliedert: Anatomie, Chirurgie, klinische Medizin, klinische Chirurgie und eine mündliche Abschlussprüfung waren für alle verpflichtend, die eine doppelte Qualifikation anstrebten; für den »reinen Arzt« entfiel die chirurgische Prüfung. Insgesamt hatte sich der Schwerpunkt auf die praktischen Kenntnisse verlagert.

Durch die Standardisierung der Anforderungen konnte der Staat von nun an die Qualifikation der Ärzte unmittelbar überprüfen. Gleichzeitig dehnte er die zentrale Steuerung auch auf die regionalen, ständisch-korporativen Einrichtungen aus, indem er ein Staatsexamen einführte. Durch die Institution der Chirurgen erster Klasse blieb allerdings die Hierarchie innerhalb der approbierten Ärzteschaft bestehen und wurde sogar noch verfestigt, als in Abänderung des Dekrets von 1825 für die Chirurgen eigene Lehranstalten geschaffen wurden. Ausschlaggebend hierfür waren die gleichen Gründe, die in Frankreich die Einführung der »officiers de santé« veranlasst hatten: Man wollte das Netz von approbierten Medizinern über das ganze Land ausdehnen, konnte aber unmöglich alle Heilpersonen durch promovierte Ärzte ersetzen, die ihrerseits auch gar nicht bereit waren, sich auf dem Land niederzulassen. Deshalb entschloss man sich zu einem Kompromiss und gründete medizinisch-chirurgische Lehranstalten, die eine halb-akademische Ausbildung vermitteln sollten –, so in Münster, Magdeburg, Breslau und Greifswald. Aber im Unterschied zu Frankreich, wo offiziell nur noch zwei Kategorien von Heilpersonen existierten, gab es in Deutschland weiterhin die Chirurgen zweiter Klasse, die nur kleine Eingriffe wie das Aderlassen vornehmen durften.

Das Dekret von 1825 bedeutete einen wichtigen Schritt auf dem Weg zur Vereinheitlichung und Standardisierung der medizinischen Berufe, da mit der Zeit die Zahl der »reinen Ärzte« gegenüber den zugleich als Arzt und Chirurg (und Geburtshelfer) Approbierten zurückging: Diese machten 1840 bereits 70 % der Ärzteschaft aus. Allerdings verstärkte es die Klassifizierung der medizinischen Berufe in Untergruppen, an deren Spitze die promovierten Ärzte dank der verschärften Examensanforderungen ihre privilegierte Stellung behielten. Aber die Zunahme der als Arzt und Wundarzt Approbierten machte schließlich die medizinisch-chirurgischen Unterrichtsanstalten überflüssig: Zwischen 1849 und 1852 schlossen sie ihre Tore. Die Verordnung vom 8. Oktober 1852 bestätigte endlich formell die Vereinigung von Medizin und Chirurgie. Von nun an führten die approbierten Ärzte den Titel »Praktischer Arzt, Wundarzt und Geburtshelfer«. Die Chirurgen zweiter Klasse wurden durch die »Heildiener« ersetzt (Verordnungen von 1851 und 1852), denen es nach einer Prüfung durch den Kreisphysicus (vgl. S. 171) auf Widerruf erlaubt war, an ihrem Wohnort auf Anweisung eines Arztes kleine Eingriffe vorzunehmen. Die Hierarchie der approbierten Ärzte war damit endgültig aufgehoben; fortan verfügten alle über die gleiche Ausbildung und das gleiche Recht, alle Bevölkerungsgruppen zu behandeln.

Man kann also sagen, dass Preußen bis 1852 hinter Frankreich in der Zusammenführung von Medizin und Chirurgie und mit den Wundärzten zweiter Klasse in dem Erhalt einer Kategorie von niederem Heilpersonal zurückgeblieben war. Dann aber verschaffte ihm die Vereinheitlichung von 1852 einen Vorsprung von 40 Jahren gegenüber dem französischen Gesetz von 1892. Natürlich darf man nicht übersehen, dass das Beispiel Preußens nicht für alle deutschen Staaten repräsentativ war. Einige behielten weiterhin unzählige Abstufungen der Heilberufe bei: So gab es zum Beispiel in Württemberg 1848 drei Arten von promovierten Ärzten und neun Kategorien von Wundärzten mit 20 Untergruppen. Die Vereinigung von Medizin und Chirurgie in allen Staaten fand erst mit der Reichsgründung 1871 statt.

Die Ausbildung selbst war geprägt von den Ideen der »romantischen« Medizin und blieb zumindest in der ersten Hälfte des Jahrhunderts vor allem theoretisch, auch wenn bei den Prüfungen immer mehr praktische Kenntnisse verlangt wurden. Der Beitrag der Natur- und Grundwissenschaften in der zweiten Hälfte des Jahrhunderts veränderte die medizinische Wissenschaft und trieb die Entwicklung der klinischen Medizin rasch voran: Die Bettenzahl in den Universitätskliniken nahm beträchtlich zu, so stieg sie zum Beispiel in Heidelberg zwischen 1820 und 1878 von 32 auf 314 Betten. Seit 1867 mussten die Studenten in Preußen zwei Semester lang in Chirurgie oder klinischer Medizin praktizieren, vier Entbindungen leiten und Impfungen vornehmen, während gleichzeitig die Lehrgänge im Sezieren und der Gebrauch des Mikroskops erweitert wurden.

Nach der Vereinheitlichung der Ausbildung und der Prüfungsbedingungen für die Staaten des Norddeutschen Bundes 1869, und seit 1871 für alle Staaten des Deutschen Reiches, waren diese – wenn auch mit einer zeitlichen Verschiebung – mit dem gleichen Problem konfrontiert wie Großbritannien und Frankreich: Die Aufnahmekapazitäten waren dem Ansturm von Studenten nicht gewachsen. Deren Zahl hatte sich zwischen 1880 und 1890 verdoppelt, während der Lehrkörper nur um 21 % zunahm. Die viel zu vielen Studenten konnten während der Operationen kaum etwas sehen und hatten so gut wie keine Gelegenheit, selbst zu praktizieren – Zeugnisse für die Praktika erhielten sie aber dennoch. Ebenso unregelmäßig und wenig kontrolliert waren die Visiten am Krankenbett und die Berichte über den Krankheitsverlauf. So wurde die Kritik an der Ausbildung immer lauter: Man verlangte Reformen und forderte insbesondere ein kostenloses praktisches Krankenhausjahr zwischen dem Staatsexamen und der Approbation, das allerdings erst mit der Neuregelung von 1901 eingeführt wurde.

Wie in Frankreich und Großbritannien hatte die Wissenschaftsentwicklung auch innerhalb der Medizin zu einer Vermehrung der Fächer geführt, die allerdings vor allem die Ausbildung der Ärzte und die Forschung betraf. In der Praxis setzte eine Spezialisierung erst gegen Ende des 19. Jahrhunderts ein: So etwa für Kinderheilkunde, Hals-, Nasen-, Ohrenkrankheiten und Gynäkologie. Doch bis zum 20. Jahrhundert gab es keine geregelte Ausbildung für diese Spezialisten, die ihr Wissen durch ein Praktikum in einer entsprechenden Krankenhausstation oder bei einem angesehenen Spezialisten erwarben, aber keine eigene Prüfung machen mussten.

Obwohl Deutschland in der zweiten Hälfte des 19. Jahrhunderts in der wissenschaftlichen Forschung führend war, blieb der klinische Unterricht für die Medizinstudenten um 1840 hinter dem in Frankreich oder Großbritannien zurück. Im Unterschied zu diesen Ländern gab es keine von den Universitäten unabhängigen Lehranstalten in den Krankenhäusern, auch wenn einzelne Diplomierte durch das Praktikum in einem Krankenhaus ihre Ausbildung vervollständigen konnten. Die fehlenden Lehreinrichtungen in den Krankenhäusern wurden allerdings durch die Vielzahl der Universitätskliniken und die Institution der Poliklinik etwas ausgeglichen. Der Rückstand in der klinischen Ausbildung ging teilweise auch auf den Wunsch der Professoren zurück, die Zahl der Studenten auf die Zahl der Klinikbetten zu beschränken, um eine höhere Effizienz des Unterrichts zu erreichen. Aufgeholt wurde der Verzug erst in der zweiten Hälfte des Jahrhunderts, als die Ersatzangebote für die klinischen Lehranstalten nicht mehr ausreichten. Diese deutsche Entwicklung beweist, dass der eigentliche Fortschritt der Medizin im Laboratorium stattfand, das die Grundlagenforschung betrieb und an der klinischen Beobachtung beteiligt wurde. Bestätigt wird diese These durch das Gegenbeispiel England, wo die Klinik den Vorrang behielt, es aber wenig grundlegende Entdeckungen gab.

Österreich: Die Vorrangstellung Wiens[6]

Auch wenn Österreich zum deutschsprachigen Raum gehört, bildete es doch durch die Stellung der Wiener Universität und durch beträchtliche Unterschiede in der Organisation des Medizinstudiums einen Sonderfall. Unter Maria Theresia (1740–1780) entsprach das Niveau der medizinischen Ausbildung in etwa dem der deutschen Staaten, es gab allerdings keine Medizinalkollegien für die Approbation der Wundärzte, so dass diese an einer medizinischen Fakultät studieren oder sich andernfalls – wie generell in Deutschland vor 1725 – durch Landschaftschirurgen oder Physici approbieren lassen mussten. Der niederländische Arzt Gerard van Swieten, ein ehemaliger Schüler Boerhaaves in Leiden, wurde von der Kaiserin berufen, um das Medizinstudium an der Wiener Fakultät zu reorganisieren. So kam es zur Verordnung vom 7. Februar 1749, die Vorlesungen in Chirurgie, Botanik und Chemie sowie die klinische Ausbildung am Krankenbett einführte. Wien erhielt nach dem Vorbild von Leiden eine Universitätsklinik, die erste im deutschsprachigen Raum. Auf Betreiben van Swietens wurden im ganzen Land anatomische Lehrgänge eingerichtet, die aber häufig nur die Theorie behandelten, so dass die chirurgische Praxis weiterhin wie im Handwerk meist auf dem Weg über eine Lehrzeit bei einem Meister erlernt wurde. Nach einer Medizinalordnung von 1753 mussten alle (freiberuflichen wie beamteten) Ärzte und Wundärzte ihren Titel an einer Universität der Erblande erworben haben. Dies war allerdings für die meist ungebildeten Wundärzte nicht von heute auf morgen durchsetzbar, so dass die Verordnung für sie und die Hebammen 1774 wiederholt wurde.

Nach dem Sanitätsnormativ von 1770 durften sich nur jene, die in Wien promoviert hatten, in allen österreichischen Ländern niederlassen. Die Übrigen mussten in der Provinz bleiben, von deren Universität ihr Titel stammte, oder in einem angrenzenden Kronland, das keine Universität besaß. Für die praktische Ausbildung am Krankenbett hatte van Swieten ein System von Kursen eingeführt, die in den Krankenhäusern stattfanden (seit 1754 am Dreifaltigkeitsspital in Wien, seit 1764 in Innsbruck und seit 1765 in Freiburg i.Br.). Später wurden dann richtige Lehrkliniken eröffnet: 1769 in Prag, 1770 in Pavia, 1776 in Wien (innerhalb des gleichen Krankenhauses) und 1780 in Freiburg. Gegen Ende des 18. Jahrhunderts waren die klinischen Kurse Pflicht an allen medizinischen Lehranstalten Österreichs.

Die klinische Ausbildung der Wundärzte wurde erst nach dem Tod van Swietens (1772) institutionalisiert. Sein Nachfolger Anton von Störck ordnete praktische Übungen an Leichen an, die 1775 durch die neuen Statuten der Wiener Fakultät festgeschrieben wurden. Außerdem wurde den zukünftigen Wundärzten empfohlen, sich bei den Chefärzten der Wiener Spitäler weiterzubilden. Bereits 1774 war in Wien ein außerordentlicher Lehrstuhl für Chirurgie und Geburtshilfe eingerichtet worden, an dem Wundärzte und Hebammen aus den Provinzen ausgebildet werden sollten. Gleichzeitig wurden in den Hauptorten der Provinzen Lehrkräfte bestellt, die Wundärzte und Hebammen unterrichten sollten; doch die hier Ausgebildeten durften sich nach einer Prüfung beim Kreisphysiker und Chirurgen nur in kleineren Ortschaften niederlassen. Für die Zulassung in Städten und Märkten mussten sie die Approbation an einer Universität erworben haben.

Nach seinem Regierungsantritt ließ Joseph II. (1780–1790) nur die Universitäten in Wien, Prag und Lemberg (eine Neugründung) bestehen, während alle anderen in medizinisch-chirurgische Lyzeen umgewandelt wurden, um den regionalen Bedürfnissen entgegenzukommen. An diesen Lyzeen gab es eine zweijährige Ausbildung in »niederer« Chirurgie und Geburtshilfe, aber auch in klinischer Therapie am Krankenbett und innerer Medizin: Hier lassen sich Ansätze zu dem niederen Allgemeinmediziner erkennen, wie er sich auch anderswo im 19. Jahrhundert herausbildete. Ein Dekret von 1783 erklärte die Studienfreiheit für Chirurgie, die 1784 mit der – sehr frühen – Aufhebung der Zünfte auch ihren Handwerkscharakter verlor und zur »freien Kunst« wurde. Im gleichen Jahr wurde von Joseph II. in Wien das Allgemeine Krankenhaus mit 2000 Betten gegründet, das erste »moderne« Krankenhaus, das nur noch für Kranke da war und nicht mehr gleichzeitig als Hospiz diente. Alle seine Stationen waren der Forschung und Ausbildung gewidmet, auch wenn innerhalb des Krankenhauses selbst noch eine Lehrklinik der Universität mit geringerer Bettenzahl geschaffen wurde.

Als der Kaiser ein Jahr später die medizinisch-chirurgische Akademie zur Ausbildung der Militärärzte und -chirurgen gründete, war dies ein Schritt auf dem Weg zur Vereinigung von Medizin und Chirurgie; ihre klinische Ausbildung erhielten die Studenten in dem Militärkrankenhaus von Gumpendorf, das über 1200 Betten verfügte. In diesen beiden Einrichtungen konnten die Forschung und der klinische Unterricht in einem außeruniversitären Rahmen auf eine große Zahl von Patienten zurückgreifen, was die Aufteilung in verschiedene Stationen erlaubte und die spätere Einrichtung von Spezialkliniken begünstigte. Klinische Medizin und Chirurgie konnten sich also in Wien gleicherweise in einem universitären wie außeruniversitären Rahmen entwickeln. Seit 1796 ermöglichten die im Allgemeinen Krankenhaus zusammengelegten Seziersäle mit jährlich 600 Autopsien eine vergleichende Analyse für die verschiedenen Gebiete der Pathologie.

Im Übrigen folgte ein Plan zur Neuregelung des Medizinstudiums auf den anderen. Nach dem fehlgeschlagenen Plan von 1786 und dem des Deutschen Johann Peter Frank von 1795 kam 1804 ein weiterer Plan zur Durchführung. Inzwischen war die Regierung des Habsburgerreiches auf Franz II. übergegangen, mit dem eine Zeit der Reaktion einsetzte. Für die Wiener Universität war dies eine Periode des Stillstands zwischen der ersten Wiener Schule, die von 1750 bis 1790 für ganz Europa vorbildlich war, und der zweiten, die 1840 begann und bis 1890 in hohem Ansehen stand. Der Plan von 1804 stand ganz im Zeichen der Reaktion und sollte die Zahl der ausgebildeten – vor allem der promovierten – Ärzte reduzieren, eine polizeiliche Kontrolle über Professoren und Studenten einrichten und die Gleichrangigkeit des Studiums in den Erbländern aufheben, indem er Wien den Vorrang vor den übrigen Universitäten und Lyzeen sowie deren Professoren zusprach.

1810 wurde der medizinisch-chirurgische Lehrgang (für die niederen Wundärzte) geändert: Als neue Fächer kamen Veterinärmedizin und gerichtliche Arzneikunde dazu sowie Kurse in Anatomie und theoretischer Medizin. Zahlreiche weitere Pläne zur Ausbildungsreform für die niederen Wundärzte zwischen 1821 und 1833 wurden regelmäßig vom Kaiser abgelehnt. 1833 verfügte ein Dekret eine bessere Grundausbildung vor dem Studium, das von zwei auf drei Jahre verlängert wurde; ein abschließendes zweimonatiges Praktikum sollte zu gleichen Teilen in der medizinischen wie der chirurgischen Abteilung eines Krankenhauses absolviert werden. Nach dem Examen mussten die Wundärzte, die Geburtshelfer werden wollten, noch einen zweimonatigen praktischen Lehrgang absolvieren. Augenheilkunde, Physik, Chemie und Botanik wurden zu Pflichtfächern.

In Wien schickte zugleich Ludwig von Türkheim, der Begründer

der zweiten Wiener Schule, 1842 Skoda und Rokitansky nach Paris, damit sie dort ihre Studien vervollständigten. Unter anderem wurde Rokitansky zwei Jahre später Professor für pathologische Anatomie, die sich als eigenes Fach etabliert hatte, und Heller leitete ein Laboratorium für die pathologisch-chemischen Analysen im Allgemeinen Krankenhaus. Die Reform des Medizinstudiums wurde allerdings durch die Revolution von 1848 unterbrochen. Während des folgenden Neoabsolutismus tauchten zwar nach 1851 viele Elemente des Plans von 1833 wieder auf, doch die Freiheit der Studenten (etwa bei der Wahl der Vorlesungen und Professoren) und Dozenten blieb eingeschränkt. Erst 1872 wurde ein einheitliches Doktorat geschaffen, nachdem die Chirurgenschulen allmählich verschwunden waren und sogar die medizinisch-chirurgische Akademie in Wien 1870 aufgehoben worden war. Nach Preußen und dem deutschen Reich hatte schließlich auch Österreich die Vereinheitlichung von Studium und Diplomen erreicht – 20 Jahre früher als Frankreich. Die seit der Jahrhundertmitte an den neu geschaffenen außerordentlichen Lehrstühlen unterrichteten Spezialfächer wurden 1899 zu Pflichtfächern und, im Unterschied zum damaligen Deutschland, auch zu ordentlichen Prüfungsfächern.

Belgien: Am Schnittpunkt französischer und deutscher Einflüsse [7]

Die Entwicklung der medizinischen Ausbildung in den übrigen europäischen Ländern folgte in etwa dem gleichen Muster und unterlag je nach der politischen Situation mehr oder weniger dem Einfluss des einen oder anderen Modells. Das Beispiel Belgiens, das von Habsburg, Frankreich und schließlich Holland beherrscht wurde, bevor es seine Selbständigkeit erlangte, illustriert besonders deutlich diese Form der Einflüsse. So wurden unter Maria Theresia zur Ordnung der Heilberufe Medizinalkollegien gegründet, zu denen auch anatomische Schulen gehörten. Dies unterschied sie von den deutschen Medizinalkollegien, die ohne Lehrfunktion waren, und näherte sie denen an, die seit dem 17. Jahrhundert in dem holländischen Teil der Niederlande von den städtischen Verwaltungen gegründet worden waren. Die Chirurgie dagegen war stark durch die französische Schule beeinflusst, und viele Studenten gingen zur Vervollständigung ihres Studiums nach Paris.

Die Universität von Löwen war zu Ende des Jahrhunderts völlig reformiert worden; die Medizinstudenten erhielten eine vierjährige Ausbildung in Physik, Botanik, Chemie, theoretischer und praktischer Chirurgie, Geburtshilfe, Anatomie, Physiologie, Pathologie, Materia medica, Therapie und klinischer Medizin. Dieser Studiengang blieb das 19. Jahrhundert über nahezu unverändert. Nach der Annexion Belgiens durch Frankreich 1794 wurden (wie in den deutschen linksrheinischen Gebieten seit 1798) alle Lehranstalten aufgehoben und das französische Gesetz von 1803 eingeführt. Aber im Unterschied zu den rheinischen Departements erhielten die belgischen im Laufe der Franzosenzeit – die bis zum Sturz der napoleonischen Herrschaft dauerte – anstelle der alten Medizinalkollegien weiterführende Schulen (»écoles de santé secondaires«), an denen die zukünftigen »officiers de santé« in Anatomie, Chirurgie, Physiologie, praktischer Medizin und gelegentlich auch in Pathologie und klinischer Medizin unterrichtet wurden. Die Lehrgänge in Anatomie und klinischer Medizin fanden allerdings oft unter recht abenteuerlichen Bedingungen und nicht immer im regulären Rahmen statt.

Als Belgien nach dem Wiener Kongress 1815 unter holländische Herrschaft kam, wurden die »officiers de santé« durch Ärzte zweiter Klasse (Wundärzte, Geburtshelfer) ersetzt; Lüttich, Gent und Löwen erhielten Universitäten, während Brüssel weiterhin nur seine weiterführende Schule besaß. Doch an den Fakultäten gab es zu wenig Professoren – von denen zudem die Hälfte Ausländer (vor allem Deutsche) waren. Ihre Gründung hielt zwar den Lehrbetrieb während dieser Übergangszeit vor der Unabhängigkeit aufrecht, sie glänzten allerdings nicht durch wissenschaftliche Leistungen.

Das Unterrichtsgesetz von 1835 bestätigte offiziell vier Universitäten – zwei »freie« in Brüssel und Löwen sowie zwei »staatliche« in Gent und Lüttich – und hob die weiterführenden Schulen wie auch die Kategorie der Ärzte zweiter Klasse auf: Von nun an war die Promotion für alle vorgeschrieben – 60 Jahre früher als in Frankreich. Der Lehrplan räumte der praktischen und klinischen

Ausbildung einen sehr breiten Raum ein, und 1849 bestimmte ein neues Gesetz, dass die Universitäten nur noch einen einzigen medizinischen Titel vergeben durften, nämlich den eines »Doktors der Medizin, Chirurgie und Geburtshilfe«. Trotz der anhaltenden politischen Unruhen hatte Belgien also seine großen Vorbilder durch die Vereinheitlichung der medizinischen Berufe überholt. Die Brüsseler Universität verfügte über gute Krankenhäuser und konnte bis zum Ende des Jahrhunderts eine wichtige Rolle für die Entwicklung der Chirurgie übernehmen. Auch die Universität von Lüttich, deren Professoren größtenteils aus Deutschland und Österreich stammten, bot eine besonders »moderne« Ausbildung an. Belgien hatte es also verstanden, aus den französischen und deutschen Systemen jeweils das Beste zu übernehmen und sich so auf dem Gebiet der Ärzteausbildung einen angesehenen Platz innerhalb Europas zu sichern.

Spanien: Der gebrochene Elan des 18. Jahrhunderts [8]

Einzelne europäische Länder blieben allerdings aus politischen oder kulturellen Gründen hinter den bisher aufgezeigten Beispielen zurück. In erster Linie gilt dies für Spanien, wo das Medizinalwesen unter dem Ancien Régime durch ein königliches »Protomedicato« verwaltet wurde, dessen Mitglieder und örtliche Delegierte von der Krone bezahlte Ärzte waren. Es hatte in etwa die gleichen Aufgaben wie die deutschen Medizinalkollegien: die Ausübung der Heilberufe zu kontrollieren sowie die Diplome und – im Unterschied zu Deutschland – auch die Doktortitel für die Ärzteschaft zu vergeben. Doch die festgesetzten Regeln wurden selten befolgt, Kriterien wie die Reinheit des christlichen Blutes (»limpieza de sangre«) zählten mehr als Kompetenz. Wie in den deutschen Staaten stand diese Institution über einer Reihe von Korporationen und Bruderschaften, die die Chirurgie in den Städten monopolisierten, oder geriet mit ihnen in Kollision. In der zweiten Hälfte des 18. Jahrhunderts gingen mehr und mehr Spanier für das chirurgische Studium ins Ausland – vor allem nach Frankreich –, während gleichzeitig ausländische Doktoren zum Unterrichten nach Spanien kamen: ein von der

Krone unterstütztes und finanziertes Hin und Her. Der Unterricht an den Universitäten stagnierte bis in die 1770er Jahre: Es gab nur noch wenige Studenten, immer mehr Lehrstühle blieben unbesetzt, und die Anatomie war kein Pflichtfach.

Eine Reformbewegung, die von der Universität Salamanca ausging und von Carlos III. (1759–1788) unterstützt wurde, erfasste schließlich die meisten Universitäten, die Anatomie und die praktische Erprobung gelangten zu Ehren. 1786 verfügte ein Dekret die völlige Vereinheitlichung der medizinischen Ausbildung nach dem Muster von Salamanca. Um 1780 konnten es die spanischen Universitäten in der Ärzteausbildung durchaus mit den angesehensten Europas aufnehmen. Beeinträchtigt wurde dieser Erfolg allerdings dadurch, dass es weiterhin an Studenten und Kandidaten für die Professuren fehlte. Außerdem hatten die Universitäten für die Modernisierung ihre Autonomie aufgegeben: Beim Tod von Carlos III. bestimmte Madrid uneingeschränkt über die Ausbildung und Tätigkeit der Ärzte.

Zugleich erforderte der Niedergang der Chirurgie an den Universitäten die Gründung neuer Schulen, die zu denen von Cádiz (1748) und Barcelona (1760) hinzukamen und in ihrem Rang den Universitäten gleichgestellt waren. 1787 wurde in Madrid unter dem Schutz der Krone das berühmte Kolleg von San Carlos eröffnet, an dem die neuesten Zweige der Medizin (darunter klinische Übungen, anatomische Sektionen, Pathologie, Therapeutik) einen Ehrenplatz einnahmen, während gleichzeitig die Anfangsgründe der inneren Medizin, Pharmazie und Geburtshilfe gelehrt wurden. Vor der französischen Invasion 1808 gehörte die Ausbildung, die den Chirurgen in San Carlos in Verbindung mit dem Allgemeinen Krankenhaus angeboten wurde, zu den besten in Europa. Um 1800 besaß Spanien fünf Chirurgenschulen, die alle Chirurgen durchlaufen mussten, bevor sie zum Examen antreten konnten, und seit 1804 wurde die Dauer des klinischen Unterrichts noch verlängert. Zu diesem Zeitpunkt war der Übergang der Chirurgie vom Handwerk zum freien Beruf abgeschlossen: Durch die Abschaffung der Lehrzeit stand Spanien an der Spitze der fortschrittlichen Medizingesetzgebung – im Unterschied zu Frankreich, wo die »officiers de santé« noch bis 1858 durch eine Lehre ausgebildet werden konnten. Dennoch blieben die traditionellen Unterscheidungen innerhalb der Berufsgruppe der Chirurgen ebenso bestehen wie das völlig anachronistische Zertifikat der »Reinheit des Blutes«.

Der in San Carlos angebotene Unterricht war natürlich eine Ausnahme und hatte wenig Ähnlichkeit mit der Ausbildung der meisten Chirurgen – doch auch in allen übrigen europäischen Ländern gab es nur einige hervorragende Anstalten. Erstaunlich ist, dass die medizinischen Fakultäten ein geringeres Ansehen besaßen, bis die Krone 1795 das »Estudio Real de Medicina Práctica« einführte, um den Ärzten eine klinische Ausbildung zu sichern, die 1799 dann für zwei Jahre nach dem Lizenziat Pflicht wurde. Im gleichen Jahr verschmolzen das »Estudio Real« und San Carlos zu einer Institution, die Medizin, Chirurgie und Pharmazie zu einem Beruf vereinigte. Die dort Graduierten durften als Arzt und Chirurg praktizieren: Erstmals konnte ein Medizinstudent ein Diplom erhalten, ohne eine Universität besucht zu haben. Das »Protomedicato« wurde aufgehoben und durch eine »Junta General de Gobierno de la Facultad Reunida« ersetzt: Hier erkennt man den Einfluss Frankreichs, das 1794, nach der Aufhebung der Universitäten und Gründung der ersten drei »écoles de médecine«, die Vereinigung von Medizin und Chirurgie erklärt hatte. Aber seit 1801 war diese Vereinigung für 30 Jahre abhängig von der jeweiligen spanischen Regierung: Die Konservativen hoben sie auf, die Liberalen stellten sie wieder her. Im Übrigen unterbrach die napoleonische Invasion alle neuen Reformpläne und beendete eine Zeit des Aufschwungs der spanischen Medizin.

Es folgten 20 unruhige Jahre, ab 1812 verzeichnete man Rückschritte, das Niveau sank. Mitte des 19. Jahrhunderts waren die Vorlesungssäle noch immer von Laboratorien und Klinik getrennt. Die spanischen Schulen waren rückständiger als die der meisten anderen europäischen Länder. Trotz der 1827 (erneut) angeordneten Vereinigung von Medizin und Chirurgie existierten noch alle möglichen Kategorien von Ärzten mit jeweils speziellen Aufgaben, Medico-Chirurgen zweiter Klasse und drei Klassen von einfachen Wundärzten. Erst 1855/58 wurde die medizinische Spezialisierung offiziell anerkannt. Diese Entwicklung in Spanien zeigt deutlich, wie stark die Entwicklung der Ärzteausbildung von einer aktiven

Modernisierungspolitik des Staates abhängen konnte. In diesem besonderen Fall hinderten die Bürokratie – ganz anders als in Deutschland, wo sie die Modernisierung vorantrieb – und die Lethargie der Behörden die progressiven Ärzte am Handeln.

Schweiz und Rumänien: Die Abhängigkeit von ausländischen Universitäten[9]

Manche Länder waren für die Ausbildung der Ärzte vom Ausland abhängig, da sie über keine eigene Universität verfügten, so etwa die Kantone der Schweiz, wo es bis 1833 nur die Universität in Basel gab. Erst dann wurden die protestantischen Akademien von Zürich (1833), Bern (1834) und Genf (1873) in Universitäten umgewandelt, die auch medizinische Fakultäten besaßen. 1877 wurden für sechs Kantone einheitliche Examina eingeführt, darunter auch für das Waadtland, das schließlich 1890 seine eigene Universität in Lausanne gründete. Aus der französischen Schweiz gingen die Medizinstudenten des Kantons Waadt im 18. Jahrhundert zur Promotion außer nach Basel vor allem nach Straßburg, Montpellier, Leiden und Paris, aus der deutschsprachigen Schweiz die Zürcher Kandidaten bis 1833 an deutsche Universitäten, vor allem nach Tübingen, Würzburg, Halle, Leipzig, Göttingen, Berlin und Heidelberg, seltener nach Wien, Paris und Prag. Die Gründung der Universität 1833, an die berühmte ausländische Professoren (wie etwa Schönlein) berufen wurden, ermöglichte Zürich durch die verbesserte Forschung und Lehre den Anschluss an die Entwicklung der medizinischen Wissenschaft im 19. Jahrhundert. Zu diesem Zeitpunkt erfolgte auch die Vereinheitlichung des Unterrichts für Ärzte und Chirurgen, 1854 wurde dann wie in Preußen ein Staatsexamen eingeführt.

Diese lange Abhängigkeit von ausländischen Universitäten für den Erwerb des Doktortitels stand aber Änderungen in der lokalen Ausbildung, deren Niveau sich von einer Region zur anderen sehr unterschied, nicht im Weg. Im Waadtland wurde 1787 das »collège de médecine« von Lausanne gegründet, an dessen Spitze der berühmte Arzt Auguste Tissot stand. Er hatte sich bereits im Ausland hervorgetan, besonders in Pavia, wo er von 1780 bis 1783 praktische Medizin lehrte. Für Chirurgen, Hebammen und Apotheker wurde ein System eingeführt, das sie am Ende ihrer Lehrzeit dreimal jährlich zu einer Prüfung verpflichtete. In Zürich hatten die Bemühungen, den modernsten Anforderungen der zeitgenössischen Medizin zu entsprechen, bereits seit Ende des 17. Jahrhunderts eingesetzt. Mitte des 18. Jahrhunderts wurden in einem besonderen Gebäude des Krankenhauses durch einen vom Staat bezahlten Professor anatomische Lehrgänge abgehalten. Zur gleichen Zeit vervielfachte sich die Zahl der Privatkurse: Sie wurden von den besten Ärzten der Stadt gegeben, die ihrerseits meist in Deutschland oder Österreich studiert hatten. Diese Initiativen mündeten schließlich 1782 in die Gründung eines medizinisch-chirurgischen Instituts, einer Privatschule unter der Leitung von fünf Ärzten und drei Chirurgen, die dort auch lehrten. Sein Zweck war es, niederes Heilpersonal heranzubilden, um die medizinische Versorgung auf dem Land sicherzustellen. Ein Studium von mindestens zwei Jahren, zu dem auch ein praktischer Teil gehörte, schloss mit einer Prüfung, doch auch die Lehrzeit in den Zünften blieb bis 1798 bestehen. 1804 wurde das Institut zu einer kantonalen Einrichtung, die alle Chirurgen durchlaufen mussten; zugleich wurden seine Anforderungen verschärft (Verlängerung der Studienzeit von zwei auf drei Jahre, Aufnahmeprüfung und so weiter). Bis 1833, als die Umwandlung in eine medizinische Fakultät erfolgte, hatten die meisten Ärzte, die zur Promotion nach Deutschland gingen, dort ihre Ausbildung erhalten. Genauso verhielt es sich in Bern, wo eine 1798 gegründete Lehranstalt 1805 zunächst in eine Akademie und 1834 in eine Universität umgewandelt wurde.

Von den Ländern, die anfänglich ihre ärztliche Elite an den berühmtesten europäischen Universitäten ausbilden mussten, da sie selbst keine besaßen, sei noch Rumänien erwähnt, wo erst im 19. Jahrhundert eigene Ausbildungsstätten geschaffen wurden. Den Anfang machte eine 1842 gegründete Schule für niedere Chirurgie am Coltea-Krankenhaus in Bukarest. Das 1843 von Nicolae Kretzulescu, dem Gründer dieser Schule, verfasste Handbuch für Anatomie war überhaupt das erste medizinische Werk Rumäniens. Nach der Revolution von 1848 ging die Spezialisierung der Krankenhausstationen Hand in Hand mit der wissenschaftlichen Entwicklung und den Erfordernissen der 1857 in Bukarest gegründeten nationalen Schule für Medizin und Pharmazie zur Ausbildung des Heilpersonals. Diese Schule erlangte einen so guten Ruf, dass sie nicht nur Studenten aus allen Teilen Rumäniens anzog, sondern auch aus anderen Balkanländern, besonders aus Bulgarien. Nach der Vereinigung der rumänischen Fürstentümer Moldau und Walachei 1859 wurde die Bukarester Schule 1869 durch eine medizinische Fakultät ersetzt, die den Doktortitel in Medizin und Chirurgie verleihen durfte. In der früheren Moldau dagegen wurden erst in den 1870er Jahren medizinische Fakultäten, unter anderem in Jassy, gegründet. Zu Ende des Jahrhunderts wurde die Ausbildung von Ärzten getragen, die an den besten europäischen Schulen studiert hatten, sie hatte die »modernen« Methoden übernommen und ein mit den meisten anderen europäischen Ländern vergleichbares Niveau erreicht.

Griechenland: Die Übernahme des bayerischen Modells [10]

Unter der osmanischen Herrschaft studierten die akademisch ausgebildeten Ärzte an den europäischen Universitäten, aber es gab keinerlei staatliche Regelung für die Ausbildung wie die praktische Tätigkeit des Heilpersonals. Auch während des Unabhängigkeitskrieges (1821–1833) entwickelte sich kaum etwas weiter. Mit dem Regierungsantritt des aus Bayern kommenden Königs Otto (1833–1862) fiel die medizinische Ausbildung unter die Verantwortung des Kultusministeriums, das durch einen Medizinalrat unterstützt wurde. Ein medizinisches Komitee, das sich aus Ärzten und Apothekern – darunter anfangs mehrere Deutsche – zusammensetzte, war damit beauftragt, das Heilpersonal einem Examen zu unterziehen. Tatsächlich benötigte seit 1834 jeder Arzt eine staatliche Approbation, um praktizieren zu dürfen: Die bereits im Beruf stehenden erhielten eine Frist von vier Monaten, um ihren Titel und ihre Befähigung durch das Komitee anerkennen zu lassen, während die Berufsanwärter eine gebührenpflichtige Prüfung absolvieren mussten. Doch der Mangel an Ärzten zwang dazu, auch »approbierte Empiriker« zuzulassen – eine griechische Besonderheit.

Da es keine Ausbildungseinrichtungen gab, wurde 1835 in Athen eine theoretisch-praktische Lehranstalt für Chirurgie, Pharmazie und Geburtshilfe gegründet, an der Mitglieder des Komitees und in der neuen Hauptstadt lebende Spezialisten unterrichteten. Die Lehrgänge wurden über zwei Perioden von je acht Monaten abgehalten und umfassten Anatomie, Physiologie, Geburtshilfe, Pathologie, Therapie, Chirurgie, Pharmazie und Chemie. Diese Anstalt war im neu gegründeten Militärkrankenhaus und Entbindungsheim untergebracht und schloss 1837 bei der Gründung der Universität ihre Pforten. An der Otto-Universität von Athen, die nach dem Muster von Göttingen aufgebaut war, dauerte das Medizinstudium zunächst drei Jahre und schloss den Besuch der physikalisch-mathematischen Abteilung mit ein. 1842 wurde eine Prüfungsordnung veröffentlicht, die die Studienzeit bis zur Promotion auf mindestens vier Jahre verlängerte und die Prüfungen nach dem Vorbild deutscher Universitäten festlegte.

1837 umfasste die medizinische Fakultät acht Professoren, von denen fünf in Deutschland studiert hatten, und diese deutsche Vorrangstellung blieb bis zum Ende der Regierung von König Otto bestehen. Die angebotenen Lehrgänge umfassten Botanik, Geburtshilfe, Chemie, Physik, Anthropologie, enzyklopädische Medizin, Knochenkunde und Ligamentkunde, die sich mit den Gelenkbändern befasst. Das Hauptproblem dieser Fakultät allerdings war der Mangel an Studenten: 1837/38 waren nur vier eingeschrieben, im folgenden Jahr 16; die Wohlhabenden gingen wegen der ungenügenden Ausstattung und fehlenden Kliniken weiterhin zum Studium ins Ausland, andere gaben diese Ausbildung deshalb auf. Daher musste 1838 der »Landarztstudiengang« eingerichtet werden, der als »Chirurgische Schule« innerhalb der Universität Ärzte zweiter Klasse, Land-, Militär- und Schiffsärzte ausbilden sollte. Der Lehrgang dauerte zwei Jahre und schloss mit einem sechsmonatigen Praktikum.

Mit der Zeit besserte sich zwar die materielle Lage der Universität dank privater Spenden und der Errichtung eines zivilen Hospizes, so dass Kliniken und eine Entbindungsanstalt eröffnet werden konnten – doch für den Unterricht war all dies immer noch nicht ausreichend. Deshalb musste man 1856 auf die Poliklinik nach deutschem Muster zurückgreifen, das heißt auf eine ambulante oder häusliche Krankenbehandlung. Um die medizinische Versorgung auf dem Land zu verbessern, wurde außerdem 1858 durch einen Erlass das Approbationsexamen, das nach dem Universitätsstudium und einem einjährigen Krankenhauspraktikum stattfand, auf 10 Fächer erweitert. Es wurde mit einem Notensystem bewertet, wonach auch beschränkte Approbationen vergeben werden konnten, die nur zum Praktizieren in kleinen Gemeinden berechtigten.

Das Beispiel Griechenlands zeigt die Schwierigkeit, ein Modell in völlig andere sozio-ökonomische und kulturelle Verhältnisse zu übertragen. Obwohl die Behörden nur mit gewissen Tricks erreichten, dass Ärzte zweiter Klasse legitim praktizieren durften, und diese – im Unterschied zu den meisten anderen europäischen Ländern – bis zum Ende des 19. Jahrhunderts noch keineswegs verschwunden waren, stieg das Verhältnis von ausgebildeten Ärzten zur Bevölkerung doch zwischen 1834 und 1874 von 1 : 11 000 auf 1 : 3100. Dies beweist eine Anhebung des Niveaus im Laufe des Jahrhunderts und damit auch die Effizienz des auf dem deutschen Modell aufgebauten Systems.

Russland unter westlichem Einfluss [11]

An allen bisherigen Beispielen war zu beobachten, wie der Staat mehr und mehr Einfluss auf die Ausbildung der Ärzte zu nehmen versuchte, auch wenn es dabei gewisse Unterschiede zwischen den einzelnen Ländern gab. Am stärksten aber war dieser Druck des Staates in Russland, wo seit Peter dem Großen die Verwaltung und Gesellschaft immer mehr militarisiert wurden. Während seiner Regierung (1689–1725) wurde in den ersten Jahren des 18. Jahrhunderts die russische Medizin »geboren« – wenn auch noch in einem sehr embryonalen Zustand. Seitdem betrachtete der Staat die medizinische Ausbildung als seine Aufgabe: Im Unterschied zum Westen hatten die Heilberufe nie zunftähnliche Einrichtungen entwickelt.

Damals stammte das gesamte Heilpersonal aus dem Ausland: Diese Leute kamen, um in Kriegszeiten zu dienen, aber ihre Kontrakte waren kurz bemessen und kostspielig. 1707 gründete Peter der Große in Moskau ein erstes russisches Krankenhaus und eine Chirurgenschule mit ausländischen Lehrkräften für 50 Studenten. Nach bescheidenen Anfängen bildete sie im 18. Jahrhundert etwa 800 Wundärzte aus, doch die Lehrzeit blieb – wie auch überall sonst – die häufigste Ausbildungsform. Die höheren Diplome wurden in Westeuropa erworben, gleichzeitig ließen sich ausländische Ärzte in Russland nieder: Von 1730 bis 1740 war keiner der 46 promovierten Ärzte des Zarenreiches gebürtiger Russe, und auch zwischen 1790 und 1800 kamen nur 38 »Slaven« auf 236 Ärzte. Die Ausländer waren größtenteils Deutsche und Holländer, die in Halle, Göttingen und vor allem Leiden promoviert hatten; sie besetzten die Schlüsselpositionen und Stellen am Hof.

Auf dem Gebiet der Chirurgie wurde 1733 ein am Moskauer Krankenhaus orientierter Studiengang für jeweils etwa 30 Studenten an zwei Militärkrankenhäusern in St. Petersburg und am Marinekrankenhaus von Kronstadt eingerichtet. Sofort stellte sich allerdings das Problem, geeignete Professoren zu finden; ein Plan von 1738, der vorsah, fünf russische Chirurgen zum Studium nach Paris zu senden, damit sie dann an diesen Schulen unterrichten könnten, verschob sich wegen verschiedener Turbulenzen (wie Kriege, Epidemien oder Staatsstreich) um 20 Jahre. Immerhin wurde 1735 das Ausbildungsprogramm aller Schulen vereinheitlicht, etwa mit Lehrgängen am Krankenbett nach holländischem Vorbild oder Sektionen an von der Polizei gelieferten Leichen. 1754 wurde die Höchstdauer des Studiums auf sieben Jahre verlängert, für Wundärzte betrug sie fünf Jahre und für Wundarzthelfer drei Jahre. Eine kleine Zahl derer, die an den chirurgischen Schulen ein Diplom erworben hatten, promovierte anschließend im Ausland. Die meisten aber wurden Feldscher und Apotheker.

Wenngleich die Einrichtung dieser Schulen im Russland des 18. Jahrhunderts eine Großtat darstellte, blieben sie doch im Vergleich mit denen der übrigen europäischen Länder sehr bescheiden. Vor allem bildeten sie in Anbetracht der immensen Größe des russischen Reiches viel zu wenig Personal aus: 1762 besuchten kaum mehr als 200 Studenten die Chirurgenschulen oder andere Militärkrankenhäuser. 1786 wurde im Hauptkrankenhaus von St. Petersburg ein chirurgisches Institut eingerichtet, das praktische Lehrgänge für den Bedarf des Militärs sicherte und (mit Kronstadt) die Zahl der medizinischen Lehranstalten in der zweiten Hauptstadt und ihrer Region auf vier erhöhte. 1800 wurde der auf Anregung des Kaiserlichen Medizinalkollegs – der durch Katharina II. 1763 gegründeten staatlichen Sonderkommission für die Entwicklung der medizinischen Ausbildung – erfolgte Zusammenschluss dieser Krankenhausschulen und Akademien in der »Kaiserlichen Akademie für Medizin und Chirurgie« durch Zar Paul genehmigt. Diese Krankenhausschulen boten eine praktische und spezialisierte Ausbildung und nach 1800 auch die Möglichkeit, den Titel eines »Subchirurgus« zu erwerben.

Neben diesen Schulen war 1755 die Moskauer Universität als eine staatliche Institution gegründet worden, doch ihre medizinische Fakultät wurde erst 1764 eröffnet; zwei Absolventen von Leiden übernahmen die Lehre. Aber diese Fakultät brachte nur einige wenige Wundärzte hervor und vergab erst 1794 einen ersten Doktortitel. Dennoch machte die Existenz der Universität die Moskauer Akademie überflüssig: Sie wurde also 1804 an die Universität von St. Petersburg angegliedert, wohin auch ihre 45 Studenten verlegt wurden. Im gleichen Jahr gab es neben der Kaiserlichen Akademie vier medizinische Fakultäten an den russischen Universitäten: in Moskau, Dorpat (1802), Charkow (1804) und Kasan (1804), zu denen 1819 noch eine in St. Petersburg kam. Zu Beginn des 19. Jahrhunderts hatte Johann Peter Frank die Kaiserliche Akademie neu organisiert und den erforderlichen Studiengang (Physiologie, Pathologie, Hygiene, klinische Therapie und Chirurgie) erweitert. 1835 wurde sie dann durch die »Militärakademie für Medizin« ersetzt, an der die meisten großen russischen Ärzte ihre Ausbildung erhielten.

Doch sonst blieb das Medizinstudium an den Fakultäten recht mittelmäßig: Der theoretische Teil war manchmal um 15 Jahre veraltet und eine praktische Ausbildung existierte so gut wie gar nicht. Nur die Moskauer Universität – wie die Akademie in

St. Petersburg – erwies sich als ein bedeutendes medizinisches Studienzentrum und spielte eine führende Rolle in der Entwicklung einer allgemeinen wissenschaftlichen Ausbildung für promovierte Ärzte. Der Unterricht war nach Disziplinen spezialisiert und führte strengere Methoden in Forschung und Lehre ein. Dieser Hochschule war es zu verdanken, dass in Russland vor allem seit 1806 immer mehr russische Studenten zu Ärzten ausgebildet wurden. Um 1830 brachte das Land zwar keine wissenschaftlichen Größen hervor, aber die russische Medizin hatte doch die aus Westeuropa kommenden Lehren und Ideen übernommen.

Eine neue Verordnung von 1838 klärte die für sieben ärztliche Titel erforderlichen Voraussetzungen und das Niederlassungsrecht für Ärzte und andere Heilpersonen. Sie legte den Lehrstoff fest, den Anteil der praktischen Ausbildung und die Prüfungsmodalitäten. Die Medizinstudenten (»lekar«) mussten fünf Jahre lang Mineralogie, Botanik, Zoologie, Physik, Chemie, Anatomie, Physiologie, Pathologie, Pharmakologie, innere Medizin, allgemeine Chirurgie, Geburtshilfe, Kinderheilkunde, Diätetik, Fragen der öffentlichen Gesundheit, Gerichtsmedizin und Viehseuchen studieren. Beim Examen mussten sie ihr Wissen über den menschlichen Körper nachweisen, eine Autopsie nach den Regeln der Gerichtsmedizin vornehmen, eine größere Operation an einem Leichnam durchführen und ihre Fähigkeiten in der einfachen Chirurgie vorführen. Die klinische Ausbildung unter der Aufsicht von Professoren war integraler Bestandteil dieses Studiengangs. Für die Promotion in Chirurgie wurden ein zusätzliches Praktikum nach dem Studium und ein eigenes Examen verlangt. Für die Promotion in Medizin – also den höchsten akademischen Grad – waren ebenfalls ein weiteres Studium nach dem Examen und eine Dissertation erforderlich.

Dieses Gesetz, das die grundlegenden Richtlinien für alle Heilberufe festlegte, war ein entscheidender Schritt in der Geschichte des Arztberufes, denn es unterschied klar zwischen den an der Universität graduierten Ärzten und den Barbier-Chirurgen der Krankenhausschulen, obwohl es innerhalb der gemeinsamen Grundlehrgänge Medizin und Chirurgie als gleichrangig behandelte. Im Übrigen wurden in den 1840er Jahren klinische Lehranstalten in Moskau (unter der Leitung von N.I. Pirogov) und an der Akademie von St. Petersburg eröffnet. Ein Regierungserlass für die medizinische Fakultät von Moskau ordnete schließlich 1846 die Eröffnung von klinischen Lehranstalten mit hoher Bettenzahl an, an denen ein fünfjähriges Studium absolviert werden konnte, von dem drei Jahre wesentlich der Praxis gewidmet waren.

Dennoch blieb der empfindliche Mangel an Personal ein Problem, das besonders bei der Choleraepidemie von 1848 und während des Krimkrieges (1853–1856) spürbar war, zumal die allgemeine Mittelmäßigkeit der Universitäten sich zumindest bis zur Krönung Alexanders II. 1855 nicht änderte. In der zweiten Hälfte des 19. Jahrhunderts begann sich das Niveau durch russische Ärzte zu bessern, die in Westeuropa, vor allem bei Rudolf Virchow und Claude Bernard studiert hatten. An der Moskauer Fakultät wurde seit den 1860er Jahren das Ausbildungsprogramm erweitert und die Lehre spezialisiert (Bakteriologie, Neurologie, Psychiatrie, Dermatologie, medizinische Chemie, Pharmakologie, Urologie, allgemeine und anatomische Pathologie, Gynäkologie und Pädiatrie), wobei der praktische Unterricht an den Gouvernement-Krankenhäusern stattfand. Zur gleichen Zeit folgten auch andere Fakultäten diesem Modell: so in St. Petersburg, Dorpat, Kasan, Kiew, Charkow und Warschau.

Von nun an kam die Elite der russischen Ärzte nicht mehr aus dem Ausland, blieb aber zahlenmäßig zu gering. Vor allem das Fehlen von Fachliteratur und finanziellen Mitteln für Kliniken, Laboratorien und damit für die Ausbildung, wie sie in den übrigen europäischen Städten vorhanden waren, drückte das Niveau der Veröffentlichungen, die wenig originäre Beiträge lieferten, aber immerhin die notwendigen Grundlagen für die spätere Forschung schufen. Die medizinischen Bedürfnisse der Bevölkerung konnten bei weitem nicht befriedigt werden, da es nicht nur an den nötigen Mitteln, sondern auch an Ärzten fehlte, obwohl die Regierung vor allem nach 1876 mit Stipendien lockte. Zu Ende des Jahrhunderts wurden an den sieben Universitäten des europäischen Teils von Russland jährlich zwischen 800 und 1000 Studenten ausgebildet. Hatte es 1803 nur 2000 Ärzte für das ganze Reich gegeben, so erhöhte sich ihre Zahl nun auf 12 445. Allerdings waren 11 760 von ihnen im europäischen Teil Russlands niedergelassen und zudem konzentrierten sich die an den Universitäten ausgebildeten Ärzte in den großen Städten.

Dies war der Grund für die Existenz eines niederen Heilpersonals in den Dörfern: Feldschere, die von den Landgemeinden bezahlt und in Wohlfahrtseinrichtungen, durch private Verbände oder als Sanitäter in der Armee ausgebildet wurden. Bei der großen Reform von 1864, die die Semstwos (vgl. S. 107) schuf, versuchten diese, die Ausbildung der Feldschere zu vereinheitlichen und zu verbessern: Von 1867 bis 1876 wurden im europäischen Russland 19 Schulen gegründet, 1894 verlängerte man die Studienzeit von drei auf vier Jahre; zum Ausbildungsprogramm gehörten neben allgemeinen Kenntnissen in Anatomie und Pharmazie die Aneignung von praktischen Erfahrungen in der niederen Chirurgie, das Impfen, die Zubereitung von Arzneien und die Autopsie. Auch wenn diese Bedingungen das Niveau zu Ende des Jahrhunderts ansteigen ließen, ist es doch wenig wahrscheinlich, dass die Ausbildung der Feldschere derjenigen der französischen »officiers de santé« oder ihrer europäischen Kollegen im Niveau vergleichbar war.

Die freie medizinische Praxis und die Stellung der Ärzte

Die Praxis der gewöhnlichen »Ärzte«[12]

Die medizinische Wissenschaft und die eng mit ihr verknüpfte Ausbildung der Ärzte hatten beide Auswirkungen auf die Entwicklung der medizinischen Praxis. Diese spielte ihrerseits eine wichtige Rolle dafür, wie der Arzt und sein Wissen von ihm selbst, aber auch von Patienten und der Obrigkeit beurteilt wurden.

Zunächst soll danach gefragt werden, wie die Ärzte, wenn sie erst einmal ein Diplom oder die Erlaubnis zum Praktizieren besaßen, ihre Patienten suchten und fanden und mit welchen Mitteln sie erfolgreich gegen körperliche und seelische Leiden zu kämpfen vermochten. In diesem Punkt gibt es zwischen den einzelnen europäischen Ländern nur geringe Unterschiede. Es existieren zwar zeitliche Verschiebungen je nach der Qualität der wissenschaftlichen Forschung und der Reform der ärztlichen Ausbildung, insgesamt jedoch zeigt die Entwicklung für mehr als ein Jahrhundert die gleichen Charakteristika. Man kann also sehr wohl allgemein von der medizinischen Praxis in Europa reden (wenn man von Russland absieht, dessen Sonderentwicklung eigens behandelt wird), denn die Unterschiede waren weniger von den Ländern abhängig als von dem Niveau der Ausbildung (Doktoren, Chirurgen, »officiers de santé« oder ihre Entsprechungen) und dem jeweiligen Niederlassungsort (Stadt, Land, Gebirge).

Das erste Problem für den frisch gebackenen Arzt, sofern er nicht in einem Krankenhaus oder im Staatsdienst arbeiten wollte oder konnte, waren die Kosten für seine Niederlassung. In der Stadt erforderte der Erwerb einer Praxis eine Investition, die sich nur wenige ohne weiteres leisten konnten. So etwa durfte ein junger englischer Arzt, der – über eine Agentur oder medizinische Zeitschrift – eine Praxis kaufen wollte, nicht damit rechnen, auch alle Patienten seines Vorgängers übernehmen zu können. Deshalb war es für ihn günstig, zumindest einige Monate in der Praxis des verkaufenden Arztes – vor allem wenn dieser einen guten Ruf besaß – zu arbeiten, damit sich die Kranken an ihn gewöhnten und Vertrauen fassten. Eine andere Möglichkeit bestand darin, dass er in seinen Heimatort zurückkehrte, wo man ihn ohnehin kannte. Glück hatte er, wenn er einem Verwandten nachfolgen oder eine Arzttochter heiraten konnte.

Doch im viktorianischen England sahen sich mehr und mehr diplomierte Ärzte auf ein sofortiges Einkommen angewiesen und suchten sich deshalb einen bezahlten Posten in der Verwaltung oder bei einer privaten Einrichtung. Hierbei handelte es sich in erster Linie um Krankenhäuser, aber auch um Schulen oder karitative Einrichtungen (wie Waisenhäuser oder Irrenhäuser), um Wirtschaftsunternehmen (etwa Eisenbahngesellschaften, Versicherungsanstalten oder Gruben), um Gesellschaften, die von ihren Mitgliedern oder einzelnen Philanthropen finanziert wurden (»Fraternal societies«, »Working men's Clubs«, »Sick Clubs«), oder schließlich um die von Geistlichen oder angesehenen Bürgern geleiteten »Provident dispensaries«: Die von diesen Institutionen vergebenen Posten beschränkten die Ärzte zwar in ihrer beruflichen Freiheit, garantierten ihnen aber von Anfang an den Lebensunterhalt. Andere junge Mediziner gingen zum Militär oder nach Indien, um vielleicht zehn Jahre später nach England zurückzukehren und eine Praxis zu eröffnen. Für alle diese Wege waren Empfehlungen nötig, die zu Ende des 19. Jahrhunderts den beruflichen gegenüber moralischen oder sozialen Kriterien immer größere Bedeutung verliehen.

Auch die deutschen Berufsanfänger waren meist darauf angewiesen, mit einem festen Gehalt zu beginnen, und nahmen deshalb etwa eine Stelle als Armenarzt an, als Assistent in einem Krankenhaus oder als medizinischer Betreuer für die Mitglieder einer Krankenkasse. Erst dadurch konnten sie die Übernahme einer Praxis und die Investitionen finanzieren, die für die Ausstattung und passenden Räumlichkeiten nötig waren. So etwa arbeitete Robert Koch, nach einer Assistentenzeit am Hamburger Krankenhaus 1866, neben seiner Tätigkeit als Landarzt in Langenhagen gleichzeitig in einer Anstalt für geistig behinderte Kinder. Als er diesen Posten verlor und von seiner Praxis allein nicht leben konnte, übernahm er eine Stelle als Bezirksarzt in Posen, die ihm genügend Ansehen verlieh, um den Kreis seiner Privatpatienten zu erweitern. Überall war für die Eröffnung einer Praxis aus eigenen Mitteln Kapital erforderlich. Soweit der junge Arzt nicht schon Patienten übernehmen konnte, musste er außerdem mit der Konkurrenz rechnen. Im Kanton Zürich versuchte man wie anderenorts, sich verwandtschaftliche und freundschaftliche Beziehungen oder eine gezielte Heiratspolitik zunutze zu machen; außerdem ließ sich ein vorsichtiger junger Arzt für einige Zeit fern von seinem Heimatdorf nieder, bevor er dorthin zurückkehrte: Es war oftmals günstiger, die ersten Versuche in der Fremde zu machen.

Auch in Frankreich musste der frisch Diplomierte erst einmal seinen Lebensunterhalt verdienen, bevor er sich eine Praxis einrichten konnte: Er arbeitete zum Beispiel für eine medizinische Zeitschrift oder gab Unterricht. Für die Wahl des Niederlassungsortes konnte die Anfrage einer örtlichen Behörde ausschlaggebend sein, die sich über den Präfekten an Schulen oder Universitäten wandte, um einen guten Arzt zu finden. Auf dem gleichen Weg suchten gelegentlich auch angesehene Bürger einen Arzt in ihre Gemeinde zu ziehen, um Reisekosten zu sparen und rasche Hilfe zur Hand zu haben. Wenngleich seit den 1830er Jahren immer mehr Anzeigen in den medizinischen Fachblättern erschienen, die Arztpraxen mit dazugehörigem Patientenkreis zur Übernahme anboten, scheint dies die Wahl der Ärzte aus der Provinz doch kaum beeinflusst zu haben: Für sie hatte die Rückkehr in ihre Heimatregion stets den Vorrang.

Wenn man von den Hofärzten und den Modeärzten der vornehmen Gesellschaft (England, Deutschland) oder den »grands patrons« (Frankreich) absieht, die nur einen verschwindend kleinen Teil des Berufsstandes repräsentierten, so hatte der niedergelassene Arzt selbst in der Stadt meist nicht nur vermögende Patienten, die wenigsten zahlten überhaupt in bar. Auch wenn er Sprechstunden abhielt – eine Tendenz, die im Laufe des 19. Jahrhunderts zunahm –, verschlangen doch in der Stadt wie auf dem Land die Krankenbesuche den größten Teil seiner Zeit.

Eines der Hauptprobleme für den Landarzt, der sich eine Praxis aufbauen wollte, waren die weiten Entfernungen und die Größe des zu versorgenden Gebiets. Gewöhnlich musste er sich ein Reittier anschaffen, meist ein Pferd, im Gebirge vielleicht ein Maultier oder einen Esel. In manchen rückständigen Gegenden, wie etwa Zürich im 18. Jahrhundert, legte der Wundarzt seine Wege zu Fuß zurück. Erst als man sich im 19. Jahrhundert immer allgemeiner eines Pferdes oder – womöglich mit Hilfe der Familie – eines Wägelchens bediente, erlaubte dies eine Ausweitung des Wirkungskreises. Obwohl es in erster Linie um den Dienst am Kranken ging, war die Art der Fortbewegung doch gleichzeitig ein Statussymbol: Der Arzt musste besser beritten sein als der einfache Chirurg; seit Ende des 18. Jahrhunderts konnte er durch Wagen oder Kutsche diesen Unterschied noch deutlicher machen. In den letzten Jahren des 19. Jahrhunderts tauchte auch das Fahrrad auf; es war praktischer und billiger, trug aber wenig zum sozialen Prestige bei.

Die Hingabe der Landärzte, die bei jedem Wetter auf häufig nur schwer passierbaren Straßen unterwegs sein mussten, um nach den Kranken zu sehen – auch um zu trösten oder zu schimpfen, da die

Bauern so lange wie möglich ihren Geldbeutel schonen wollten und den Arzt deshalb gewöhnlich zu spät riefen –, mag ein bisschen bilderbuchhaft wirken. Wie auch immer, in ganz Europa blieb der Arzt, der die Armen – die Reichen ließen sich lieber in der Stadt behandeln – häufig genug unentgeltlich oder für ein paar Naturalien versorgte, bis ans Ende seiner Tage ein armer Mann. Dabei hatte er ein sehr arbeitsreiches Leben: Tagsüber war er auf Tour durch die Dörfer, durchgerüttelt in seinem schlechten Wagen, nachts wurde er wieder kilometerweit zu Notfällen gerufen und zu jeder Stunde auch wegen kleiner Wehwehchen gestört. Mancherlei Zwischenfälle (wie der Bruch von Geschirr, Deichselstange oder Steigbügel) erhöhten noch die Langwierigkeit und Mühsal dieser Wege, ja sogar schwere Unfälle waren nicht selten: verunglückte Pferde, in den Graben gestürzte Wagen, Überfälle und dazu das Risiko, sich in mondlosen Nächten zu verirren.

Um diesen Gefahren und Unannehmlichkeiten zu entgehen, verteilten manche Ärzte ihre Krankenbesuche auf eine mehrtägige Reise und übernachteten in den Dörfern im Wirtshaus, beim Pfarrer oder sonst einem angesehenen Bürger. Es war dies eine allgemein beliebte Lösung, denn die Rechnung für die zahlungsfähigen Patienten fiel durch die geringeren Reisekosten wesentlich niedriger aus. Doch selbst wenn die Ärzte mehr und mehr dazu übergingen, durch eine Zusammenlegung der Krankenbesuche Zeit zu sparen, blieb das Tempo langsam. Natürlich waren die Verhältnisse nicht überall gleich: In der zweiten Hälfte des 19. Jahrhunderts betrug der Aktionsradius der Ärzte in der Bretagne fünf bis 15 km, manche kamen nur auf fünf bis sieben bezahlte Behandlungen pro Tag. Im Unterschied dazu konnte in Preußen, wo häufiger Schnee auf den Straßen lag, dieser Radius an die 30 km erreichen. In Baden behandelte über die Hälfte der Ärzte immerhin etwa 50 bis 250 Patienten im Halbjahr. In der Stadt hingegen konnte ein Arzt täglich sehr viel mehr Besuche machen; so etwa sah der Chirurg des Kantonskrankenhauses in Lausanne im Januar 1835 durchschnittlich nach 10 Privatpatienten, nach manchen sogar mehrmals täglich. Am meisten arbeiten musste der Allgemeinarzt (»general practitioner«) in Großbritannien, der nur mit durchschnittlich 15 bis 30 Besuchen pro Tag ein ordentliches Auskommen erzielen konnte.

Im Übrigen unterlag der Markt je nach Jahreszeit und auftretenden Epidemien starken Schwankungen. Der Winter brachte die Lungenerkrankungen und grippalen Infekte, der Sommer Hitzschläge, Stiche und verschiedene Unfälle beim Heuen, bei der Ernte und der Weinlese, der Herbstanfang Magen- und Darmbeschwerden – oft verursacht durch den Genuss von unreifem Obst. In der Gegend von Zürich wurden die Ärzte im Sommer durch die Hitze in ihrer Arbeit beeinträchtigt. Außerdem unterlag ihre Tätigkeit dem Rhythmus von bestimmten Gewohnheiten: Am Tag des Aderlassens konnte ein Wundarzt 40 bis 100 Patienten bei sich behandeln. Zwar musste er währenddessen seine anderen Kranken vernachlässigen, aber der Verdienst war beachtlich. In Preußen verließen die Landärzte ihr Dorf oft ihr ganzes Leben nicht, da sie für eine Reise oder Erholungszeit keine Vertretung fanden. Dieses Problem betraf auch viele ihrer europäischen Kollegen, die wegen der Entfernung zur Stadt weder Wissen und Kenntnisse vertiefen noch am Kulturleben teilnehmen konnten. Dies erklärt unter anderem die Anziehungskraft der stärker urbanisierten Regionen.

Der Umgang mit den Patienten [13]

Wenn es nach den ärztlichen Handbüchern ginge, dürfte die Medizin keine sozialen Schranken kennen: Der Arzt müsste seinen Nächsten, vom geringsten bis zum reichsten, mit gleicher Sorgfalt behandeln. Im wirklichen Leben aber war dieser Anspruch selbst bei gutem Willen nicht immer leicht zu erfüllen. Ein besonderes Problem wurde der unterschiedliche Bildungsstand: Wie sollte sich der Arzt verständlich machen, wie aber auch seinerseits die Erklärungen der Kranken verstehen, die ihre Leiden kaum zu beschreiben wussten – einmal ganz abgesehen von der Schwierigkeit mit unterschiedlichen Dialekten? Diese Erfahrung mit den als unergiebig empfundenen persönlichen Kontakten erklärt, warum man sich zum Beispiel in England und Deutschland im 18. und beginnenden 19. Jahrhundert oft mit einer schriftlichen Konsultation begnügte. Die Kranken erbaten brieflich eine Diagnose und Behandlung und erhielten ihre Verordnung ebenfalls auf dem Postweg.

Ähnlich wurde bis Ende des 18. Jahrhunderts in der Gegend um Zürich eine Fernbehandlung praktiziert: Eine dritte Person ging zum Arzt, um Hilfe für den Kranken zu suchen.

Um die Schwierigkeiten bei der Begegnung mit den Kranken zu bewältigen, rieten die französischen Medizinprofessoren ihren Studenten, sich dem Patienten anzupassen, auch wenn der erwünschte Dialog recht einseitig werde (»colloque singulier«). Im gleichen Sinn befürworteten deutsche medizinische Schriften das »ganzheitliche Gespräch«; die Hauptsache war, dass eine Behandlung nicht stumm vor sich ging. Manchmal war der Bildungsstand einfach zu verschieden: Die Kranken würden nur »dumm« antworten, ließ Flaubert einen Medizinprofessor sagen, während ein deutscher Arzt 1831 ihre »lächerlichen Begriffe«[14] beklagte; aber es gab auch das Schweigen des Sterbenden, für den der Arzt zu spät gerufen worden war. Das Gespräch war nicht nur wünschenswert, sondern wirklich notwendig, so lange die Beobachtung und Befragung eine vorrangige Rolle für die Diagnose spielten. Doch durfte es nicht dazu führen, dass sich der Patient in die Entscheidungen des Fachmannes einmischte.

In manchen deutschen medizinischen Schriften wurde dem Arzt empfohlen, sich nicht »herabzulassen« und dem Kranken keine Einmischung in die Therapie, nicht einmal eine Klage über die vorgeschriebene Behandlung zu gestatten. Doch in der Realität dürfte das Kräfteverhältnis oft anders ausgesehen haben. Andere Schriften legten den Ärzten nahe, bei ihrem Beruf mehr den menschlichen als den therapeutischen Aspekt ins Auge zu fassen, das heißt, sie sollten durch eine unanfechtbare Diagnose Vertrauen wecken, den Patienten beruhigen und ermutigen. Denn der Kranke wolle nicht nur behandelt werden, sondern seine Krankheit auch verstehen und über ihren Verlauf aufgeklärt werden. Tatsächlich wurde der Patient noch lange vom Arzt nicht als Objekt behandelt, obwohl das Verhältnis sich danach unterschied, ob er zur besseren Gesellschaft oder zu den einfachen Leuten gehörte.

In der ersten Hälfte des 19. Jahrhunderts entsprach die Stellung des Arztes, der die Reichen und Mächtigen behandelte, der eines Dieners. Nicht selten befahlen ihm die Adeligen, wie in Baden, seine übrigen Patienten sich selbst zu überlassen und die Nacht bei einem Kranken auf ihrem Besitz zu wachen. Da er gut bezahlt wurde, musste der Arzt nachgeben, litt aber sehr unter dieser Unterordnung. Ähnlich war es auch in Preußen üblich, dass die reichen Leute dem Hausarzt wie einem Bediensteten ein Jahresgehalt aussetzten. Mehr und mehr aber hielt der Arzt Sprechstunden in seiner eigenen Praxis ab, meist einem Sprechzimmer und einem Warteraum, die in seinem Wohnhaus oder in der Nähe untergebracht waren. Als im Laufe des 19. Jahrhunderts auch die reichen Leute zunehmend bereit waren, ihre geringfügigeren Leiden außer Haus behandeln zu lassen, zwangen die gesellschaftlichen Konventionen den Arzt zu einem höchst komplizierten Zeitplan, da er seine Sprechstunden getrennt für Reiche und Arme abhalten, möglicherweise sogar getrennte Wartezimmer vorsehen musste, um den einen den schlechten Geruch und das ungehobelte Benehmen der anderen zu ersparen. Allerdings veränderte sich das Verhältnis des Arztes zu seinen reichen Patienten mit der Zunahme der Krankenkassen – in Deutschland seit 1883 der Krankenversicherungen –, die ihn aus seiner Abhängigkeit befreiten, auch wenn er dadurch in eine andere zu geraten drohte. Gegen Ende des Jahrhunderts jedenfalls behandelte er Kranke aller sozialen Schichten.

Trotz der gesetzlichen Regelungen und der unterschiedlichen Ausbildung teilten sich Chirurgen und Mediziner in dem hier behandelten Zeitraum in den meisten europäischen Ländern die Arbeit, ergänzten sich oder pfuschten einander auch ins Handwerk. Vor allem auf dem Land ergab sich diese Situation im 18. und beginnenden 19. Jahrhundert aus dem Mangel an gesetzlich zugelassenen Ärzten. Dies veranlasste manche Staaten, eine niedere Kategorie von Ärzten wie die französischen »officiers de santé« zu schaffen. Später bildete sich dann mit der Entwicklung der medizinischen Wissenschaft und Praxis der »Allgemeinmediziner« heraus: Er begann mit einer Beobachtung und Befragung des Patienten, ging dann zum Abtasten und Abhören über und nahm notfalls auch chirurgische Eingriffe vor wie kleine Operationen oder das Einrichten von Brüchen und Verrenkungen. Selbst wenn in Frankreich 1803 die Berufsbezeichnung »Chirurg« verschwand, waren die Ärzte doch in erster Linie Chirurgen.

Ebenso betrachtete sich der Allgemeinarzt in Großbritannien, den es dort seit Beginn des 19. Jahrhunderts gab, als Mitglied eines einheitlichen ärztlichen Berufsstandes, lange bevor ihm 1858 lediglich die Zugehörigkeit zu einer unteren Kategorie von Ärzten bestätigt wurde. Er war es, der auf dem Land die gesamte medizinische Versorgung übernahm, denn höher stehende Ärzte wie die »consultants« (Krankenhausärzte) fanden sich nur in den großen Städten, vor allem in London. Durch die wachsende Zahl der Allgemeinärzte ging die Nachfrage nach den »reinen« Ärzten (»physicians«) zurück. Wie der französische »officier de santé« nahmen auch der englische Allgemeinarzt und der preußische Medicochirurg kleine chirurgische Eingriffe vor. Selbst wenn es Allgemeinmediziner dieser Art in anderen deutschen Ländern nicht gab, überschnitten sich auch dort die Tätigkeiten von Ärzten und Chirurgen: Es kam sogar vor, dass sich, wie in Baden, die Wundärzte mehr um die innere Medizin kümmerten als um die eigentliche Chirurgie. Außerdem fielen viele gewöhnliche Leiden in das Gebiet sowohl des Arztes wie des Chirurgen, etwa Verletzungen, Wundbehandlungen, Augenerkrankungen, Geschlechtskrankheiten, Frauenleiden.

So stand also ein mehr oder weniger allgemein tätiger Arzt dem Patienten gegenüber. Was hatte er ihm über seine Hilfsbereitschaft hinaus anzubieten? Er sollte sagen, was der Kranke hören wollte, durfte ihn nicht verletzen, musste Worte und Gesten des Mitleids finden, aber gegebenenfalls auch aufmuntern, jedenfalls den Leiden seiner Patienten mit Menschlichkeit begegnen. Der Kranke wollte außer einer Besprechung und Diagnose seiner Krankheit vor allem ihre Heilung. Aber die Therapie hinkte – und das ist heute nicht anders – der Diagnostik deutlich hinterher: Die beträchtlichen Fortschritte der medizinischen Wissenschaft während dieses Jahrhunderts kamen der Alltagspraxis der meisten Ärzte keineswegs unmittelbar zugute, vor allem nicht in der Provinz und auf dem Land.

Dort konnte sich der praktische Arzt für die Untersuchung von inneren Krankheiten nur auf die genaue äußere Beobachtung des kranken Körpers stützen: Zuerst maß er den Puls, dann untersuchte er die Zunge, Haut und Nägel, den Urin nach Farbe, Geruch und Geschmack (um den Zucker zu entdecken), Blut und Speichel, Erbrochenes, den Stuhlgang und den Schweiß; Tastsinn, Auge,

Nase und Ohr waren in ständigem Einsatz. Ein Fortschritt des 19. Jahrhunderts war es, dass diese Beobachtungen durch Untersuchungen mit der Hand ergänzt wurden: Der Arzt tastete, knetete, klopfte und horchte sogar durch ein Taschentuch hindurch ab. In Frankreich benutzte er gelegentlich das von Laennec entwickelte Stethoskop, auch wenn er nicht immer genau wusste, was die gehörten Töne bedeuteten; seit den 1860er Jahren verwendete er auch das Thermometer, zuerst unter der Achsel oder auf dem Unterleib, bis sich nach 1870 – nicht ohne Schwierigkeiten – der anale Gebrauch durchsetzte.

In diesem Punkt hatte der französische Arzt die gleichen Probleme wie seine europäischen Kollegen etwa in Italien oder Deutschland. In Preußen ging der Arzt bis in die 1840er Jahre bei seiner Untersuchung nicht über das Pulsfühlen hinaus, um das Schamgefühl seiner Patienten, vor allem der Frauen, nicht zu verletzen. Manche wandten sich sogar – hierin rückständiger als die Franzosen – dagegen, mit dem Stethoskop die Brust einer Frau abzuhören. Doch dies war auf dem Höhepunkt der Romantik, als man in diesem Instrument eine Kuriosität sah und es aus Prinzip nicht benutzte. In Baden wurde das Berühren und Abtasten schon zu Ende des 18. Jahrhunderts von den Patienten allgemein akzeptiert, das Thermometer aber noch in den 1830er Jahren abgelehnt.

Jedenfalls unterschieden sich bis zur Mitte des 19. Jahrhunderts, manchmal auch darüber hinaus, die diagnostischen Methoden der approbierten Ärzte kaum oder gar nicht von denen der gewöhnlichen Heiler. Das Gleiche gilt für die Heilmittel: Nach einer zählebigen Theorie musste die Krankheit erst einmal aus dem Körper ausgetrieben werden, weshalb man vor allem zur Ader ließ und abführende, harn- und schweißtreibende Mittel verabreichte. Zu Beginn des 19. Jahrhunderts wurden in Frankreich unter dem Einfluss von Broussais Blutegel in geradezu groteskem Ausmaß eingesetzt. Die Medikamente musste der Arzt, vor allem auf dem Land, wenn es in seiner Gegend keine Apotheke gab, aus Pflanzen oder Substanzen, die er sich beim Drogisten besorgte, selber herstellen. So sah es etwa das Gesetz von 1803 in Frankreich vor; ganz selbstverständlich war diese Praxis für die Allgemeinärzte in England, die nach 1815 alle ein Diplom in Pharmazie besitzen mussten.

Da man davon ausging, dass die Armen andere Krankheiten hatten als die Reichen, unterschieden sich entsprechend die Behandlungsmethoden. Für die Reichen gab es ausgefallene und teure Verschreibungen auf der Grundlage von Pflanzen aus anderen Kontinenten (Chinarinde, Kampfer, Laudanum) oder chemischen Produkten; sie konnten auch kostspielige Experimente bezahlen, wie die Homöopathie – die in Deutschland leichter Eingang fand als in Frankreich –, Hydrotherapie, Akupunktur, Massagen oder Magnetismus; außerdem empfahl man ihnen oft Diät und körperliche Betätigung, da ihre Leiden häufig von einem allzu üppigen und müßigen Leben herrührten. Im Unterschied dazu erhielten die Armen Präparate auf der Basis von heimischen Pflanzen oder Tierprodukten, heiße Umschläge, Einläufe mit Salzwasser und andere einfache Anwendungen. Da sie an Unterernährung und Armut litten, hätten sie vor allem mehr Nahrung, bessere Lebensbedingungen und eine Erholungszeit für ihre Rekonvaleszenz gebraucht: Dies war ein Problem des öffentlichen Gesundheitswesens, dessen sich die Ärzte immer mehr bewusst wurden, dem sie aber hilflos gegenüber standen.

Obschon alle Therapien vor 1880 weniger Wirkung zeigten, als es die Ärzte wünschten – ohne gleich bis zum Nihilismus mancher Schulen zu gehen, scheinen doch die meisten europäischen Ärzte einer pessimistischen Resignation verfallen zu sein –, und obschon manche bei falscher Anwendung katastrophale Folgen hatten, gewannen sie doch an Effizienz. Neben anderen wirtschaftlichen und sozialen Faktoren trugen die Therapien dazu bei, dass die Lebenserwartung der Bevölkerung stieg; schon die Erleichterung, die sie bringen konnten, war kein geringer Erfolg. Die Behandlungen auf dem Gebiet der Chirurgie verliefen glücklicher, zumindest im Rahmen kleinerer Eingriffe wie der häufigsten Operationen bei alltäglichen Unfällen, etwa bei Pferdetritten, Stürzen, Verletzungen mit Werkzeugen oder Verbrennungen.

Wenn man von der besonderen Situation im Krieg, in der die Wundärzte bis weit ins 19. Jahrhundert zahlreiche Amputationen vornahmen und die Wunden mit Silbernitrat ausbrannten, sowie von den im Krankenhaus durchgeführten Operationen einmal absieht, dann bestand die Tätigkeit der Chirurgen hauptsächlich im Einrichten von Brüchen, Verbinden von Wunden, Schneiden von

Abszessen, im Anlegen von Schröpfköpfen, Aderlassen und der Geburtshilfe. Notfälle wie offene Brüche, Blinddarmentzündungen und Leistenbrüche zwangen die Landwundärzte gelegentlich, unter improvisierten Bedingungen mit örtlichen Helfern zu operieren. In diesem Fall war der Ausgang ungewiss, doch im allgemeinen verschafften die kleinen chirurgischen Eingriffe mehr Befriedigung als die innere Medizin: Sie vermittelten dem Arzt wie dem Patienten den Eindruck von Effizienz. Hierin konnte allerdings ein Heiler, der auf einem bestimmten Gebiet über ererbtes oder erworbenes Wissen verfügte, mindestens ebenso erfolgreich sein wie ein diplomierter Arzt. Wenn sich die großen Chirurgen, vor der Entdeckung der Anästhesie und vor allem der Antisepsis durch Joseph Lister, auf riskante Eingriffe wie etwa Bauchoperationen einließen, dann gingen diese oft schlecht aus. Auch bei den viel häufigeren Kaiserschnitten wurden nicht selten Mutter und Kind getötet.

Nach 1846 brachte die Anästhesie eine erste entscheidende Wende in der chirurgischen Praxis, obgleich man zunächst gegen den Widerstand der öffentlichen Meinung anzukämpfen hatte. Denn die Betäubung war nicht ungefährlich und verstieß gegen ein bestimmtes christliches Schmerzverständnis, außerdem erschien sie durch den »Rausch«, in den sie versetzte, ziemlich verdächtig. Sie wurde mit Äther oder Chloroform bewirkt und erlaubte dem Arzt, sich beim Operieren Zeit zu lassen, ungestört vom Schreien und Umsichschlagen des Patienten. Die Begeisterung über diese neue Möglichkeit führte allerdings häufig zum Missbrauch: Die Ärzte stürzten sich in abenteuerliche, unnötige oder aussichtslose Operationen oder arbeiteten mit dem glühenden Eisen in entzündetem Fleisch, als es noch keine Asepsis gab. Wundstarrkrampf, Wundbrand oder das, was man die »Krankenhausfäule« nannte, wurden mit chlorhaltigem Wasser oder Silbernitrat behandelt und ließen weiterhin viele Operierte sterben.

In der zweiten Hälfte des 19. Jahrhunderts wurden die Fortschritte der medizinischen Wissenschaft, besonders die durch Physik und Chemie verbesserte Diagnostik, zweifellos nach und nach von den frei praktizierenden Ärzten genutzt, auch wenn dies schwierig nachzuweisen ist. Im Unterschied dazu weiß man, dass Instrumente wie das Stethoskop, der Augen- und der Ohrenspiegel,

Sonden für Magen und Uterus allgemein in Gebrauch kamen. Sie halfen Krankheiten schneller zu erkennen und wurden deshalb für die Therapie wichtig. Außerdem verschaffte die Anwendung dieser Instrumente dem Arzt wieder mehr Autorität gegenüber seinem Patienten und gab ihm die Oberhand gegenüber dem gewöhnlichen Heiler, von dem er sich immer mehr unterschied.

Bei den Medikamenten konnten die Ärzte auf fabrikmäßig hergestellte Produkte zurückgreifen, die mit großer Werbung auf den Markt gebracht wurden wie Eisen, Lebertran oder Sirupe, aber auch auf einfache chemische Substanzen wie Phenol, Kokain oder Antipyrin, um ihre eigenen Präparate zusammenzustellen. Die Spritzen erlaubten subkutane Injektionen für die Behandlung mit Jodiden, Bromiden und Chloriden. Die neuen Produkte wurden versuchsweise gegen verschiedene Krankheiten eingesetzt und lösten im Erfolgsfall regelrechte Moden aus: So wurden in Frankreich Verbindungen von Baldrian mit Chinarinde, Zink oder Ammoniak in den verschiedensten Formen (Pillen, Einläufe, Puder) gegen eine Vielzahl von Krankheiten verordnet (Fieber, Migräne, nervöse Zustände).

Die Weiterentwicklung der Wissenschaft und Ausbildung führte vor allem nach 1880 zu einer weiteren Spezialisierung der Ärzte, sei es auf bestimmte Organe oder auf Patientengruppen, wie etwa die Kinder. Im Unterschied zu der Spezialisierung, die zumindest seit dem 18. Jahrhundert in den unteren Rängen der medizinischen Hierarchie existierte, erforderte sie von diesem Zeitpunkt an ein zusätzliches, mehr oder weniger geregeltes Studium. Dafür aber konnte der Arzt mit größerer Routine und Sicherheit vorgehen und sich auch die nötigen Instrumente anschaffen; allerdings musste er sich in einer großen Stadt niederlassen, um genügend Patienten zu finden. Infolgedessen blieb der Landarzt bis zum 20. Jahrhundert Allgemeinmediziner, obwohl er auch die Krankheiten behandelte, die zu den neuen Spezialgebieten gehörten. Seine Arbeitsbedingungen hatten sich im Lauf des 19. Jahrhunderts kaum verändert.

In den letzten drei Jahrzehnten des 19. Jahrhunderts machte die Chirurgie die größten therapeutischen Fortschritte. Entscheidend dafür war die Antisepsis von Joseph Lister (1864), die sich nach dem Krieg von 1870 auf dem Kontinent verbreitete; um 1890 folgte dann die 1886 entdeckte Asepsis. Dennoch setzten sich diese Methoden nur zögernd durch. In Frankreich konnte die Antisepsis die Mediziner keineswegs sofort überzeugen, da nach ihrer Ansicht »die Made die Bazillen frisst«,[15] ein schmutziger Verband also nicht weiter schlimm war. Weil die Antisepsis die Keime an Händen, Kompressen und Instrumenten nicht vernichtete, wütete auch weiterhin der Wundbrand und ließ viele große Operationen tödlich verlaufen. Erst die Asepsis machte es möglich, mit diesem Problem fertig zu werden; eine neue Medizinergeneration machte sie sich begeistert zu Nutze – manchmal unter schwierigsten Bedingungen, wenn es sich um einen Notfall an einem abgelegenen Ort handelte. Im Kampf gegen den Schmerz brachte die Anwendung von Kokain zur örtlichen Betäubung bei kleinen chirurgischen Eingriffen (in Frankreich seit 1884) eine zusätzliche Erleichterung, brauchte aber ebenfalls Zeit, um sich einzubürgern.

Ein ganz besonderes Gebiet, das die »Fachleute« für sich zu erobern begannen, war die Geburtshilfe. Seit der zweiten Hälfte des 18. Jahrhunderts wurde sie ein Spezialgebiet, auf dem sich zahlreiche Mediziner in ganz Europa hervortaten. Die klinischen Lehrgänge nahmen zu und zogen immer mehr Schüler an, es kam zu einem fruchtbaren Austausch unter den Gelehrten der verschiedenen Länder. Von nun an bildete sich der ärztliche Geburtshelfer heraus. Die Zulassung des Mannes zum intimen Ritual des Geburtsvorgangs bedeutete einen kulturellen Wandel und verlief natürlich nicht ohne Widerstand. Am aufgeschlossensten zeigten sich der Adel und das gehobene Bürgertum. War der Geburtshelfer erst einmal bei einer Komplikation gerufen worden und erfolgreich gewesen, dann wurde er auch bei den folgenden Entbindungen geholt, denn der Wunsch, Mutter und Kind zu retten, wurde stärker als Tabus und Scham. Mit seinem Ansehen wuchs seine Klientel.

Allerdings muss man sich hier vor Verallgemeinerungen hüten: Geburtshelfer gab es hauptsächlich in den Städten – zu einer Zeit, als 80 % der Bevölkerung auf dem Land lebten –, und obwohl manche Ärzte, von Fällen mit Komplikationen abgesehen, Patienten in allen sozialen Schichten fanden, blieben doch bedeutende regionale Unterschiede. Zwischen den Ländern Nordeuropas (England, Flandern, Niederlande, Nordfrankreich) und denen im

Süden (Iberische Halbinsel, Italien, Südfrankreich) verlief eine kulturelle Grenze, die dafür spricht, dass bei der Annahme des Geburtshelfers religiöse Gründe eine Rolle spielten; jedenfalls standen die Protestanten dieser Neuerung offener gegenüber.

Das Beispiel Englands weist in der Tat in diese Richtung: Vor 1730 hatten die Hebammen – wie überall, soweit es sich nicht überhaupt einfach um Wehmütter handelte – in der Provinz und weitgehend auch in London das Monopol in diesem Geschäft. Die meisten Chirurgen waren zugleich Geburtshelfer, griffen aber nur ein, wenn es Komplikationen gab; mit den normalen Fällen besaßen sie ohnehin weniger Erfahrung als die Hebammen. Doch um 1800 wurde deren Monopol gebrochen, und die Geburten gehörten von nun an zur Routine der gewöhnlichen Ärzte. Auch wenn die Hebammen zu Ende des 19. Jahrhunderts besonders in den Industriegebieten noch die Mehrzahl der Entbindungen durchführten, verdrängten die Allgemeinärzte sie doch in den Marktstädten und manchen ländlichen Gebieten; vor allem nahmen jetzt alle Entbindungen vor.

Diese »Revolution der Geburtshilfe«, die um 1730 begann, war wesentlich den Anstrengungen großer Ärzte wie William Smellie (1697–1763) und William Hunter (1718–1783) zu danken, deren Werke, Vorlesungen und praktische Kurse in Entbindungsheimen sich an Ärzte wandten und nicht mehr, wie die ihrer Vorgänger, vor allem an Hebammen. Die Chirurgen profitierten von dieser Erweiterung ihrer Tätigkeit, die ihnen eine gute Einnahmequelle bot; denn wenn sie auch manchmal arme Frauen umsonst entbanden, waren doch ihre Tarife im Allgemeinen höher als die der Hebammen.

Die erhöhte Nachfrage nach dem Geburtshelfer entsprang zum großen Teil einer Mode, die den Mittelstand erfasst hatte. Diese Vorliebe ist schwierig zu erklären: Lag es an dem allgemeinen Gebrauch der Geburtszange, am gesellschaftlichen Aufstieg der Chirurgen oder am Einfluss der in Schottland in der Einrichtung eigener Entbindungskliniken geschulten praktischen Ärzte? Wie auch immer, die Entwicklung vollzog sich bei Desinteresse der Korporationen und trotz einer starken Opposition nicht nur von Seiten der Hebammen, die unter dieser neuen Konkurrenz zu leiden hatten, sondern auch von Juristen und zahlreichen Medizinern, welche die Geburtshilfe für unmännlich und entwürdigend hielten, da sie auch von nicht weiter qualifizierten Frauen geleistet werden konnte. Dennoch wurde gerade sie zur Hauptaufgabe in der Praxis des Allgemeinarztes im 19. Jahrhundert. Eine Besonderheit in England war, dass es keinen Widerstand der betroffenen Frauen gab, was für den frühzeitigen Erfolg ausschlaggebend war – ansonsten glichen die Umstände denen in den meisten anderen Ländern.

Wenngleich in Frankreich in der zweiten Hälfte des 18. Jahrhunderts der Geburtshelfer in manchen ländlichen Gebieten des Nordens auftauchte, stellte sich das Problem nicht so massiv wie jenseits des Kanals. Im Allgemeinen verboten Scham und Tabus dem Mann den Zutritt zum Zimmer einer Gebärenden. Nur bei Komplikationen war der Chirurg zugelassen und allenfalls noch der Ehemann, wenn er zur Pflege benötigt wurde. Dieser Bereich der Medizin blieb die alleinige Domäne der Hebammen oder gar der Wehmütter. Zwar darf man den finanziellen Aspekt nicht unterschätzen (der Geburtshelfer war teurer), doch auch unabhängig davon lag ein Medizinverständnis, das die Frauen das Eindringen des Arztes in diesen Bereich ihres Intimlebens akzeptieren ließ, noch bis zur Mitte des 19. Jahrhunderts in weiter Ferne.

In Deutschland scheint das weibliche Schamgefühl, trotz des hohen Niveaus der Geburtshilfe und der Zunahme von Gebärkliniken, eine noch stärkere Bremswirkung gehabt zu haben als in Frankreich, was allerdings dem konfessionellen Argument widerspricht; denn dort ließen die meisten Gebärenden bis zum Ende des Jahrhunderts aus Mangel an Vertrauen zum Geburtshelfer dennoch lieber die Hebamme oder eine erfahrene ältere Frau holen. Die Behauptung eines rheinischen Präfekten von 1813, dass es in Deutschland nicht üblich sei, einen Arzt zu rufen,[16] wird durch das Beispiel Preußens bestätigt. Hier mussten zwar alle Ärzte seit 1852 eine Qualifikation als Geburtshelfer erwerben und prangerten dementsprechend die Inkompetenz der Hebammen an. Dennoch wurden dort Anfang des 20. Jahrhunderts nur 7 % der Entbindungen von Männern vorgenommen, und das meist auch nur, weil irgendwelche Komplikationen ihr Eingreifen erforderten. Selbst in Berlin, wo ein großer Mangel an Hebammen herrschte (eine kam auf 4310 Einwohner), betrug dieser Prozentsatz nur 12,8 %.

Auch wenn – einmal abgesehen von den Entbindungen – die pathologischen Abhandlungen mit dem Fortschritt der Wissenschaft gynäkologischen Problemen immer mehr Platz einräumten, verschwiegen die meisten Frauen aus Scham ihre Leiden; in der Oberschicht durfte eine gynäkologische Untersuchung nur im Beisein einer Verwandten oder Freundin vorgenommen werden. Noch um 1840 musste in Preußen der Arzt seine Patientin mit der Hand unter der Bettdecke oder unter dem Hemd untersuchen. Erst mit der Erfindung spezieller Untersuchungsinstrumente wie der Uterussonde oder des Spekulums, die einen freien Blick des Arztes erforderten, begann sich das Verhalten zu ändern, zumal die verbesserte Diagnostik der Frauenleiden ermutigend wirkte.

Die Bemühungen der Ärzte um Status und Ansehen

Einkünfte und Sozialprestige in der ersten Hälfte des 19. Jahrhunderts [17]

Zu Beginn des 19. Jahrhunderts beklagten die Ärzte fast überall in Europa die »Überfüllung« ihres Berufsstandes, die vor allem in der Stadt das Einkommen verringere und dem Ansehen ihres Berufes schade. In Frankreich tauchte diese Klage um 1825 auf: Es gebe zu viele Ärzte und nicht genügend Patienten. Obwohl an bestimmten Orten eine starke Konkurrenz herrschte, kann diese Behauptung nicht bestätigt werden, wenn man die allgemeine medizinische Versorgungslage betrachtet. 1844 kamen auf einen Arzt 1700 Einwohner, also dreimal weniger als heute. »Tatsächlich gab es zu viele Ärzte«, wie Olivier Faure feststellt, »aber nur in Relation zu dem, was die Bevölkerung bezahlen konnte.« [18] Auch die ungleiche Verteilung der Ärzte spielte dabei eine Rolle, da die »officiers de santé« sich lieber in Städten und möglichst wohlhabenden Orten niederließen als auf dem Land. Die Behauptung von der »Überfüllung« tauchte zur gleichen Zeit auch in anderen Ländern auf, so etwa in Deutschland. Dabei war zum Beispiel in Preußen die Ärztedichte besonders gering, 1846 kam nur ein Arzt auf 2952 Einwohner. Die Gründe für die Klage waren die gleichen, allen voran die Tatsache, dass die Wundärzte erster Klasse nicht aufs Land wollten und den Ärzten in den Städten Konkurrenz machten.

Nicht anders war die Lage in Großbritannien während der Jahre von 1820 bis 1850: Hier beschuldigte man die »Apothecaries Act« von 1815, dass sie die medizinische Laufbahn zu populär gemacht und zu viele approbierte Ärzte hervorgebracht habe. Außerdem klagten viele Ärzte über die Nachlässigkeit der Politiker, die es Quacksalbern ermöglichte, ihnen ungehindert Konkurrenz zu machen, und sahen in der Unterbindung der illegalen Tätigkeit die Lösung ihrer Probleme. Tatsächlich war 1841 in England und Wales die Zahl der »medical practitioners« (Ärzte, Chirurgen, Apotheker und Medizinstudenten) und der »general practitioners« (Allgemeinärzte) im Verhältnis zur Bevölkerung für diese Epoche hoch (1 : 926 beziehungsweise 1 : 1243 Einwohner) – und das ziemlich gleichmäßig im ganzen Land. Hinzu kamen noch die Drogisten (1 : 1100 / 1200 Einwohner): Hier konnte man also mit größerer Berechtigung von einer Überzahl von Ärzten sprechen (allerdings enthalten die angeführten Zahlen Kategorien von Heilpersonen, die in den für andere Länder angestellten Berechnungen nicht auftauchen). Doch die bloßen Zahlen lassen nicht erkennen, dass nur ein kleiner Teil der Bevölkerung überhaupt in der Lage war, einen Arzt zu bezahlen. Sie schweigen auch über den wachsenden Missbrauch der kostenlosen Krankenhaussprechstunden und Dispensarien durch nicht bedürftige Patienten. Wohlstand war dem Allgemeinarzt jedenfalls nicht garantiert.

In Italien und Belgien setzten die Klagen über die allzu große Zahl von Ärzten etwas später – in den 1840er Jahren – ein, waren aber ebenso wenig begründet wie in Frankreich oder Deutschland. In Lüttich bedauerte man die einfachen Zulassungsbedingungen für das Studium wie auch das Verschwinden bestimmter Krankheiten. Allerdings war selbst in der Stadt nur ein Drittel der Bevölkerung zahlungsfähig, und dementsprechend schlechter muss man sich die Situation auf dem Land vorstellen.

Die Art und Weise, wie Ärzte bezahlt wurden, hing von den örtlichen Gepflogenheiten ab. Eine Bezahlung unmittelbar nach der Behandlung war im 19. Jahrhundert noch nicht üblich: Im Allgemeinen erhielten die Patienten ein- oder zweimal jährlich eine Rechnung, die von den Zahlungskräftigsten auch beglichen wurde. Die Leute auf dem Land aber zahlten meist erst nach einigem Feilschen und dann mit Naturalien. Was die Ärmsten betrifft, so hatte der Arzt die moralische (Frankreich) oder sogar gesetzliche (Preußen bis 1869) Pflicht, sie kostenlos zu betreuen. In Frankreich wurde auch die ärztliche Tätigkeit in den Krankenhäusern, in Wohlfahrtseinrichtungen oder privaten karitativen Anstalten im Allgemeinen nur bescheiden vergütet. Auch wenn sich diese Summen auf immer mehr Ärzte verteilten, erlaubten sie ihnen doch eine kleine Aufbesserung ihres Einkommens – so wenig sie im Verhältnis zu den erbrachten Leistungen standen.

Überall in Europa richteten sich die geforderten Honorare nach der sozialen und finanziellen Lage der Patienten. Hinzu kamen als Bemessungskriterien die Besuchszeit (ob bei Tag oder bei Nacht), die Art der Behandlung und die zurückgelegte Entfernung, was natürlich auf dem Land mehr ins Gewicht fiel und manche Ärzte gar zum Verzicht auf einen Teil ihres Honorares zwingen konnte. In Großbritannien behalf sich der Allgemeinarzt durch die Vielzahl kleiner Behandlungen und vor allem durch den Verkauf von Medikamenten, der zwischen 1750 und 1850 etwa 80 % seiner Rechnungen ausmachte; ähnlich war es bei seinem Chirurgenkollegen in der Gegend von Zürich. Wie in Frankreich konnte auch der britische Arzt sein tägliches Brot dadurch aufbessern, dass er in öffentlichen oder privaten Einrichtungen arbeitete – und dies offenbar mit mehr Glück als seine Kollegen jenseits des Kanals, sowohl hinsichtlich der Bezahlung wie des öffentlichen Ansehens. Auch wenn die Höhe der Honorare je nach Arzt und Ort zwischen einer und 20 Guineen schwanken konnte, gehörte der Allgemeinarzt Mitte des 19. Jahrhunderts seinen Einkünften nach zum Mittelstand. Sein Durchschnittseinkommen war allerdings seit Ende des 18. Jahrhunderts gesunken, und es wurde vor allem für Berufsanfänger immer schwieriger, den Lebensunterhalt zu verdienen. Dies galt insbesondere für das Land und bestimmte Gegenden wie Schottland und Wales, wo die Armut der Allgemeinärzte geradezu sprichwörtlich war. Erst die »National Health Insurance« von 1911 erlaubte es den meisten von ihnen, ohne den Verkauf von Medikamenten auszukommen. Allerdings standen sie auf einer niederen Stufe innerhalb der ärztlichen Hierarchie. Bei den Nobelärzten – den »consultants« und führenden Vertretern der Korporationen vor allem in London – lässt sich schwer feststellen, wie hoch ihre Berufseinkünfte waren, da sie oft ererbten Besitz oder sonstige Privateinnahmen hatten. Die meisten verfügten jedenfalls über reichliche finanzielle Mittel, die ihnen ein bequemes, wenn nicht sogar luxuriöses Leben erlaubten; die berühmtesten Londoner Ärzte verdienten zwanzig- bis dreißigmal so viel wie ein durchschnittlicher Allgemeinmediziner. Doch dies blieben Ausnahmen.

Ganz anders war die Situation in Preußen: Dort legte der Staat die Honorare fest, zuerst mit der »Medizinaltaxe« von 1725 für die Krankenbesuche und dann vor allem mit der von 1815, die ein Minimal- und ein Maximalhonorar für jede ärztliche Bemühung und die zurückgelegte Entfernung festsetzte. Diese Tarifordnungen erlaubten nur der gesellschaftlichen Oberschicht, einen qualifizierten Arzt zu rufen; sie reichten aber nicht aus, diesem selbst einen sozialen Status zu verschaffen, der dem seiner Patienten vergleichbar gewesen wäre. Unabhängig von der allgemeinen Entwicklung bestanden überall innerhalb der Ärzteschaft sehr große Unterschiede je nach der Qualifikation des Einzelnen, dem Niederlassungsort und auch seinen Chancen, den sozialen Aufstieg über bestimmte Beziehungen zu schaffen. Selbst abgesehen von der obersten Schicht der Ärzte führten die Unterschiede zu Ressentiments und Konkurrenz unter den Vertretern der medizinischen Berufe. Einig waren sie sich nur in der Klage über ihre soziale Stellung.

In England gab es zu dieser Zeit in der Praxis keine klare Trennung zwischen den Allgemeinärzten, den »physicians« und Chirurgen, was den Konkurrenzkampf um den medizinischen Markt verschärfte. Die Allgemeinmediziner mit ihrer doppelten Ausbildung beanspruchten eine führende Stellung innerhalb ihres Berufsstandes, aber durch ihre pharmazeutische Tätigkeit hing ihnen das ärgerliche Image des Krämers an. Außerdem leisteten sie Geburtshilfe, die als niederes Geschäft galt. Dennoch entsprachen sie einem öffentlichen Bedürfnis und wurden in der medizinischen Presse häufig wegen ihrer guten Qualifikation verteidigt. Deshalb hatten sie sich außerhalb von London und der größeren Städte ein gewisses Ansehen erworben; der »Makel« ihrer Apothekertätigkeit aber hinderte sie, in die geschlossene Gesellschaft der »gentlemen« aufzurücken, wobei auch ihre oft bescheidene Herkunft eine Rolle spielt: Gutes Benehmen zählte mehr als ein Diplom. Einerseits geschätzt, andererseits herabgewürdigt, litten die Ärzte schwer unter dieser widersprüchlichen Situation.

Die »Überzahl« von Ärzten, die in Großbritannien tatsächlich gegeben war, führte zu einem harten Konkurrenzkampf, zur Verringerung der Honorare und zur Rekrutierung aus den niederen Gesellschaftsschichten, die ihrerseits weiter dazu beitrug, dass der Stand der Allgemeinärzte an öffentlichem Ansehen einbüßte. Tatsächlich gab es zum Teil abgrundtiefe Standesunterschiede innerhalb der Ärzteschaft: Die Allgemeinmediziner waren weder mit den am Hof und in der oberen Gesellschaft tätigen Ärzten zu vergleichen, die die höchsten Posten in den »Royal Colleges« besetzten, die Kandidaten prüften, über die Ausbildungspolitik und die Berufsordnung entschieden, noch mit den »consultants«, die Schlüsselpositionen an den Krankenhäusern innehatten; aber diese Elite repräsentierte nur 5 % der Ärzte in London und nur ungefähr 1 % in England und Wales.

In Frankreich beruhte die Unzufriedenheit, wie Pierre Guillaume es ausdrückt, auf »der Ambiguität des medizinischen Berufes, der durch eine auf Fortschritt ausgerichtete Wissenschaft in die Zukunft gewandt ist, durch die Praxis aber in einem äußerst traditionellen karitativen Denken verwurzelt bleibt«.[19] Noch Mitte des 19. Jahrhunderts wurde der Arzt häufig mit dem Priester verglichen. Auch wenn er seine Forderungen gewöhnlich gerne durch den Hinweis auf dieses »priesterliche Amt« unterstrich, war ihm doch die erzwungene Ausübung der Nächstenliebe im Rahmen des öffentlichen Gesundheitswesens eine Last. Er fühlte sich schlechter behandelt als andere im Sozialbereich Tätige, weshalb er besonderen Wert auf seine freiberufliche Stellung legte. Der meist aus bescheidenen Verhältnissen stammende Arzt – und noch mehr der »officier de santé« – sah sich nicht zu einer Wohltätigkeit berufen, wie sie von der Oberschicht geübt wurde. Wenn er die Armen schon nicht zur Kasse bitten konnte, forderte er zumindest eine so-

ziale Anerkennung für seine geleisteten Dienste. Doch in der ersten
Hälfte des Jahrhunderts schloss das Klassenwahlsystem die meis-
ten praktischen Ärzte trotz ihrer Diplome von der Politik und dem
Genuss politischer Rechte aus, was sie als eine Verletzung ihrer
Würde empfanden.

Außerdem kam es zu offenen Konflikten innerhalb des Berufsstandes selbst: Zur Zeit der angeblichen »Überfüllung« warfen die
Ärzte den »officiers de santé« vor, ihnen die Patienten zu stehlen,
und verlangten ihre Abschaffung, also eine Vereinheitlichung des
Berufes auf höchster Ebene. Die »officiers de santé« ihrerseits waren weit ärmer, aber ebenso aufopfernd, da sie den Großteil der armen Patienten versorgten. Durch das Gesetz von 1803 erfuhren sie
eine doppelte Herabsetzung: Es verbot ihnen zum einen, große
Operationen ohne Aufsicht eines promovierten Arztes vorzunehmen. Zum anderen wurde ihnen untersagt, sich außerhalb des Departements niederzulassen, in dem sie zugelassen waren, wenn sie
sich nicht einer neuerlichen Prüfung unterziehen wollten. Und zu-
guterletzt warf man ihnen vor, weniger nützlich als gefährlich zu
sein – was zu dieser Zeit allerdings nicht unbedingt falsch war.

Die Besserstellung der promovierten Ärzte dagegen wurde zusätzlich durch das Monopol gestärkt, das ihnen das Gesetz für
gewisse Ämter garantierte, so etwa für die Leitung der Krankenhäuser oder die Mitgliedschaft in den Prüfungskommissionen der
Departements: Ihnen allein kamen Geld und Ehre zugute, die diese
Posten einbringen konnten. Auch wenn die Patienten bisweilen
nicht einmal zwischen den beiden ärztlichen Kategorien einen Unterschied machten, bildeten selbst die promovierten Ärzte keineswegs eine homogene Gruppe. Welten trennten den Arzt auf dem
Land oder in einem Stadtviertel von dem Pariser »grand patron«,
der oft Professor war und, überhäuft mit Titeln und Ehren, seine
Zeit zwischen seinen Vorlesungen, der Klinik und den vornehmen
Privatpatienten aufteilte. Nicht geringer war der Unterschied zu
den großen Ärzten außerhalb von Paris, die zugleich Professor an
einer Vorschule und Chefarzt an einem Krankenhaus waren und
ihren Einfluss über die medizinischen Gesellschaften und die Fachliteratur ausübten. Sie bildeten jedoch eine verschwindende Mino-
rität: Nur wenige Ärzte veröffentlichten, und die meisten hatten,

nicht anders als die »officiers de santé«, höchstens eine medizinische Zeitschrift abonniert.

Wie in England basierten auch in Preußen zu Ende des 18. und Beginn des 19. Jahrhunderts die Kriterien des beruflichen Ansehens eines Arztes auf seinem Lebensstil, nur dass hier mehr Wert auf die »Kultur« gelegt wurde. So brachte ihre akademische Ausbildung – und nicht ihre Kompetenz – den Medizinern ein gewisses Ansehen in der bürgerlichen Gesellschaft, auch wenn sie wenig verdienten und viele noch eine Nebenbeschäftigung ausüben mussten, um leben zu können. Natürlich genossen die Wundärzte nicht das gleiche Ansehen, was die gesellschaftliche Kluft zwischen den beiden Kategorien der Heilberufe noch vertiefte.

In den 1830er Jahren verschärfte sich die Konkurrenz durch die wachsende Zahl von Ärzten, die staatlichen Prüfungen wurden strenger und die Mediziner stärker nach ihren beruflichen Fähigkeiten beurteilt. Weniger ihre Erfolge waren es als die Anerkennung ihres Wissens, die den Staat dazu veranlaßte, sie gegen illegale Konkurrenz zu schützen. Diese Forderung war eines der wichtigsten Themen der medizinischen Reformbewegung, die um 1840 einsetzte und in der Revolution von 1848 ihren Höhepunkt erreichte. Die Ärzte bestanden auf einer völligen Neuordnung der Gesundheitspolitik und auf ihrer Mitsprache bei allen medizinischen Angelegenheiten, auf der Lehr- und Studienfreiheit an den Universitäten, der Reorganisierung des Fürsorgewesens und vor allem auf der Aufhebung der niederen Heilberufe. Nach 1852 bildete sich mit der Abschaffung des Chirurgen zweiter Klasse ein neuer Arzttyp heraus, der sich über seine Tätigkeit und nicht mehr über seine Zugehörigkeit zur gebildeten Welt und über seinen Lebensstil definierte.

Doch immer noch gab es Hindernisse für eine Professionalisierung, besonders die Unzulänglichkeit der wissenschaftlichen Ausbildung, die Abhängigkeit vom Wohlwollen der Kranken, die sich nicht unbedingt an das Gesetz hielten, sondern weiterhin zu den Kurpfuschern gingen, und vor allem die hemmende Wirkung der staatlichen Einmischung. Denn die deutschen Ärzte, die sich den gleichen Problemen gegenübersahen wie die meisten ihrer europäischen Kollegen – etwa der Verpflichtung, die Armen kostenlos zu behandeln, wenn es an hierfür bezahltem Personal fehlte –, litten darüber hinaus unter ihrer Abhängigkeit vom Staat, so paradox dies erscheinen mag, da sie ihn ja für die Sicherung ihrer Monopolstellung brauchten. Doch selbst die frei praktizierenden Ärzte unterstanden der Reglementierung und Kontrolle des Staates, so dass sie sich in einer Zwitterstellung zwischen Beamtenverhältnis und freiem Gewerbe befanden. Sie mussten zum Beispiel ihre politische Unbescholtenheit nachweisen, bevor sie ihre Zulassung erhielten, und der Staat konnte sie ihnen beim geringsten Verdacht der Unzuverlässigkeit wieder entziehen. Außerdem mussten sie in Preußen bis 1869 einen Treueid auf den König ablegen. Wenn man bedenkt, dass selbst die nichtbeamteten Ärzte verpflichtet waren, den staatlichen Gesundheitsbehörden Berichte über die öffentliche Gesundheit vorzulegen, und dass die Höhe ihrer Honorare durch den Staat festgesetzt war, kann man sagen, dass ihr Beruf einem Beamtenverhältnis glich, ohne jedoch dessen Vorteile zu bieten, da er dem Gesetz von Angebot und Nachfrage unterworfen blieb.

Überall beklagte man also in der ersten Hälfte des 19. Jahrhunderts, dass die soziale Stellung und die Einkünfte dem Studium, den Diplomen und den geleisteten Diensten nicht entsprachen. Man forderte deshalb eine systematische und wirksame Bekämpfung des Kurpfuschertums. Gelegentlich wurde sogar für eine Vereinheitlichung des Berufsstandes plädiert: Hierbei ging es weniger um die Vereinigung von Medizin und Chirurgie – soweit sie nicht ohnehin schon existierte – als um die Beseitigung der bestehenden Hierarchie. Die niederen Heilberufe sollten abgeschafft werden, damit es nur noch eine einzige Kategorie von promovierten Ärzten gebe: alles Forderungen, die das Eingreifen der Staatsgewalt verlangten.

Der Kampf der Ärzte und seine Ergebnisse am Ende des 19. Jahrhunderts

Um ihre Forderungen zu präzisieren und ihnen Gehör zu verschaffen, gründeten und vermehrten die europäischen Ärzte ihre eigenen Gesellschaften, Kongresse, Zeitschriften und sogar Gewerkschaften. In England[20] versuchten die Allgemeinärzte nach der »Apothecaries Act« von 1815 während der ganzen ersten Hälfte des

19. Jahrhunderts sich zusammenzuschließen, um nach dem Muster der Mediziner (»physicians«), Chirurgen und Apotheker eine eigene Korporation zu bilden. Das »Royal College of Surgeons« lehnte es bei der Einführung seiner neuen Satzung 1843 ab, die Allgemeinärzte aufzunehmen. Daher fühlten sie sich von den entscheidenden Zentren ihres Berufsstandes ausgeschlossen, und so gründeten einige von ihnen 1844 die »National Association of General Practitioners«, die 1845 ungefähr 4000 der 14 000 Allgemeinärzte in England und Wales als Mitglieder führte. Ihr Vorstand setzte sich vor allem aus Allgemeinärzten zusammen, die gleichzeitig Mitglieder der Londoner medizinischen Gesellschaften waren. Ihr oberstes Ziel war es, vom Parlament die Eingliederung der Allgemeinärzte in ein »College« zu erreichen, das den gleichen Status hätte wie die zwei bereits existierenden. Es sollte »The Royal College of General Practitioners in Medicine, Surgery and Midwifery« heißen und allein das Recht besitzen, über die Registrierung als Allgemeinmediziner zu entscheiden. Außerdem sollten die Studenten zunächst Examina in Medizin und Chirurgie vor den entsprechenden Fachleuten ablegen, bevor sie sich für eine bestimmte Richtung entschieden, um dann ihr letztes Examen vor dem jeweils zuständigen »College« der Mediziner, Chirurgen oder Allgemeinärzte zu machen. Damit hätten die Allgemeinärzte eine Gleichstellung mit den Medizinern und Chirurgen erreicht.

Natürlich riefen diese Vorschläge laute Proteste nicht nur der medizinischen und chirurgischen »Colleges« hervor, sondern auch der medizinischen Schulen von London, Schottland und Irland, die vor allem Mitgliederverluste befürchteten. Die Urheber des Plans mussten sich also zu einem Kompromiss entschließen und den Namen ihres Kollegiums auf »Royal College of General Practitioners« verkürzen. Aber damit entsprach der gedruckte Gesetzentwurf nicht mehr den Erwartungen der Allgemeinärzte. Sie beklagten sich beim »Home Secretary«, das daraufhin entschied, das ganze Projekt fallen zu lassen. 1846 gründeten die Allgemeinärzte eine neue Gesellschaft, das »National Institute of Medicine, Surgery and Midwifery«. Sie unterschied sich von der früheren nur dadurch, dass sie einen Beitrag erhob, was einen drastischen Rückgang der Mitglieder und damit eine Schwächung ihrer Position zur

Folge hatte. Der erneute Widerstand von Seiten der anderen »Colleges« ließ 1850 auch einen zweiten Gesetzentwurf scheitern. Ein Grund für diesen Misserfolg war, dass die beiden einflussreichsten medizinischen Zeitschriften der Zeit, »The Lancet« und das »Provincial Medical and Surgical Journal«, die Sache der Allgemeinärzte nicht unterstützten, da sie für eine Vereinigung und nicht eine weitere Aufspaltung der Ärzteschaft eintraten.

Unabhängig von diesem spezifischen Kampf der Allgemeinmediziner hatte sich die Zahl der Gesellschaften innerhalb der Ärzteschaft seit dem Ende des 18. Jahrhunderts vervielfacht. Eine der ältesten, in der sich Mitglieder des medizinischen und des chirurgischen »College« in London zusammenschlossen, war 1805 unter dem Namen »Associated Faculty« gegründet worden: Bis 1811 stritten ihre Mitglieder um eine Öffnung aller Bereiche der Medizin für die Gesamtheit der qualifizierten Ärzte, obwohl sie eine hierarchische Ordnung durchaus befürworteten. Sie scheiterten zwar an der Opposition der Korporationen, ebneten aber doch der Abschaffung der unterschiedlichen Klassen von Ärzten den Weg.

Die bedeutendste medizinische Gesellschaft in der ersten Hälfte des 19. Jahrhunderts war die »Provincial Medical and Surgical Association«, die 1832 in Worcester, also in der Provinz, gegründet worden war und rasch auch auf nationaler Ebene Erfolg hatte. Aus ihr wurde 1855 die »British Medical Association«, die gleichberechtigt »Physicians«, Chirurgen und Allgemeinärzte aufnahm. Sie verband wissenschaftliche und politische Ziele miteinander und propagierte sie durch das 1840 gegründete »Provincial Medical and Surgical Journal«, das 1857 in »British Medical Journal« umbenannt wurde. Obwohl sie sich zum Fürsprecher der außerhalb der Hauptstadt niedergelassenen Ärzte und ihrer Forderungen nach einer Medizinalreform machte, nahm sie doch eine versöhnliche Haltung gegenüber den Londoner Korporationen ein, was ihr heftige Angriffe seitens der Zeitschrift »The Lancet« eintrug. Andere unabhängige Gesellschaften wurden in einzelnen Städten gegründet, so 1849 die »North of England Medical Association« in Newcastle oder 1840 das »Medical Reform Committee« in Manchester. Sie alle kämpften für eine Änderung des professionellen Status der Ärzte. Diese Bemühungen wurden auch durch Vorstöße einzelner Ärzte auf Regierungsebene unterstützt und mündeten in die »Medical Act« von 1858 (vgl. S. 35), die den »General Medical Council« ins Leben rief.

Hier waren erstmals Vertreter der verschiedenen Korporationen in einer einzigen Körperschaft zusammengeschlossen und gemeinsam verantwortlich für die Kontrolle der medizinischen Ausbildung und der Vergabe von Lizenzen in ganz Großbritannien. Wenngleich der »General Medical Council« die unterschiedslose Registrierung aller qualifizierten Ärzte vorsah, ließ er doch die Privilegien und Befugnisse der Korporationen ebenso unangetastet wie die hierarchische Ordnung des Berufsstandes. Seine Mitglieder gehörten alle der ärztlichen Elite an, während Allgemeinärzte nicht vertreten waren. Die Vergabe der Lizenzen und Ehrentitel wie die »Fellowship« erfolgte durch dieselben Instanzen wie zuvor. Außerdem wurden die ohne Lizenz praktizierenden Ärzte nicht verboten, sie konnten nur nicht in den Dienst der Regierung treten. Die Titel Mediziner, Chirurg, Apotheker oder Doktor allerdings durften nur mit der entsprechenden Lizenz geführt werden. Das Parlament hatte also den lizenzierten Ärzten kein Berufsmonopol zugebilligt, was deutlich zeigt, welch geringe Bedeutung der Gesetzgeber der wissenschaftlichen Erfahrung beimaß.

Die »Act« von 1858 hatte den ärztlichen Berufsstand gesetzlich definiert und technisch vereinheitlicht, aber die Privilegien, die Befugnisse und innere Struktur der alten Korporationen waren nicht angetastet worden. Die Elite der Londoner Ärzte wurde sogar noch gestärkt, da zu ihrem Einfluss in den Korporationen oder den Krankenhäusern noch ihre neue Stellung als Mitglieder in einem Regierungsausschuss hinzukam, der mit der Überwachung des Medizinalwesens im gesamten Königreich betraut war. Das »General Medical Council« und die »Colleges« begannen die Tätigkeit aller registrierten Ärzte zu kontrollieren und diejenigen zu bestrafen, die sich nicht konform verhielten.

Auch wenn in dieser Epoche erste Schritte in Richtung auf eine Autonomie und »Selbstregulierung« des Medizinalwesens erfolgten, kam die Entwicklung doch nur langsam voran, der Einfluss der wissenschaftlichen Kenntnisse blieb gering. Um 1870 wurden die Ärzte bestenfalls als respektabel und arbeitsam angesehen, und auch wenn Einzelne ganz gut zurechtkamen, blieben die meisten doch unbeachtet und unterbezahlt, obwohl sie den größten Teil der medizinischen Versorgung des Landes zu leisten hatten. 1869 machten 10 % der Ärzte eine annehmbare Karriere, 50 % schlugen sich halbwegs durch und 28 % überlebten knapp oder scheiterten – über den Rest ist nichts bekannt. Der Allgemeinmediziner wurde in der Öffentlichkeit weiterhin als »Krämer« angesehen und konnte sich genau genommen nicht als Vertreter eines freien Berufes fühlen, da seine Tätigkeit von Laien bestimmt war und er selbst in seiner privaten Praxis nach nichtprofessionellen Kriterien beurteilt wurde. Er war der Diener seiner Arbeitgeber und seiner Patienten, seine Autorität hing nicht von seinen medizinischen Kenntnissen ab, sondern nur von seiner sozialen Herkunft, von seinen Beziehungen und seinem Lebensstil, der ihn überdies zu besonderen Ausgaben verpflichtete.

Zur gleichen Zeit vergrößerte sich der Unterschied zwischen der Elite der »consultants« und den Allgemeinmedizinern: Die einen waren reich, geehrt und mit ihrem Los zufrieden, so dass sie am Status quo festhielten. Sie konnten von oben auf die anderen herabschauen, die das schlecht bezahlte Fußvolk bildeten, wenig geachtet und oft resigniert waren. Nur eine kleine Zahl von diesen führte einen geradezu verzweifelten Kampf um die verdiente Anerkennung. Und es kam noch schlimmer: Gegen Ende des Jahrhunderts nahm der Besuch der Krankenhaussprechstunden zu, die »consultants« stahlen also sozusagen den Allgemeinmedizinern einen Teil ihrer Patienten, die sie aus wissenschaftlichem Interesse an ihren Krankheiten kostenlos behandelten – zu Unrecht, sofern die Klienten zahlungskräftig waren.

Deshalb gründeten die Allgemeinmediziner Organisationen, die ihren besonderen Interessen dienen sollten: etwa die »Medical Defence Association«, die illegal praktizierende Ärzte verfolgte, dann 1886 die »Association of General Practitioners«, die das berufliche Verhältnis der Allgemeinmediziner zu den »consultants« regelte. Sehr viel aggressiver war die »British Medical Association«, die so begeisterten Zuspruch fand, dass ihre Mitgliederzahl von 2000 im

Jahr 1867 auf 17 000 in den 1890er Jahren anstieg. Ihr gelang es, beim Parlament ein Komitee einzurichten, das sich bei allen Problemen einschalten sollte, welche die Tätigkeit der Allgemeinärzte betrafen (etwa Epidemien), und das deren Autorität und Zuständigkeit stärkte. So erreichten sie 1886 ihre Vertretung im »General Medical Council«, was ihre Stellung derjenigen der »consultants« der »Royal Colleges« annäherte, auch wenn die Antagonismen unverändert stark blieben.

Noch in den letzten Jahren des Jahrhunderts gehörten die Eliteärzte und die Allgemeinmediziner zwar zum gleichen Berufsstand, aber nicht zur gleichen Gesellschaftsschicht. Die Spitzenvertreter der Elite verfügten über Einkünfte, die hundertmal, wenn nicht zweihundertmal höher lagen als die eines Arztes, der im Vergleich zum Gros der Ärzte schon ganz gut gestellt war. Wenn man von den Tarifen der ortsüblichen Honorare im letzten Drittel des Jahrhunderts ausgeht, dann mussten die meisten Ärzte hart arbeiten, um sich ein Lebensminimum zu sichern; immerhin waren ihre Einkünfte seit 1850 gestiegen. Wie überall in Europa waren die Ärzte frustriert und fühlten sich wegen ihres geringeren Einkommens an den Rand der Gesellschaft gedrängt, ein Zustand, der sich zumindest bis zum Ersten Weltkrieg nicht änderte. Ende des 19. Jahrhunderts war die Professionalisierung der Ärzteschaft in Großbritannien noch keineswegs abgeschlossen: Ihr berufliches Monopol war nicht gesichert, die unterschiedlichen Klassen bestanden weiterhin und die meisten von ihnen bekleideten nur eine mittelmäßige soziale Stellung.

In Frankreich[21] setzte die Gründung von Gesellschaften viel später ein. 1845 fand ein Ärztekongress statt, zu dem Delegierte aus der Provinz geladen waren und dessen Programm, trotz französischer Besonderheiten, die gleichen Forderungen umfasste wie jenseits des Kanals. Es ging um die Ahndung illegaler Tätigkeiten, um eine Begrenzung des medizinischen Nachwuchses und um die Abschaffung der »officiers de santé«. Dieser Kongress sprach sich entschieden gegen die vom Staat verwaltete kostenlose Behandlung aus und empfahl die Schaffung von Medizinalkollegien mit disziplinarischen Vollmachten – also gewissermaßen eine Rückkehr zum Zunftwesen. Durch diese Initiative erwuchs eine wirkliche, selbstbewusste Ärzteschaft, wenngleich das Projekt selbst die Julitage von 1848 nicht überlebte.

Ganz im Sinn dieses Kongresses wurde 1847 die Zeitschrift »L'Union médicale« gegründet, um die »wissenschaftlichen, praktischen, moralischen und professionellen Interessen der Ärzteschaft« zu vertreten. Ihr war es zu danken, dass sich 1858 örtliche Gesellschaften und medizinische Größen zur Gründung der »Association Générale des Médecins de France« (A.G.M.F.) zusammentaten. Sie war zunächst als Unterstützungskasse gedacht, um in Schwierigkeiten geratenen Ärzten und ihren Familien zu helfen – ein Beweis für die missliche Lage vieler. Sie weckte bei den Ärzten das Bewusstsein für ihre gemeinsamen Interessen und schuf eine durchaus einflussreiche Lobby. Bald schlossen sich ihr ältere und neuere örtliche Gesellschaften an, bis sie 1880 mehr als die Hälfte der Ärzteschaft vereinte. Auch wenn die Führungsgremien der berufsgenossenschaftlichen Kassen die berufliche Hierarchie widerspiegelten und ihr Engagement unterschiedlich stark war, spielten sie doch eine positive Rolle, da sie einfache praktische Ärzte und sogar »officiers de santé« aufnahmen.

Dennoch entsprach die »Association Générale des Médecins de France« nicht allen Erwartungen der Ärzteschaft. Auf Betreiben der 1879 entstandenen Zeitschrift »Concours médical«, die ihre Leser zur Gründung von regelrechten Gewerkschaften (»syndicats de médecins«) aufforderte, wurde in der Vendée 1881 eine erste derartige Vereinigung ins Leben gerufen. 1884 waren ungefähr 3500 Provinzärzte in 74 Gewerkschaften zusammengeschlossen, drei Viertel von ihnen waren gleichzeitig in der »Association Générale des Médecins de France« Mitglied. Im gleichen Jahr wurde zur Koordinierung die übergeordnete »Union générale des syndicats médicaux de France« gegründet, deren Anträge vom »Concours médical« veröffentlicht wurden.

Viele Ärzte teilten allerdings die bürgerlichen Vorbehalte gegenüber dem Begriff »syndicat«, der für sie mit der Arbeiterklasse, den Beamten und Angestellten verbunden war. Den Gewerkschaften ging es vor allem darum, sich gegen die Übergriffe der Gebietskörperschaften zu verteidigen und den Eindruck einer solidarischen, kollegialen Ärzteschaft zu festigen, die sich um eine Anhebung des

Berufsethos und den Schutz ihrer eigenen Interessen bemühte. Da sich aber viele Ärzte nicht anschlossen, forderten die »Association Générale des Médecins de France« und die »Union des syndicats« – ohne Erfolg – die Gründung einer nationalen Ärztekammer (»Ordre des médecins«) mit disziplinarischen Befugnissen.

Hauptanliegen dieser Vereinigungen waren der Kampf gegen illegale medizinische Tätigkeit und die Stärkung des Monopols der diplomierten Ärzte: Untersuchungen, Petitionen und sogar Strafverfahren waren die Folge. Außerdem mussten sie mit den Behörden und Gebietskörperschaften verhandeln, um die Rechte und Pflichten der Ärzte auf der Ebene der städtischen Armenpflege oder der Unterstützungskassen (die seit 1850 gesetzlich anerkannt waren) zu definieren. Dies vertrug sich für manche nicht mit ihrer traditionellen Vorstellung von Wohltätigkeit. Die freiberuflichen Ärzte hatten anfangs Vorbehalte, eine Tätigkeit auf vertraglicher Basis zu übernehmen, da sie ihnen in Widerspruch zu ihrer Berufsehre zu stehen schien. Aber die Ärzteverbände erkannten den Vorteil einer festen Bezahlung und eines erweiterten Patientenkreises. Sie optierten für Verbesserungen, besonders für die freie Arztwahl auch der Kassenpatienten und für die Aufhebung einer pauschalen Bezahlung, was schließlich 1892 nach zähem Ringen zwischen den Ärzten und den Versicherungsgesellschaften durchgesetzt wurde. Auf politischer Ebene kämpften die Verbände um die gesetzliche Anerkennung ihres Rechtes, sich gewerkschaftlich zu organisieren – was erst ab 1885 toleriert wurde –, und für ein neues Gesetz zur ärztlichen Berufstätigkeit, das 1892 erlassen wurde.

1893 wurde die »Union des Syndicats Médicaux de France« gegründet, die ein monatliches Bulletin herausbrachte. Sie vereinigte sehr bald 122 Gewerkschaften, an deren Spitze die des Seine-Departements stand, was die Rivalitäten zwischen der Hauptstadt und der Provinz zu verschärfen drohte. Ihr oberstes Ziel war es, dass die Medizin ein freier Beruf blieb und die Ärzte dennoch davon leben konnten. Sie musste also gegen alle Neuerungen kämpfen, die sie in ihrer Freiheit beschnitten (etwa Initiativen von Versicherungsgesellschaften oder Betriebsärzten), ferner auf einer Kontrolle der Ausbildung und Rekrutierung der gesamten Ärzteschaft bestehen sowie Fragen der Standesehre klären, um die Konkurrenz unter den

Ärzten zu regeln: Kurz, sie musste jede Eingriffsmöglichkeit des Staates zurückweisen. Dieser Kampf setzte sich bis ins 20. Jahrhundert fort und war dem der deutschen Ärzte sehr ähnlich.

Während die Ärzte sich mehr und mehr zusammenschlossen, führten wirtschaftliche Probleme und der vorgebliche Ärzteüberschuss – zumal die illegale Konkurrenz auch weiterhin bestand – bis 1880 zu einem Rückgang der Mediziner: Das zahlenmäßige Verhältnis der Ärzte zur Bevölkerung sank von 1:1810 im Jahr 1840 auf 1:2568 im Jahr 1876. Besonders die sinkende Zahl der »officiers de santé« wurde nicht durch eine entsprechende Zunahme von promovierten Ärzten ausgeglichen. Darunter hatten vor allem die armen Regionen zu leiden. Der Rückgang der »officiers de santé« ging Hand in Hand mit einer Zunahme ihrer Kompetenz und damit auch dem Abbau der Feindseligkeit zwischen den beiden Ärztekategorien, die immer mehr zu einer einheitlichen gesetzlichen Regelung für den gesamten Berufsstand neigten.

Trotz aller Klagen konnten die Ärzte ihren Lebensunterhalt jetzt leichter verdienen: Die 1872 von einigen Gewerkschaften vorgeschlagenen Grundtarife teilten die Patienten in vier Klassen ein; sie konnten vom einfachen bis zum dreifachen Satz reichen, je nachdem ob es sich um ungelernte Arbeiter oder wohlhabende Leute handelte. Darüber hinaus gab es unzählige Berechnungsgrundlagen, etwa je nach Art der Behandlung oder der zurückgelegten Entfernung. Groß blieb der Unterschied zwischen den Einkünften der Ärzte und der »officiers de santé«, die eine bescheidenere Klientel hatten und sich von den einträglicheren öffentlichen Ämtern ausgeschlossen sahen. Trotzdem war die Differenz nach 1850 nicht mehr so groß: Während der Arzt früher drei- bis viermal mehr verdiente als der »officier de santé«, war es 1892 nur noch das Doppelte.

Tatsächlich war der Lebensstandard aller französischen Ärzte seit den Jahren 1885 bis 1891 gestiegen, was wohl den Errungenschaften der medizinischen Wissenschaft (wie Asepsis oder Bakteriologie) zu danken war. Deshalb besserte sich auch langsam das gesellschaftliche Ansehen der Ärzte, wenngleich dem ihre therapeutischen Erfolge nicht unbedingt entsprachen. Man bewunderte ihre umfassenden Kenntnisse und neigte sich vor ihrer durch das Berufsgeheimnis geschützten Autorität. Man lobte ihre Philanthropie, die von Literaten besungen und auch zum werbewirksamen Thema der Fachzeitschriften gemacht wurde. Doch diese Beweihräucherung schloss Kritik nicht ganz aus – vor allem hinsichtlich der kapitalistischen Methoden der Medizin. Nachdem sie durch das Klassenwahlrecht während der Monarchie von der Politik fern gehalten waren und sich – im Unterschied zu den preußischen Ärzten – in der Revolution von 1848 kaum hervorgetan hatten, profitierten die Ärzte nach 1870 von dem allgemeinen Wahlrecht. Sie waren sich ihrer Rolle im öffentlichen Gesundheitswesen und in den sozialen Einrichtungen bewusst und engagierten sich mehr und mehr in der Politik. Aber auch wenn sie in der Dritten Republik 8 bis 12 % der Parlamentarier stellten, wurden sie doch nur selten als Mediziner gewählt und bildeten keine dauerhafte Lobby. Immerhin trugen sie in den beiden Kammern die meisten Berichte zu Fragen der Hygiene und zu sozialen Problemen vor.

In Deutschland[22] waren bereits zu Ende des 18. und Beginn des 19. Jahrhunderts in den großen Städten und Universitätsorten medizinische Gesellschaften gegründet worden. Aber die strenge Reglementierung des Berufs durch die Medizinalordnungen verringerte das Bedürfnis, sich zur Verteidigung gemeinsamer Interessen zusammenzuschließen. In den Jahren von 1830 bis 1840 blühten in Preußen die Gesellschaften auf, die den Ärzteüberschuss und die wachsende Konkurrenz, aber ebenso das Weiterbestehen der Hierarchie innerhalb der Ärzteschaft und die staatlichen Regulierungs- und Kontrollmechanismen bekämpfen wollten. Die unklare Stellung der Ärzte zwischen Beamtentum und freiem Gewerbe löste während der Revolution von 1848 eine machtvolle Bewegung aus, Gesellschaften, Versammlungen und Kongresse forderten einstimmig eine Vereinheitlichung der medizinischen Ausbildung und eine ärztliche Selbstverwaltung durch frei gewählte Organe.

Diese Reformbewegung – eine ihrer Galionsfiguren war Virchow – hatte auch eine Demokratisierung der Medizin zum Ziel. Aber die standespolitischen Fragen gewannen die Oberhand: Man wollte vor allem die Einteilung der Ärzte in verschiedene Klassen abschaffen, die Ausbildung reformieren, die Kurpfuscherei bekämpfen und den Sonderfall der beamteten und im Militär tätigen

Ärzte regeln. Diese Forderungen wurden allerdings nicht gleichermaßen von allen vertreten. Manche Ärzte befürworteten eine Stärkung des staatlichen Einflusses, um die Niederlassungsfreiheit zu begrenzen und so eine gleichmäßigere Verteilung der Ärzte auf Stadt und Land zu erreichen und das Überangebot zu steuern, ja sie forderten sogar die völlige Verbeamtung des Berufsstandes.

Doch es fehlte eine Organisation, die alle diese zersplitterten Bewegungen und Vereinigungen auf eine Linie bringen, sie vertreten und ihre Forderungen zusammenfassen konnte. Viele dieser während der Revolution entstandenen Gesellschaften verschwanden sehr bald wieder, andere beschränkten ihr Interesse auf wissenschaftliche Fragen, so dass das Vereinsleben in eine lange Phase der Stagnation geriet. Erst um 1860 lebte es – nach wie vor auf wissenschaftlicher Ebene – wieder auf. Nach der Choleraepidemie von 1866 erschien den Ärzten ihre stärkere Beteiligung an der Reorganisation des Gesundheitswesens erforderlich. Der entscheidende Impuls ging zunächst 1869 von der Gewerbeordnung des Norddeutschen Bundes mit der Anerkennung des Arztberufes und der Freigabe des Heilgewerbes aus. Viele behördliche Bestimmungen, die die berufliche Praxis reglementierten, wurden aufgehoben. Die formalrechtliche Gleichstellung der gesamten Ärzteschaft, einschließlich der nicht approbierten Heiler, die frei praktizieren durften, solange sie sich nicht als Arzt bezeichneten (wie in der englischen »Medical Act« von 1858), machte einen engen Zusammenschluss der wissenschaftlich gebildeten und staatlich geprüften Mediziner notwendig. Ein weiterer wirksamer Impuls für die Errichtung einer überregionalen Gesellschaft ging von der Gründung des Deutschen Reiches 1870/71 aus, das eine Reihe von Kompetenzen im Bereich der Gesundheitspolitik an sich zog, so etwa die für alle Ärzte reichseinheitlich geregelten Staatsexamina, und autoritäre Entscheidungen zur Volksgesundheit traf. 1873 fand auf dem ersten Ärztetag in Wiesbaden die offizielle Konstituierung des »Ärztevereinsbundes« statt, der alle Ärztevereine in Deutschland zusammenschloss und das »Ärztliche Vereinsblatt« zu seinem Presseorgan machte. Dieser Bund konzentrierte sich auf die ärztlichen Standesinteressen und überließ die wissenschaftliche Diskussion den Fachgesellschaften, während der 1873 gegründete »Deutsche Verein für Gesundheitspflege« sich der öffentlichen Hygiene annahm.

Die Probleme, die der »Ärztevereinsbund« lösen musste, betrafen den Kampf gegen die Kurpfuscherei und den Geheimmittelschwindel, die Ausarbeitung einer Prüfungsordnung und die Gründung eines Lebensversicherungsvereins sowie einer Unterstützungskasse für Ärzte; seit Mitte der 1880er Jahre musste er sich auch der Kassenarztfrage zuwenden. Dank der Ärztetage erweiterte er seine Mitgliederzahl sehr rasch: 1888 zählte er 10 000 Mitglieder in 184 Vereinen, 1903 mehr als 20 000; in den zwei letzten Jahrzehnten des 19. Jahrhunderts gehörten ihm 60 bis 70 % der Ärzte an. Parallel dazu vermehrten sich die Unterstützungseinrichtungen für Not leidende Ärzte, Witwen- und Waisenkassen und ähnliche Organisationen, die über Beiträge, private Stiftungen und teilweise auch vom Staat finanziert wurden, aber immer auf regionaler Ebene blieben. Außerdem wurden Rechtsschutzvereine gegründet, um die Honorarstreitigkeiten zwischen Ärzten und Patienten zu regeln.

Trotz der hohen Mitgliederzahlen sahen die Ärzte ihre Interessen nicht genügend vertreten und beklagten sich – wie alle ihre europäischen Kollegen –, dass sie in der Gesellschaft und im öffentlichen Leben nicht den Platz einnähmen, der ihnen eigentlich zukomme. Manche forderten die Herausnahme aus der Gewerbeordnung und die Schaffung einer eigenen »Ärzteordnung«, die auf ihre Belange und die gesetzliche Regelung ihrer besonderen beruflichen Situation abgestimmt wäre: Sie hatten also eine Rückkehr zu einer Art Innungswesen im Sinn. Andere wollten an der Gewerbeordnung festhalten, da sie in ihr eine Garantie gegen neue Verpflichtungen von staatlicher Seite sahen: Tatsächlich hofften sie auf den Schutz des Staates, auch wenn sie keine Bevormundung wollten.

Der erste Schritt auf diesem Weg war die Einrichtung von Ärztekammern, also von staatlich anerkannten Standesvertretungen, die ihre Kompetenz bei den politischen Entscheidungen im Gesundheitswesen einbringen und über alle beruflichen Belange der Ärzte verhandeln sollten. Nachdem derartige Institutionen zwischen 1864 und 1877 bereits in fünf deutschen Staaten geschaffen worden waren, bestimmte in Preußen 1887 eine königliche Verordnung, dass jede der preußischen Provinzen eine eigene Ärztekammer erhalten sollte. Abgesehen von Fragen der öffentlichen Gesundheitpflege diskutierte man in zweimal jährlich stattfindenden Sitzungen eine Prüfungsreform, die Neuordnung der Medizinaltaxe, die noch aus dem Jahr 1815 stammte, das Verhältnis der Ärzte zu den Krankenkassen und die Ausstellung privatärztlicher Atteste, um Geisteskranke in besondere Anstalten einzuweisen. Bei den Mitgliedern war die Verflechtung dieser staatlichen Organisation mit den freiwilligen Vereinigungen sehr deutlich zu erkennen: Vor allem die führenden Persönlichkeiten im »Ärztevereinsbund« waren gleichzeitig Mitglieder der Ärztekammer ihrer Provinz.

Allerdings besaßen die Ärztekammern praktisch keine disziplinarischen Befugnisse, um berufliche Verstöße innerhalb der Ärzteschaft zu ahnden. Sie konnten nur das Wahlrecht entziehen, was wenig Eindruck machte. Deshalb wurde die Forderung nach solchen Vollmachten in den 1890er Jahren immer lauter, zumal andere Staaten in diesem Punkt weiter waren als Preußen. Hier wurde schließlich 1899 ein Ehrengericht unter dem Vorsitz des Leiters der Medizinalabteilung des Ministeriums für Unterrichts- und Medizinalangelegenheiten eingerichtet, das sich aus vier Vertretern der Ärztekammern und zwei vom König ernannten Ärzten zusammensetzte. Während in der Zeit vor 1869 die staatlichen Behörden disziplinarische Befugnisse bis hin zum Entzug der Approbation über die Ärzte besaßen, gingen diese jetzt auf ein Gremium von gewählten Standesvertretern über. Dies war ein entscheidender Schritt im Professionalisierungsprozess der Ärzte, wenngleich der Staat sich mit den Ehrengerichten ein Mittel zur Einflussnahme und Kontrolle vorbehalten hatte.

Erst im 20. Jahrhundert erreichten die Ärzte die Schaffung einer eigenen Ärzteordnung; solange die Gewerbeordnung von 1869 galt, war es ihnen unmöglich, gegen die legal gewordene, wenn auch zahlenmäßig nicht zu erfassende Kurpfuscherei vorzugehen. Hier handelte es sich nicht nur um eine Frage der Konkurrenz: Die Ärzte verloren dadurch insgesamt an Ansehen, da die Öffentlichkeit nicht immer genau zu unterscheiden wusste. Wie in England glaubten die staatlichen Institutionen nicht an eine deutliche Überlegenheit der ausgebildeten Ärzte, was diese sehr übel nahmen; daher rührten ihre unablässigen Klagen über ihre gesellschaftliche Stellung.

Auch zum Krankenkassengesetz von 1883 (vgl. S. 184) waren sie nicht nach ihrer Meinung gefragt worden und gerieten sehr bald in Konflikt mit den Kassen, da sie überzeugt waren, dass Regierung und Öffentlichkeit gegen sie stünden und das Interesse der Kranken, die mit möglichst niedrigen Kosten behandelt werden sollten, über das ihre gestellt würde. Dennoch haben die Krankenkassen zu einer Erweiterung des medizinischen Marktes beigetragen; wie das Beispiel anderer Länder zeigt, wäre den Ärzten die Medikalisierung der Bevölkerung ohne diese Hilfe des Staates nicht möglich gewesen. Dank der Kassen wandten sich die Leute häufiger an qualifizierte Ärzte, auch wenn diese das nicht unbedingt wollten. Denn zunächst hatten sie Angst, ihren Patienten gegenüber an Autorität einzubüßen, wenn die Kassen als Mittler fungierten. Außerdem fürchteten sie für das Ansehen ihres Standes wegen der abhängigen Stellung der Kassenärzte, die von den Kassenvorständen angestellt und bezahlt wurden, ihren Anweisungen unterstanden und von ihnen entlassen werden konnten. In ihren Augen war die wirtschaftliche Abhängigkeit von den Kassen nicht besser als jene, unter der sie einst gegenüber ihren reichen Patienten gelitten hatten. Dennoch hatte sich zu Ende des Jahrhunderts dank der Kassen ihre finanzielle Lage zumindest in den Großstädten deutlich verbessert: In Hamburg etwa, auch wenn es sich hier um einen extremen Fall handelt, versteuerten 1886 fast 80 % der Ärzte gegenüber nur 12 % der Gesamtbevölkerung ein Einkommen von mehr als 3000 Mark. Auf lange Sicht erlaubten die Kassen eine Stabilisierung der Beschäftigungslage der Ärzte und damit eine Sicherung ihrer beruflichen Unabhängigkeit.

Nach den eingangs aufgeführten Kriterien war die Professionalisierung der Ärzte also am Ende des 19. Jahrhunderts in Großbritannien weniger weit gediehen als in Frankreich oder Deutschland. Dies erklärt zum Teil, warum man nicht für die gleichen Forderungen kämpfte: In Großbritannien blieb die Vereinheitlichung des Berufsstandes weiterhin an erster Stelle, während sie in den beiden anderen Ländern bereits erreicht war und sich der Kampf hier gegen die Unterstützungskassen und Versicherungen richtete. Da die Ärzte in England ohnedies nur eine untergeordnete Stellung einnahmen, empfanden sie die Abhängigkeit zum Beispiel von den

»Sick Clubs« und »Fraternity Societies« als weniger herabsetzend, auch wenn sie ihnen einen Teil ihrer beruflichen Freiheit raubte. Auf jeden Fall aber blieben die privaten Abmachungen zwischen Ärzten und zahlungsfähigen Patienten die Regel, soweit es sich nicht um die öffentliche medizinische Versorgung handelte, wie sie das »Poor Law« (vgl. S. 175) vorsah.[23]

Die gewichtige Rolle des Staates bei der Entwicklung des Arztberufes wurde besonders in Deutschland als erdrückend empfunden. Wesentlich stärker allerdings war die Medizin im zaristischen Russland dem Staat unterstellt, weshalb es hier als Sonderfall behandelt werden soll.

Ein Sonderfall: Das zaristische Russland[24]

Im 18. Jahrhundert dienten – abgesehen von den Hofärzten, den Mitgliedern der Akademie der Wissenschaften und den Lehrern an den Chirurgenschulen – die meisten Ärzte in der Armee, entweder in der kleinen Gruppe der Stabsärzte und -chirurgen oder als chirurgisches und pharmazeutisches Personal. In dieser hierarchisierten Gesellschaft, die jedem seinen Platz streng nach der Rangliste zuwies, stand der promovierte Arzt im Rang eines Hauptmanns. 1758 gestattete der Senat einigen sogar den Aufstieg in den erblichen Adelsstand. Aber der größte Teil der Ärzteschaft, die gewöhnlichen Chirurgen und Hilfschirurgen, hatte eine sehr niedrige soziale Stellung, war miserabel bezahlt und arbeitete unter jämmerlichen Bedingungen. Die Spanne der Gehälter bei der Armee reichte von 600 Rubel für einen promovierten Arzt bis zu 40 bis 120 Rubel für einen Hilfschirurgen.

In Russland geborene Wundärzte und ihre Gehilfen besaßen keinen Vertrag, um ihre Interessen zu schützen; sie wurden von den Offizieren oft schlecht behandelt und waren wegen ihrer zu geringen Zahl mit Arbeit völlig überlastet. Diese Verhältnisse führten zu so vielen Desertionen, dass der Senat sie seit 1754 mit der Verpflichtung zum aktiven Militärdienst ahndete. Mit dem Siebenjährigen Krieg (1756–1763) wuchs der Bedarf an medizinischem Personal, und der Senat beschloss, dass die Söhne von im Dienst verstorbenen Ärzten an deren Stelle treten müssten. Den Witwen wurde der Entzug der Pension angedroht, wenn sie sich dem nicht fügten. Aber wie seit je musste man zusätzliche Kräfte im Ausland anwerben. In den 1760er Jahren reorganisierte Katharina II. das Medizinalwesen, um den Arztberuf anziehender zu machen, aber ohne großen Erfolg, denn die städtischen Wundärzte klagten weiterhin, dass sie überlastet und unterbezahlt seien.

Die russischen Ärzte waren im 19. Jahrhundert völlig dem Staat unterstellt. Die Wahl ihrer Laufbahn war begrenzt, da sie außerhalb des öffentlichen oder militärischen Dienstes von ihrer Berufstätigkeit nicht leben konnten: So wenig verlockend der Staatsdienst war, garantierte er doch zumindest ein mageres Einkommen. Die Ärzte im öffentlichen Dienst machten noch in der zweiten Hälfte des Jahrhunderts drei Viertel des Berufsstandes aus, und ihre Kollegen im privaten Sektor neideten ihnen ihren Angestelltenstatus. Eine Ausnahme bildeten nur die wenigen städtischen Ärzte, denen es gelang, ausreichende Einnahmen zu erzielen. Die staatlichen medizinischen Fakultäten finanzierten die Ausbildung mittelloser Studenten, doch der Staat forderte dafür zwei Dienstjahre pro Studienjahr: Auf diese Weise konnte sich ein Arzt für zehn Jahre im Dienst eines sibirischen Gefängnisses wieder finden. Im Unterschied zum 18. Jahrhundert allerdings verliehen die Unterrichtsreformen den gebürtigen Russen mehr Zutrauen in die eigenen Möglichkeiten. Deshalb rebellierten sie gegen die Besserstellung der in Russland praktizierenden Ausländer und gegen ihre Abhängigkeit vom Staat.

Eine entscheidende Wende brachte erst der Krimkrieg (1853 bis 1856). Bis dahin hatte der russische Arzt in politischen und sozialen Einrichtungen gearbeitet, die Tradition einer durch Innungen oder Verbände garantierten Selbständigkeit kannte er nicht. Meist war er als Angestellter in einem öffentlichen Amt beschäftigt und besaß keinerlei Unabhängigkeit, wie sie eigentlich mit dem Begriff des freien Berufs verbunden ist. Er verstand seine Arbeit häufig als öffentlichen Dienst und betrachtete das öffentliche Gesundheitswesen als seine Hauptaufgabe. Nach 1856 wurden durch die Große Reform die institutionellen und sozialen Verhältnisse Russlands völlig umgestaltet – dazu gehörten etwa die Aufhebung der Leibeigenschaft 1861 und die Schaffung der Semstwos 1864. Die berufliche Laufbahn der Ärzte allerdings unterstand auch weiterhin völlig dem Staat, der sie durch bürokratische Regelungen selbst für jene, die auf eigene Kosten studierten, genau festlegte. Alle staatlichen und privaten Ärzte waren rigiden Zwängen unterworfen: Sie mussten unter Strafandrohung jeden behandeln, der es verlangte, mussten ärztliche Gutachten für die Gerichte anfertigen oder auf Geheiß der Regierung Autopsien vornehmen und im Notfall als Seuchenärzte Dienst tun. Sie wurden damit fest in den Verwaltungsapparat eingebunden.

Nach dem Krimkrieg aber, der bei der Oberschicht einen starken intellektuellen Aufschwung ausgelöst hatte, begannen die Ärzte ihre Rolle neu zu überdenken und sich ihres fehlenden gesellschaftlichen Ansehens, ihrer schwierigen Arbeitsbedingungen und des mangelnden Respekts ihrer berufsfremden Vorgesetzten bewusst zu werden. Vor allem stellten sie ihre Unterordnung unter den Staat in Frage, in der sie das Haupthindernis dafür sahen, eine ähnliche Autonomie wie in Westeuropa zu erlangen. Diese Ideen, die während der zweiten Hälfte des 19. Jahrhunderts die Ärzteschaft beschäftigten, gaben den Anstoß zum Kampf um ihre Autonomie. Doch trotz gewisser Erfolge wie der Anhebung der Gehälter und Pensionen blieben die Grundvoraussetzungen der staatlichen Kontrolle unverändert.

1864 wurden in 34 europäischen Provinzen Russlands die Semstwos gegründet, die als lokale Selbstverwaltung die Jurisdiktion über verschiedene Einrichtungen des Gesundheitswesens erhielten, wie etwa die Aufsicht über die Krankenhäuser und Erste-Hilfe-Programme für die Landbevölkerung. Diese Institution stellte eine begrenzte Form der parlamentarisch kontrollierten Verwaltung für die 34 Provinzen dar. Die Großgrundbesitzer – zu denen auch die ländlichen Gemeinden gehörten – wählten Abgeordnete für die Distriktversammlungen, die ihrerseits Delegierte zu den alljährlichen Provinzversammlungen entsandten. Zwischen diesen Versammlungen überwachte ein Semstwo-Rat aus drei bis sieben Abgeordneten alle Vorgänge.

Als Angestellte der Semstwos konnten die Ärzte, die nur selten auch Grundbesitzer waren, weder wählen noch als Abgeordnete fungieren. Bei allen Unterschieden zwischen den 350 Distrikten besaßen sie doch kaum administrative Vollmacht, die Planung wie die Überwachung des Medizinalwesens der Semstwos blieben Sache der Abgeordneten, was zu zahlreichen Konflikten führte. Die meisten Semstwo-Ärzte wurden als Bedienstete betrachtet und entsprechend bezahlt. Außerdem hinderten der Zeitmangel, die Konkurrenz und die isolierte Lage ihres Dorfes sie oft daran, sich einen privaten Patientenkreis zu schaffen. In diesem Fall konnten sie keine Ersparnisse ansammeln, so dass die Familie bei ihrem Tod in Not geriet, da die Semstwos den Ärzten selten eine Altersversorgung zugestanden.

Der Semstwo-Arzt hatte oft eine Art »Reisepraxis«: Er erhielt vom Rat eine Liste der zu besuchenden Dörfer und einen genauen und äußerst knapp bemessenen Terminplan für seine Runden. Wohnte er in der Stadt, dann musste er einmal pro Woche in den Dörfern die Tätigkeit der ihm unterstellten Feldschere kontrollieren. Er hatte riesige Entfernungen zurückzulegen und musste an manchen Markttagen Sprechstunde für etwa 200 Kranke abhalten. Dennoch hatte das Wohnen in einer Stadt den Vorteil, dass er sich private Patienten suchen konnte, was allerdings den Semstwos als Vorwand diente, die Gehälter der Ärzte nicht zu erhöhen. Es existierte auch ein stationäres System, bei dem die medizinische Betreuung in den Krankenhäusern oder Dispensarien erfolgte, das aber bei Epidemien auch Krankenbesuche in den Häusern oder in den Dörfern vorsah. Aus Ersparnisgründen wurden nach 1880 Mischformen eingeführt: Die Ärzte delegierten einen Teil ihrer Befugnisse an die Feldschere und reisten nur noch zu deren Kontrolle oder in Notfallen und bei Epidemien vor Ort.

Die Arbeitsbedingungen der Ärzte waren in materieller wie geistiger Hinsicht äußerst schwierig. Sie waren abhängig von den Behörden, die sie in Bezug auf alles, was sie für ihre Berufsausübung benötigten (Medikamente, Instrumente), schikanierten. Außerdem mussten sie mit einer misstrauischen, aber auch anspruchsvollen Bevölkerung fertig werden und ihre Tätigkeit unter den Bedingungen von Hungersnöten, Seuchen und Elend ausüben. Natürlich gab es in einigen Provinzen Ausnahmen, so etwa in der von Moskau, wo die Ärzte an allen Stufen der Gesundheitsprogramme beteiligt waren. Nach und nach entschärfte auch die Einführung eines Medizinalrates in den Semstwos die Konflikte und erleichterte die Zusammenarbeit. Aber die Spannungen blieben so lange bestehen, wie die Ärzte keinen wirklichen politischen Einfluss besaßen.

Immerhin verbesserten sich die Gesundheitsprogramme der Semstwos gelegentlich durch die aktive Unterstützung einzelner Abgeordneter. Denn die Aufhebung der Leibeigenschaft hatte zu einem Absinken des Lebensstandards der Oberschicht geführt, viele waren aufs Land gegangen, um ihren Status zu halten; hier begünstigte dann die Ansteckungsgefahr durch die Nähe der armen, häufig als Dienstboten beschäftigten Landleute die Einführung von Gesundheitsprogrammen. Die Erfolge waren sehr unterschiedlich je nach der Zusammenarbeit der Deputierten, der Flexibilität der Ärzte und der Fähigkeit beider Gruppen, die medizinischen Neuerungen in das System der Semstwos zu integrieren.

Außerhalb der Semstwos, die 15 bis 20 % der praktizierenden Ärzte im Zarenreich beschäftigten und bei denen etwa die Hälfte einmal im Lauf ihrer Karriere arbeitete, kämpften die Ärzte weiterhin darum, sich vom beherrschenden Einfluss des Staates zu befreien. Die Weiterentwicklung der Professionalisierung beruhte auf drei Dingen: Zum einen verlieh die wissenschaftliche Erfahrung der Forderung der medizinischen Experten nach mehr Autorität Gewicht; zum anderen zwang der große Mangel an Ärzten den Staat dazu, ihnen gewisse Privilegien einzuräumen, wie etwa das Recht, Zusammenkünfte von Kollegen aus verschiedenen Semstwos für eine bessere Zusammenarbeit und den Austausch von Ideen zu organisieren. Schließlich fand Russland durch die Zunahme der medizinischen Gesellschaften Anschluss an die Professionalisierungsbewegung Westeuropas. Die russischen Ärzte legten keinen Wert auf eine staatliche Kontrolle der Ausbildung und Qualifikation für ihren Beruf, sondern konzentrierten ihre Forderungen auf die – nie erreichte – Selbstverwaltung, auf das Vereinigungsrecht und ihre Verantwortung für das öffentliche Wohl. Die Gesellschaften und das Ideal der öffentlichen Dienstleistung waren in Russland untrennbar mit dem Professionalisierungsprozess verbunden.

In den Jahren 1855 bis 1865 wurden 25 Gesellschaften und 23

medizinische Zeitschriften gegründet, in denen die Ärzte ihren Klagen über die Arbeitsbedingungen, die fehlende Anerkennung, die finanziellen Schwierigkeiten und ihr geringes gesellschaftliches Ansehen freien Lauf ließen. 1869 empfahl schließlich ein Gesetzentwurf der Regierung den medizinischen Gesellschaften, sich auf die Diskussion von wissenschaftlichen Themen und Fragen des öffentlichen Gesundheitswesens zu beschränken. Dennoch gingen die Beschwerden der Ärzteschaft in der Presse bis in die 1870er Jahre weiter, dann trat die Diskussion über Berufsprobleme hinter Fragen des öffentlichen Gesundheitswesens und der medizinischen Wissenschaft zurück. Während der Epidemien in den 1870er Jahren und im russisch-türkischen Krieg von 1878/1879 konnten die Ärzte beweisen, dass sie ihren ethischen Anspruch auch praktisch umsetzten, und gegen 1880 hatte sich der Ärztestand als Profession, die für das Volkswohl verantwortlich war, weitgehend konsolidiert.

Zwei einflussreiche ärztliche Institutionen bemühten sich, diesen Prozess zum Abschluss zu bringen: die Zeitschrift »Vrach« (»Der Arzt«) und die 1883 gegründete »Pirogov«-Gesellschaft. Diese organisierte Kongresse, bei denen die Semstwo-Ärzte an Ansehen gewannen, obgleich sie zahlenmäßig am schwächsten vertreten waren (durchschnittlich 17 % der Teilnehmer gegenüber 60 % aus dem öffentlichen und 23 % aus dem privaten Bereich). Ausschlaggebend dafür war ihre Arbeit in Situationen, in denen es um die öffentliche Gesundheit ging. Man hörte auf sie, ahmte sie nach, ja idealisierte sie geradezu und schrieb ihnen unbedingte Selbstlosigkeit und Aufopferung für das öffentliche Wohl zu. Bei dem Bemühen um eine bessere gesellschaftliche Stellung der Ärzte trat die fachliche Kompetenz, auch wenn sie immer wieder betont wurde, nach und nach als Argument in den Hintergrund. Sein Dienst an der Nation, vor allem an den Ärmsten der Armen, förderte eine geradezu mystische Verehrung für den Semstwo-Arzt, dem man hohe ethische Ideale, eine einfache Lebensweise und eine beispielhafte Arbeitskraft zuschrieb; tatsächlich machte er oft aus der Not eine Tugend und lebte wie der einfachste Bauer.

Die Begeisterung für die Semstwo-Ärzte veranlasste viele andere Ärzte, Kontakt zu dieser besonderen medizinischen Praxis zu suchen: Studenten arbeiteten während ihrer Ferien oder während einiger Jahre nach ihrem Diplom in einem Semstwo, Professoren und Spezialisten gaben Anschauungsunterricht in den Kliniken der Semstwos und führten dort neue chirurgische und therapeutische Behandlungen ein, die medizinischen Schulen schließlich traten über Auffrischungskurse mit den Semstwo-Ärzten in Verbindung. Aber die Arbeit blieb so hart und die Ansteckungsgefahr so groß, dass diese Ärzte jung starben, wenn sie das Semstwo nicht rechtzeitig verließen. So blieb es trotz aller Propaganda für diesen Dienst wegen der untragbaren und erniedrigenden Lebensbedingungen bei einer hohen Fluktuation.

Auf dem 4. »Pirogov«-Kongress 1891 in Moskau wurde eine Art Bilanz gezogen. Der Fortschritt der Medizin in Westeuropa wirkte sich auch für Russland günstig aus: Die Kliniken und Laboratorien der Moskauer Universität, die von der englischen Zeitschrift »The Lancet« zu den besten der Welt gerechnet wurden, waren für die Kongressmitglieder ein augenfälliger Beweis. In vielen Sitzungen widmeten sie sich der Anwendung neuer Techniken in der medizinischen Praxis. Doch die Mehrzahl der Ärzte, die vom traditionellen Ideal der öffentlichen Dienstleistung durchdrungen war, sah das Mittel zu höherem Ansehen weniger in dem raschen wissenschaftlichen Fortschritt als in ihrer sozialen Verantwortung. Die russischen Ärzte waren von den meisten Aktivitäten ausgeschlossen, die Medizinern anderer Länder offen standen, und so richteten sie ihre Anstrengungen auf das öffentliche Wohl als den Bereich, in dem sie am meisten bewirken konnten. Die Regierung tat alles dazu, diese Orientierung noch zu stärken, indem sie die Ziele der medizinischen Gesellschaften vorschrieb und das Medizinalwesen der Semstwos unterstützte. Der Berufsstand seinerseits machte sich eine Ethik uneingeschränkten Dienens zu Eigen und erhielt dafür größere Rechte vom Staat, der sich um ein gemeinsames Vorgehen bemühte und zugleich auf eine größere Autonomie abzielte. Die »Pirogov«-Gesellschaft hat die Semstwo-Ärzte auf dem Weg zum beruflichen Selbstbewusstsein entscheidend unterstützt und zugleich ihr mystisches Bild gefestigt. Der gesamte Berufsstand hat diesen Arzt zu seinem Symbol gemacht: Er war die personifizierte Verbindung von Wissenschaft und Humanität.

Im letzten Jahrzehnt des 19. Jahrhunderts trat die russische Medizin in eine Periode der raschen Professionalisierung. Katastrophen wie die Hungersnot von 1891/92 und die Choleraepidemien von 1892/93 zeigten schonungslos die Unzulänglichkeit der öffentlichen Einrichtungen. Der Volkszorn richtete sich zum Teil gegen die Ärzte und stellte die nahezu mystische Verehrung des Semstwo-Arztes nachdrücklich in Frage. Die Ärzte waren zutiefst entmutigt und sahen bestürzt, welche Folgen es hatte, dass sie zu Beginn der Ereignisse keinerlei Einfluss besaßen. Sie erkannten die Notwendigkeit, eine permanente Kontrolle über ihre Arbeitsbedingungen zu erreichen, und hielten von nun an ihre berufliche Autonomie für dringend und unerlässlich. Die Erweiterung ihrer Befugnisse, zu der sich die Regierung während dieser Krisen hatte entschließen müssen, sollte nicht nur bestehen bleiben, sondern noch vergrößert werden, um an Effizienz zu gewinnen.

Die Mitglieder der »Pirogov«-Gesellschaft entwickelten Programme, die soziale wie hygienische Probleme betrafen. Das Wichtigste jedoch war die Beibehaltung der Sanitätskommissionen, die in der Not provisorisch geschaffen worden waren und sich in den folgenden Jahren zu wirksamen und professionellen Dauereinrichtungen entwickeln sollten. Diese Gremien organisierten jährliche Zusammenkünfte mit entsprechenden Publikationen und übernahmen die Leitung des Medizinalwesens in den Semstwos. Sie vermittelten zwischen den Ärzten und den Semstwos, erreichten bessere Arbeitsbedingungen für sie und ermöglichten ihnen die erhoffte unabhängigere Karriere innerhalb des Semstwo. Die Ärzte ihrerseits suchten ihr Ansehen nicht länger durch die Aufopferung für den öffentlichen Dienst zu steigern, sondern durch ihre Rolle als wissenschaftliche Experten. Die Krisen der 1890er Jahre hatten zu einem neuen korporativen Bewusstsein geführt und die Professionalisierung in eine aktive Phase getrieben.

Seit der Großen Reform von 1864 hatte sich die Zahl der Ärzte verdreifacht, ihre wissenschaftlichen und praktischen Leistungen wurden stärker gewürdigt, und es entstanden erste berufsgenossenschaftliche Einrichtungen. Dennoch lagen für den durchschnittlichen Arzt gesellschaftliches Ansehen, finanzielle Absicherung und professioneller Status noch immer in weiter Ferne. Denn die staatliche Unterstützung bei der Finanzierung des Studiums führte weiterhin dazu, dass sich die Ärzte großenteils aus den einfachsten Gesellschaftsschichten rekrutierten. Das krasse Missverhältnis von geleisteter Arbeit und Bezahlung war eine Quelle großer Unzufriedenheit. Die Situation als Angestellte innerhalb der Armee, wo die Offiziere sie von oben herab behandelten, oder auch in zivilen Einrichtungen und den Semstwos, belastete die Ärzte immer stärker. Wenngleich die Große Reform vielen zu einer privaten Anstellung verhalf, blieben sie doch finanziell völlig ungesichert. Anerkennung und finanzieller Erfolg hatten nichts miteinander zu tun.

Anders als in Westeuropa war die geringe Wertschätzung der Ärzte nicht daraus zu erklären, dass der ärztliche Beruf überlaufen gewesen wäre. Denn während die Ärzte über fehlende oder bestenfalls unzureichende Anstellungsmöglichkeiten klagten, war paradoxerweise gleichzeitig die medizinische Versorgungslage verzweifelt schlecht: 1896 kamen in Russland 16 400 Ärzte auf 92 Millionen Einwohner; das besser versorgte europäische Russland verfügte nur über 9,2 Ärzte für 100 000 Einwohner (in Frankreich waren es 31,1 und in England 63,8). Die Schwierigkeit, eine Anstellung zu finden, war einer der Gründe dafür, dass die Söhne der Ärzte nicht in die Fußstapfen ihrer Väter treten wollten. In der Stadt ließen sich mehrere Tätigkeiten miteinander verbinden: Unterricht, Krankenhaus und in der verbleibenden, meist kurzen Zeit eine private Praxis. Aber die meisten Russen waren zu arm, um einen Arzt zu bezahlen, so dass der Zuschuss von zahlungskräftigen Patienten nicht ausreichte, um davon auch nur mittelmäßig leben zu können. 1889 verdiente etwa ein Viertel der Ärzte den Lebensunterhalt ausschließlich durch eine private Praxis, die übrigen waren Angestellte der örtlichen oder zentralen Verwaltungen, der Armee, der Krankenhäuser, Fabriken, Wohlfahrtseinrichtungen, der Semstwos und anderer Gemeinschaftsinstitutionen.

Die rasche Zunahme der Ärzte nach 1890 führte zu einem harten Konkurrenzkampf um die wenigen fest besoldeten Stellen, und die Zahl der privat praktizierenden Ärzte verdoppelte sich zwischen 1889 und 1903, während die Nachfrage nicht entsprechend stieg. Im Allgemeinen verdiente der Arzt nur die Hälfte oder ein Viertel dessen, was die Mitglieder anderer Berufe mit einer vergleichbaren

Ausbildung erhielten. Die Situation der auf dem Land privat praktizierenden Ärzte war noch schlechter: Es gab kaum Patienten für sie, alle waren arm, und für die Hälfte von ihnen musste der Arzt selbst die Medikamente bezahlen. So nimmt es nicht wunder, dass beim Freiwerden einer bezahlten Stelle alle ihr Glück versuchten, selbst wenn das Einkommen (Gehalt plus Privatpraxis) niedrig blieb. Diese finanzielle Situation besserte sich keineswegs, sondern wurde zu Beginn des 20. Jahrhunderts sogar noch schlechter.

Die seit 1850 in der medizinischen Presse geäußerten Hoffnungen hatten sich nicht erfüllt: Die meisten Ärzte blieben von öffentlichen oder halböffentlichen Beschäftigungen abhängig. Ihre schwierige Lage hatte in den 1860er Jahren zu Plänen für berufsinterne Unterstützungseinrichtungen geführt; dadurch wollte man die Familien schützen, zumal die Ärzte (als Opfer von Ansteckung und Infektionen) häufig jung starben und ihre Selbstmordrate besonders hoch war. Doch von den Einkünften der Ärzte allein konnte man keine derartigen Fonds einrichten, so dass dieses Problem erst im 20. Jahrhundert gelöst wurde.

Geht man von den Kriterien der Professionalisierung aus, wie sie die historische Forschung aufstellt, dann blieb die russische Medizin bis zum Ende des 19. Jahrhunderts weit dahinter zurück: Es kam zu keiner Erweiterung des Marktes – im Gegenteil –, da die Nachfrage nicht stieg, und es entstand keine berufliche Autonomie, auch wenn der Wunsch danach vorhanden war. Ebenso wenig gelang es den Ärzten, eine angesehene gesellschaftliche Stellung zu erringen, und der Zwang zur Unterordnung unter den Staat oder die Behörden, von denen die Ärzte bezahlt wurden, blieb bestehen.

Auf dem Weg zur Gesundheitspolitik

Vom Hospiz zum Laborkrankenhaus

Im Laufe des 19. Jahrhunderts fand in den europäischen Ländern eine Revolution des zivilen Krankenhauswesens statt, die aus der ehemaligen Fürsorgeeinrichtung eine rein medizinische Institution werden ließ. Das war ein langer und schwieriger Prozess, der mancherorts zu Beginn des 20. Jahrhunderts noch nicht abgeschlossen war, aber seine mitreißende Kraft war überall spürbar. Während das Krankenhaus den Fortschritt der Medizin berücksichtigen musste, konnten die Medizin und besonders die Chirurgie ihrerseits nicht länger auf die Bedingungen und Möglichkeiten verzichten, die hier für ihre eigene Weiterentwicklung geboten wurden, und schließlich begannen auch die Patienten selbst einzusehen, wo ihr Vorteil lag, und ihre Vorurteile zu überwinden. Die geradezu explosionsartige Zunahme der Krankenhäuser hing weiterhin mit der sprunghaft ansteigenden Bevölkerungszahl, mit der Verstädterung und der Industriellen Revolution zusammen, die neue Bedürfnisse entstehen ließen.

Das Hospital alten Typs [25]

Unter dem Ancien Régime war das Hospital oder Hospiz in Europa vor allem eine Fürsorgeeinrichtung. Meist war es durch Stiftungen finanziert und für die Allerärmsten bestimmt (wie die »verschämten« Armen einer Gemeinde, Alte und Sieche, Waisen und Geisteskranke), die manchmal, etwa als alte Dienstboten oder Zunftmitglieder, einen Stiftsplatz erhielten. Als private karitative Einrichtung sollte das Hospital in erster Linie arme Leute aufnehmen und ihr Elend lindern. Pflege und Heilung von Kranken war nicht seine Aufgabe, auch wenn »kranke Arme« aufgenommen wurden, sofern sie niemanden hatten, der sie zu Hause pflegen konnte. Als primär nichtmedizinische Einrichtung war das Hospital für Ärzte nicht verlockend: Sie spielten dort nur eine unbedeutende Rolle und wurden schlecht bezahlt, so dass sie die Pflege lieber den Wundärzten oder in den katholischen Ländern den Nonnen überließen. Hospitäler gab es zudem nur in den Städten, und sie kamen nur einem kleinen, privilegierten Teil der städtischen Bevölkerung zugute, während den übrigen zahlungsunfähigen Armen meist zu Hause geholfen wurde. Neben derartigen Hospizen, die bei weitem in der Überzahl waren, gab es Einrichtungen, die grundsätzlich für Kranke gedacht waren, so die schon lange existierenden »hôtels-Dieu« in Frankreich und die im 18. Jahrhundert entstehenden britischen »voluntary hospitals«.

Großbritannien, das einen Rückstand gegenüber dem Kontinent aufzuholen hatte, tat sich im 18. Jahrhundert durch die Vermehrung der ausschließlich für Kranke bestimmten Anstalten hervor (Westminster Hospital 1719, Guy's Hospital 1726, St. George's Hospital 1733, London Hospital 1740, Middlesex Hospital 1745). 1780 verfügten die sieben Londoner Krankenanstalten über ungefähr 2000 Betten, und auch in rund 40 Provinzstädten waren bereits ähnliche Einrichtungen gegründet worden. Um 1800 kamen etwa 4000 Betten für jährlich 30 000 Patienten auf eine Bevölkerung von 10 Millionen, in England und Wales stand also ein Bett für 5000 Personen zur Verfügung.

Die »voluntary hospitals« wurden von hoch gestellten Persönlichkeiten gegründet und meist durch Vertreter der höchsten, oft adeligen Kreise verwaltet. Aber im Unterschied zu den herkömmlichen Hospitälern, die von ihrem großen Stiftungsvermögen leben konnten, hingen diese Neugründungen weitgehend von Spenden ab, also von der Bereitschaft der Reichen zur Unterstützung der Armen, wobei sich die Geldgeber das Recht sicherten, die Patienten für die Aufnahme zu benennen oder zu empfehlen. Diese Schenkungen waren also nicht rein philanthropisch motiviert, sondern verschafften dem Spender auch gesellschaftliches Ansehen sowie reelle Macht als »governor«, also als Mitglied der Verwaltungskommission des Hospitals von Amts wegen.

In allem Übrigen arbeiteten alte und neue Hospitäler ungefähr auf die gleiche Weise. Schlecht oder nicht bezahlte Ärzte und Chirurgen mit ehrenamtlichem Status zeigten sich nur von Zeit zu Zeit, während die eigentliche Arbeit von einem im Hospital wohnenden Apotheker geleistet wurde. Außerdem hatten die Chirurgen Lehrlinge, die teuer für ihre Ausbildung bezahlten. Eine sehr kleine Mannschaft hielt die Verwaltung am Laufen, während eine »matron« den Betrieb des Hauses und die Arbeit der Krankenschwestern überwachte, die kaum mehr als bessere Dienstboten waren. In bestimmten Fällen wurden Studenten zu Lehrgängen aufgenommen, was schließlich zur Gründung der medizinischen Schulen führen sollte. Eine wichtige Neuerung stellte 1747 die Eröffnung einer Entbindungsabteilung am Middlesex Hospital dar, die derart erfolgreich war, dass man bald in ein größeres Gebäude umziehen musste. Hygiene und Komfort unterschieden sich in den einzelnen Hospitälern, ließen aber häufig zu wünschen übrig. Das Gleiche gilt für die Verpflegung, vor allem in London gab es in den großen Hospitälern kein frisches Gemüse. Glaubt man den zeitgenössischen Schilderungen, so waren die Londoner Krankenanstalten dennoch besser geführt als die meisten auf dem Kontinent, vor allem in Frankreich.

Bei Unfällen konnte die medizinische Belegschaft die Aufnahme ins Hospital veranlassen, für gewöhnlich aber wurde darüber bei den Sitzungen der »governors« entschieden. Diese Verzögerung machte es unmöglich, Patienten im akuten Krankheitsfall aufzunehmen. Eine Besonderheit gegenüber den anderen europäischen Ländern zu dieser Zeit war, dass bestimmte Hospitäler vor allem heilbare Kranke aufnahmen. Sobald sie sich auf dem Weg der Besserung befanden, mussten sie bei der Arbeit in der Anstalt mithelfen und sich dabei einer Disziplin unterwerfen, die sich von der eines Gefängnisses kaum unterschied.

Im Laufe des 18. Jahrhunderts wurden immer mehr Patienten von diesen ursprünglich »allgemein« genannten Hospitälern ausgeschlossen: die Ärmsten, für deren Beerdigung man hätte aufkommen müssen, sowie jene, die im Verdacht standen, an bestimmten ansteckenden Krankheiten zu leiden, und vor allem die Geschlechtskranken. Kinder wurden wegen der hohen Infektionsgefahr nur selten aufgenommen, und auch die Gebäranstalten wurden – mit gewissen Ausnahmen – nicht in diesen Hospitälern untergebracht, da man die Ansteckung durch das Kindbettfieber fürchtete. Abgesehen von diesen Sonderfällen versuchten die Hospitäler aber, sich aller wie auch immer gearteten Nöte der kranken und hinfälligen Armen anzunehmen.

Die Ausgrenzung bestimmter Patienten begünstigte die Gründung von ersten Spezialkrankenhäusern: 1739 wurde in London eine Gebäranstalt eröffnet, die 70 Jahre später zu der berühmten Entbindungsanstalt der Königin Charlotte werden sollte. Sie nahm als erste ledige Frauen auf und stellte Wohnraum für die an der Anstalt auszubildenden Studenten zur Verfügung. 1746 wurden zwei weitere Spezialkrankenhäuser gegründet: für Pocken und Inokulation (Impfung) das Middlesex County Hospital und für Geschlechtskrankheiten das London Lock Hospital; 1796 folgte dann das erste Tuberkulosekrankenhaus. Die Spezialisierung sollte sich im 19. Jahrhundert fortsetzen. Trotz der Ausgrenzungen, die uns heute befremden, war die Entwicklung der Krankenanstalten im 18. Jahrhundert nicht nur nach Zahlen erstaunlich, sondern auch hinsichtlich ihrer Effizienz, Ordnung und gelegentlich sogar Sauberkeit. Vielleicht lag dies an ihrer bescheideneren Größe (350 Kranke scheinen 1759 die Höchstzahl im London Hospital gewesen zu sein), auch wenn sie nach und nach erweitert werden mussten.

In Frankreich waren vor allem seit dem 17. Jahrhundert durch private und königliche Stiftungen die »hôtels-Dieu« gegründet worden, doch zu Ende des Ancien Régime machten sie nur etwa ein Fünftel der annähernd 2000 Hospitäler (im weiteren Sinn) aus und fanden sich hauptsächlich in den großen Städten. Das Hôtel-Dieu in Paris mit seinen 3000 Kranken, die unter erschreckend elenden und unhygienischen Verhältnissen behandelt wurden, muss als ein Sonderfall betrachtet werden. Gedacht waren die »hôtels-Dieu« für die Aufnahme von Kranken ohne Rücksicht auf ihre soziale oder geographische Herkunft; dennoch weigerten sich Einzelne, genau wie die englischen »voluntary hospitals«, Kranke mit Krätze, mit unheilbaren oder venerischen Leiden, Wahnsinnige und schwangere Frauen aufzunehmen. Dies war jedoch nicht die Regel, besonders in den »hôtels-Dieu« der kleinen und mittleren Städte waren unheilbar kranke Arme und andere, die an allen möglichen

Krankheiten litten, dicht zusammengedrängt, was dem ursprünglichen Zweck dieser Einrichtungen nicht gerade dienlich war.

Die meisten »hôtels-Dieu« verfügten über 20 bis 80 Betten, 11 % hatten mehr als 100 Betten. Insgesamt aber erreichte das Verhältnis der Krankenbetten zur Bevölkerung höchstens eine Relation von 0,51 zu 1000; dies erscheint sehr wenig, war aber immerhin mehr als doppelt so viel wie in England. Die »hôtels-Dieu« waren ständig überfüllt, und die Rekonvaleszenten mussten bereits vor der Ausheilung nach Hause geschickt werden, ein Problem, das sich jenseits des Kanals nicht mit gleicher Schärfe stellte. Allerdings befanden sich die Städter in dieser Hinsicht noch in einer privilegierten Lage gegenüber der Landbevölkerung, deren Vernachlässigung ständig und zu Recht beklagt wurde. Ein großer Unterschied der französischen Hospitäler gegenüber den englischen dieser Zeit war, dass man hier die Sorge um das Seelenheil ebenso wichtig nahm wie die um den Körper. Deshalb spielten die Nonnen als Pflegepersonal eine wesentliche Rolle, während man in England Laien beschäftigte.

Schon im 18. Jahrhundert zogen die französischen Hospitäler Ärzte – und nicht mehr nur Wundärzte – heran, die für die medizinische Versorgung verantwortlich waren. Der angestellte Krankenhausarzt musste die Patienten einmal täglich besuchen, gegen Ende des Jahrhunderts manchmal sogar dreimal. Er war auch für die Tätigkeit des gesamten Pflegepersonals verantwortlich, überprüfte die Eintragungen in die Krankenberichte zu jedem Fall, bestimmte die Krankenkost und durfte als Einziger die Entlassungsscheine ausstellen. Wie überall im 18. Jahrhundert nahmen auch Vorlesungen und klinischer Unterricht zu. Somit war die Belastung des französischen Krankenhausarztes höher als die seines englischen Kollegen, trug ihm aber nicht das gleiche Ansehen ein. Dies sollte sich allerdings im folgenden Jahrhundert radikal ändern.

Während England erste Schritte unternahm und Frankreich Verbesserungspläne entwickelte, begannen auch Spanien und Italien mit ihren riesigen Einrichtungen – wie dem »Ospedale Maggiore« in Mailand, das 1805 2500 Kranke beherbergte –, sich mit sanitären Maßnahmen zu beschäftigen, obwohl die hygienischen Verhältnisse dort noch erschreckend waren, man mehrere Kranke in einem Bett unterbrachte und die Fieberkranken unterschiedslos zusammenlegte. Überall in Europa wuchs das Bewusstsein dafür, dass man die Versorgung der Kranken – vor allem der armen – verbessern müsse. Dies konnte nur durch die Schaffung geeigneterer Strukturen des Krankenhauswesens oder über eine wirksam organisierte häusliche Betreuung geschehen.

Zu Beginn des 19. Jahrhunderts fanden die Ideen, die Jacques René Tenon 1788 in seinem »Mémoire sur les hopitaux de Paris« entwickelt hatte, noch wenig Anklang. Während er für eine Verkleinerung der Hospitäler und Krankensäle, für die Verteilung auf Pavillons und eine Verlegung hinaus aus den historischen Stadtzentren plädierte, sollte sich das völlig entgegengesetzte, aus Wien stammende Konzept in Europa verbreiten. Joseph II. schuf 1784, nachdem man sich in Frankreich und England umgesehen hatte, mit dem »Allgemeinen Krankenhaus« in Wien den Prototyp des »modernen« Krankenhauses. Entsprechend den Grundsätzen der Rationalisierung, der Säkularisierung – das heißt Verstaatlichung der Stiftungen und Aufhebung der halbklösterlichen Versorgungs- und Pfründneranstalten – und Zentralisierung wurde das Großarmenhaus in ein Krankenhaus mit über 100 Sälen und 2000 Betten umgewandelt.

Konzipiert war es nach medizinischen, durch Fachleute festgelegte Kriterien: Dies waren die Trennung der Kranken nach ihrer Diagnose, besondere Räume für Geschlechtskranke, Tollwütige, Genesende und Gesunde; Schaffung einer Klasse zahlender Patienten (dies hatte man schon gelegentlich in einigen »voluntary hospitals« praktiziert), Belegung der Betten mit nur einem Patienten (im Unterschied zu den Pariser Hospitälern), Belüftungsmöglichkeiten und eine Architektur, die von zwei Seiten den Eintritt von Licht und Luft erlaubte. Dem umgeänderten ursprünglichen Bau hatte man zwei neue Gebäude angefügt, die für eine Gebärklinik und eine Irrenanstalt vorgesehen waren. Die Einrichtung stand unter der Leitung eines Direktors und beschäftigte zwei Professoren (für Medizin und Chirurgie), sechs Ärzte und drei Chirurgen, sowie dreizehn Ärzte und sieben Chirurgen in untergeordneter Stellung.

Erstmals war ein Krankenhaus in einem deutschsprachigen Land zugleich Lehranstalt einer florierenden Universität und wegweisend für die medizinische Forschung: Rokitansky, Skoda, Semmelweis, Billroth und viele andere machten dort die zweite »Wiener Schule« berühmt. Diese Verbindung von medizinischer Praxis, Lehre und Forschung wurde von den deutschen Universitätskliniken übernommen, und auch sonst sollte das Vorbild des Wiener Krankenhauses in Deutschland beträchtlichen Einfluss gewinnen. Natürlich hatte auch hier das Krankenhauswesen mit dem Aufkommen der klinischen Medizin zu Ende des 18. Jahrhunderts den Kranken immer mehr Platz eingeräumt, obwohl es, anders als in Frankreich oder England, keine ausschließlich für sie bestimmte Einrichtung gab. Vor der Jahrhundertwende verbreitete sich das Wiener Modell in den habsburgischen Ländern (hier sind vor allem 1789 Lemberg und Prag zu nennen sowie 1798 das »Ospedale Civile« in Padua) wie auch in Deutschland mit den Krankenhäusern in Bamberg mit 125 Betten, von denen 65 für die Stadtarmen bestimmt waren (1789), und in Würzburg mit 200 Betten in 52 Sälen (1791). Aber erst im Laufe der ersten Hälfte des 19. Jahrhunderts wuchs die Zahl der Krankenhäuser »nach Wiener Art«, wenngleich sie in ihren Ausmaßen bescheidener waren als das Vorbild.

Man war also bereits vor der Französischen Revolution in der Konzeption der Krankenhäuser an einem Wendepunkt angelangt. In Frankreich führte die Revolutionszeit jedoch lediglich zu einem allgemeinen Niedergang der Krankenhäuser, während der alte Hospitaltyp mit seinen verschiedenen Funktionen überlebte. Die napoleonische Herrschaft rationalisierte und säkularisierte zwar das Fürsorgewesen – auch in den annektierten Ländern –, richtete aber so gut wie keine Zivilkrankenhäuser ein. Nach dem Sturz Napoleons griff man bei den neuen Projekten die von Tenon und der Königlichen Akademie der Wissenschaften zu Ende des Ancien Régime vertretenen Ideen wieder auf, insbesondere – im Gegensatz zum Wiener Modell – die Aufgliederung der Krankenhäuser in einzelne Pavillons, um so Infektion und Ansteckung zu vermeiden.

In Großbritannien [26] besaßen die »voluntary hospitals« zu Beginn des 19. Jahrhunderts eine noch unzureichende Aufnahmekapazität. Aber in der Zeit bis 1850 nahmen sie an Zahl und Größe deutlich zu: Abgesehen von den Einrichtungen, die nach dem »Poor Law« ausschließlich für Arme bestimmt waren, besaß London 1840 10 allgemeine und 14 spezialisierte Krankenanstalten, das übrige Land 114 allgemeine Hospitäler; 1861 gab es in England 11 000 Krankenbetten (davon 3000 in London) für 20 Millionen Einwohner sowie mehr als 70 seit 1800 gegründete Spezialkrankenhäuser; daneben entstanden auch erste unabhängige oder mit Hospitälern verbundene Häuser für Rekonvaleszenten. 1901 zählte man 39 184 Betten für England und Wales. Mit Ausnahme des 1854 in Putney gegründeten »Royal Hospital and Home for Incurables« nahm jedoch keine Einrichtung unheilbar Kranke auf, um die sich folglich das Fürsorgewesen kümmern musste. Außerdem schloss der Modus der Krankenhausaufnahme alle aus, die kein Empfehlungsschreiben eines »governor« vorweisen oder eine für ihre Beerdigung ausreichende Geldsumme hinterlegen konnten. Deshalb wurde 1827 durch einen Philanthropen ein für jedermann zugängliches Dispensarium eröffnet, das spätere »Royal Free Hospital«.

Diese Entwicklung des Krankenhauswesens erfolgte zum großen Teil auf Drängen der Ärzte, die den Anforderungen der klinischen Medizin entsprechen wollten. Bedenkt man die Möglichkeiten der Professoren zur persönlichen Bereicherung, da sie von ihren Studenten oft enorm hohe Vorlesungsgebühren verlangten, aber auch die mit der Krankenhaustätigkeit verbundenen intellektuellen und professionellen Chancen, dann ist leicht zu verstehen, dass die Nachfrage weit größer war als die Zahl der Stellen. Und diese war tatsächlich nicht hoch: 1860 arbeiteten von den 15 000 registrierten Ärzten weniger als 1200 in 117 der größten »voluntary hospitals«, und von diesen waren nur 579 selbst für Patienten verantwortlich, während die übrigen Assistenten oder »junior housemen« waren. Um die Stelle eines ehrenamtlichen Arztes oder Chirurgen im Krankenhaus zu erhalten, hatte der Anwärter eine rauhe und lange Strecke zurückzulegen: Über Jahre mussten die »juniors« die Routinearbeit des Krankenhauses und häufig auch die Arbeit ihres Chefs erledigen und zudem in der zweiten Hälfte des Jahrhunderts die Aufgaben des Apothekers übernehmen, dessen Stelle in den meisten Krankenhäusern abgeschafft worden war.

Da sie kaum oder überhaupt nicht bezahlt wurden, fühlten sich immer mehr junge Ärzte ausgebeutet und benachteiligt. Deshalb brachten sie ihre Erfahrung lieber in die Entwicklung von Spezialkliniken für ambulante Patienten ein. Doch in den Krankenhäusern stieß die Einrichtung neuer Spezialstationen lange auf den Widerstand der »great men«, die nicht auf die von ihnen betreuten Betten verzichten und ihre Einnahmen anderen Abteilungen überlassen wollten. Daher gründeten die jungen und ehrgeizigen Spezialisten während des ganzen Jahrhunderts Spezialkrankenhäuser: In London waren es 35 zwischen 1830 und 1870. Sie behandelten vorwiegend Fälle, die von anderen Anstalten abgewiesen wurden, und so entstanden entsprechend der Entwicklung, die schon im 18. Jahrhundert begonnen hatte, zunächst Entbindungsanstalten und Krankenhäuser für Infektions- und Augenkrankheiten (mindestens 19 wurden für Augenkrankheiten zwischen 1808 und 1832 außerhalb Londons gegründet), seit 1851 folgten dann – mit der Gründung des »Liverpool Children's Hospital« – auch Kinderkrankenhäuser (1860 gab es schon mindestens 12). Da die neuen Spezialisten einem Mangel abhalfen, konnten sie viele reiche Geldgeber gewinnen und wurden bald zu einer Konkurrenz für die normalen Krankenhäuser sowie für die Privatpraxis von Ärzten und Chirurgen – dies um so mehr, als die wissenschaftliche Entwicklung ihnen erlaubte Dienste anzubieten, in deren Genuss die Patienten sonst nirgends gelangen konnten.

Im Unterschied zu den »voluntary hospitals« wurden die Spezialkrankenhäuser von Ärzten gegründet und kontrolliert, denen Laien zur Seite standen, und nicht umgekehrt. Auch diese Ärzte suchten nach Förderern, räumten ihnen aber keine Rechte ein, sondern behielten sich die Patientenauswahl selbst vor. Nach und nach begann man auch damit, Patienten, die dazu in der Lage waren, bezahlen zu lassen. Das baute Vorurteile ab und entzog zugleich den Allgemeinärzten einen Teil ihrer Patienten. Trotz der Kritik zahlreicher Ärzte, die sich in ihren Überzeugungen verletzt fühlten oder einfach um ihren Vorteil fürchteten, ermöglichten diese Einrichtungen große Fortschritte in den medizinischen Techniken und Kenntnissen, die später auch in den Unterricht und die Praxis der »voluntary hospitals« einbezogen wurden.

Während sich solchermaßen die Krankenhauspraxis änderte, wurde seit den 1860er Jahren auch die Verwaltung der allgemeinen Krankenhäuser zwischen Medizinern und Laien aufgeteilt, die jeweils die Verantwortung für ihren eigenen Bereich übernahmen. Dies bedeutete einen großen Schritt auf dem Weg zur Professionalisierung der Ärzte, auch wenn das »house committee« (das die »governors« aus ihren eigenen Reihen ernannte) weiterhin die oberste Instanz blieb. Außerdem kamen die Mittel der »voluntary hospitals« nicht länger ausschließlich von privaten Förderern, sondern dank der »Poor Law Amendment Act« von 1834 konnten auch die »Boards of Guardians« einen Beitrag leisten, der sie berechtigte, ihre armen Patienten dorthin zu schicken, was die Versorgung von akut Kranken erleichterte. Die geringen Aufnahmekapazitäten veranlassten in der zweiten Hälfte des Jahrhunderts die Entstehung kleiner »cottage hospitals« in ländlichen Gebieten, von denen 180 zwischen 1859 und 1880 mit Hilfe von Legaten oder Spenden gegründet wurden. Sie unterstanden der Verwaltung eines örtlichen Komitees, besaßen jedoch im Unterschied zu den anderen Hospitälern keinen festen Ärztestab. Immerhin konnten die Allgemeinmediziner ihre Patienten dorthin zur Behandlung oder Operation schicken, was ihr eigenes Ansehen hob und ihnen die Gelegenheit gab, auch schwierige chirurgische Fälle zu übernehmen.

Hier bezahlten die Kranken für ihre Pflege je nach ihren Möglichkeiten und der Art ihrer Behandlung, sehr zur Genugtuung der Ärzte, da viele allgemeine Krankenhäuser auch zahlungskräftige Patienten kostenlos behandelten, wenn sie ihnen von den Förderern geschickt wurden. Dieser »Missbrauch der Wohltätigkeit« bestand vor allem in London auch weiterhin, da manche Patienten zwar einen Allgemeinmediziner hätten bezahlen können, nicht aber die Privatkonsultationen in den großen Krankenhäusern, in die sie aus medizinischem Interesse an ihrem Fall aufgenommen wurden. In den 1890er Jahren allerdings trafen viele Londoner Krankenhäuser Vorkehrungen, um die Zahl der ambulanten Patienten zu kontrollieren, und nahmen nun auch zahlende Kranke auf.

Trotz gewisser Überschneidungen unterschieden sich diese Krankenhäuser von den zahlreicheren, den Armen vorbehaltenen »workhouses«, einer Art Arbeitshäuser, die sich infolge der »Poor Law Amendment Act« von 1834 sprunghaft vermehrt hatten. Ziel dieses Gesetzes war es, die häusliche Krankenbetreuung zu verringern oder gar abzuschaffen: Die Zahl der in diesen Häusern betreuten Kranken stieg bis 1861 von 10 000 auf 50 000. Sie waren einer obersten »Poor Law Commission« unterstellt, die aber tatsächlich wenig Einfluss auf die örtliche Verwaltung, die »Boards of Guardians«, hatte. Diese setzten sich aus bescheidenen, von den Steuerzahlern gewählten Honoratioren zusammen, deren oberste Sorge es war, die Ausgaben möglichst zu begrenzen und so ihre Wähler zu schonen. Das Wachstum der gesamten, vor allem der armen Bevölkerung begünstigte die Zunahme der Arbeitshäuser, zumal die »voluntary hospitals« die Kategorien der aufgenommenen Kranken zunehmend einschränkten. Vor allem in London versorgten die Einrichtungen des »Poor Law« die Mehrzahl der kranken Kinder, der Geisteskranken, Epileptiker und der an Tuberkulose, Geschlechtskrankheiten und chronischen Krankheiten leidenden Patienten.

1866 allerdings brachte eine Enquete zutage, wie sehr die in diesen Häusern behandelten Kranken gegenüber jenen benachteiligt waren, die in den »voluntary hospitals« Aufnahme fanden: Sie mussten zum Teil auf dem Boden liegen, waren ohne Rücksicht auf ihre verschiedenen Krankheiten und unter gefährlichen hygienischen Verhältnissen zusammengepfercht und dergleichen mehr. Das Pflegepersonal war notorisch unzureichend: In den 40 Arbeitshäusern von London hatten 142 angestellte Krankenschwestern – die meisten davon ohne Ausbildung – 21 150 Patienten zu betreuen, und ebenso verhielt es sich im übrigen Land. Die angestellten, aber nur stundenweise arbeitenden Ärzte waren der zentralen Leitung und den »Guardians« unterstellt, was ihren Handlungsspielraum einschränkte. Daraus ergaben sich Konflikte, zumal die Letzteren noch dem Prinzip der »less-eligibility« folgten, nach dem die Insassen keine besseren Lebensbedingungen als die am schlechtesten bezahlten Arbeiter genießen dürften. Dies stand in krassem Widerspruch zu den neuen medizinischen Vorstellungen der Ärzte, die häufig in den »voluntary hospitals« ausgebildet worden waren, wo man die akut Kranken im Interesse der medizinischen Ausbildung behandelte.

Die Enquete von 1866 führte zur »Metropolitan Poor Act« von 1867, die zwar nur für London galt, aber dennoch einen wesentlichen Schritt in Richtung auf die »National Health Act« darstellte, die rund 80 Jahre später erlassen wurde: Zum ersten Mal wurde die Bereitstellung von Armenkrankenhäusern als Pflicht des Staates anerkannt. Diese »Act«, die die häusliche Krankenbetreuung völlig abschaffen sollte, wandelte die »Boards of Guardians« von London in Krankenasyle (»sick asylum districts«) um. Bald allerdings wurde dieses Projekt aus ökonomischen Gründen auf die Einrichtung von Krankenstationen reduziert, für die man jeweils ein Arbeitshaus pro »metropolitan union« bestimmte: 1883 gab es in London 27 derartige Krankenstationen, 1896 wurden dort rund 11 000 Patienten behandelt. Im selben Jahr wurden im ganzen Land 22 100 Patienten in diesen selbständigen Krankenstationen betreut und 36 450 in den gewöhnlichen Arbeitshäusern.

Im Unterschied zu den Arbeitshäusern – wie auch zu den »voluntary hospitals« – wurden die meisten neuen Krankenstationen von einem promovierten Arzt geleitet, der die beständige medizinische Aufsicht hatte und dem ein Assistent, zumeist ein junger Allgemeinarzt, zur Seite stand. Der große Unterschied zu den anderen Krankenhäusern aber blieb das Fehlen der Pflege. Da dieses System nicht ausreichte, um alle armen Kranken zu versorgen, vermehrte man die Dispensarien nicht nur in London, sondern auch außerhalb. Zudem konnte von den »Boards of Guardians« eine häusliche Krankenbetreuung bewilligt werden, wenn sie die Betroffenen für würdig hielten. Dies war meist dann der Fall, wenn diese einem Unterstützungsverein (»provident dispensary« und »sick club«) angehörten, der von den »Boards« finanziell unterstützt wurde. Dennoch ging die häusliche Krankenbetreuung zwischen 1871 und 1900 zurück, und mit der wachsenden Mitgliederzahl der Unterstützungsvereine war auch die Zahl der in den Dispensarien behandelten Patienten zu Ende des Jahrhunderts rückläufig. Diese Politik erlaubte zwar auf kurze Sicht Einsparungen, aber die Absicht, die Anwendung des »Poor Law« auf die wirklich Bedürftigen zu beschränken, war gescheitert; außerdem war ein Teil der für die häusliche Krankenbetreuung bestimmten Mittel von den Einrichtungen des »Poor Law« auf die »voluntary hospitals« übergegangen. Trotz dieser Interferenzen – die dem öffentlichen Krankenhaus den Weg ebneten – stellte das englische System mit seinen zwei Arten von Krankenhäusern in Europa eine Besonderheit dar.

Auch in Frankreich[27] nahm die Zahl der Krankenhäuser im 19. Jahrhundert merklich zu, aber lange gab es in der Praxis noch keine klare Unterscheidung zwischen Hospiz und Krankenhaus: Unter den 1270 im Jahr 1847 gezählten Hospitälern (1869 waren es 1557, 1898 dann 1684) waren auch gemischte Einrichtungen. In Paris beherbergten in den 1830er Jahren rund 30 Hospitäler 20 000 Kranke. 1851, als sich die Bevölkerung fast verdoppelt und eine Million überschritten hatte, zählte man 82 323 Aufnahmen. Vor der Jahrhundertwende wurden mindestens 10 eigentliche Krankenhäuser gegründet, darunter das neue Hôtel-Dieu, Laennec, Bichat und Broussais. Im ganzen Land stieg die Bettenzahl der öffentlichen Krankenhäuser zwischen dem ausgehenden 18. und dem Ende des 19. Jahrhunderts von 100 000 auf 200 000, die Patientenzahl von 520 000 im Jahr 1853 auf 625 000 im Jahr 1901, und die durchschnittliche Zahl der im Krankenhaus behandelten Personen von 85 431 im Jahr 1861 auf 120 359 im Jahr 1898. Da aber unklar bleibt, wie viele davon wirklich »Kranke« waren, kann kein schlüssiger Vergleich mit England angestellt werden.

Verwaltung und Finanzierung waren Aufgabe der Gemeinde oder des Departements, der Staat mischte sich nicht ein. Dies trug mit zu der völlig willkürlichen territorialen Verteilung der Anstalten bei. Die Unterscheidung zwischen Krankenhaus und Hospiz setzte offiziell erst 1851 ein, wurde aber bis 1899, vor allem in den kleinen Einrichtungen, keineswegs immer angewandt. Genau wie in England verweigerten die »hôtels-Dieu« bestimmten Kranken die Aufnahme, so dass man Spezialkrankenhäuser gründen musste. Darunter waren das erste Kinderkrankenhaus in Europa, das 1802 in Paris eröffnet wurde, sowie einige Anstalten für Geisteskranke, für Rekonvaleszente und Infektionskrankheiten. Aber diese Bewegung, die ohnedies fast nur Paris betraf, erreichte bei weitem nicht denselben Umfang wie jenseits des Kanals.

Im Unterschied zu England blieb es in Frankreich das ganze Jahrhundert über ein Beweis von Armut, wenn man sich um einen Platz im Krankenhaus bemühte, da die Aufnahme in den meisten Fällen von einem Armutszeugnis abhängig war. Auf Grund des 1793 (im Jahr II) beschlossenen Gesetzes über das »domicile de secours« belegten die städtischen Armen alle Plätze; erst mit dem Gesetz vom 15. Juli 1893 über die kostenlose medizinische Versorgung fanden alle Armen in den Krankenhäusern Aufnahme, wenn sie nicht zu Hause behandelt werden konnten. Die Kosten mussten die Gemeinde, das Departement oder der Staat tragen; dennoch blieb die Diskriminierung bestimmter Krankheiten bestehen. Obwohl das Krankenhaus vor allem – und aus Prinzip – für die Allerärmsten bestimmt war, wurden doch im Laufe des Jahrhunderts zunehmend auch zahlende Patienten aufgenommen, die allerdings 1848 nur 4,6 % der Betten belegten; in diesem Fall mussten die Familie, der Arbeitgeber oder ein Unterstützungsverein die Kosten für den Aufenthalt übernehmen.

Trotz seiner archaischen Strukturen war das Krankenhaus der Ort, an dem sich im Laufe des Jahrhunderts die »moderne« Medizin entwickelte. Hier erreichten die Krankenhausärzte ein moralisches und gesellschaftliches Ansehen, das sich deutlich von dem unterschied, das ihnen ihre Rolle als Wohltäter im Ancien Régime eingebracht hatte; allerdings wurden ihre Dienste in den meisten Städten noch bis zum Beginn des 20. Jahrhunderts nicht immer bezahlt, und wenn, dann mit einer sehr bescheidenen Pauschalvergütung. Wie in England waren diese Stellen vor allem aus Prestigegründen gefragt; sie verschafften den Inhabern Patienten und machten sie bekannt. Während des Konsulats und Empire wurden die Stellen durch das Innenministerium vergeben, seit 1821 durch den Präfekten und nach 1851 von den Krankenhausverwaltungen, wobei die Wahl auf die Preisträger der Auswahlverfahren (»concours«) um die Assistenzarztstellen fiel, denn die Stellenbesetzung auf diesem Weg wurde mehr und mehr üblich. Im Verhältnis zur Zahl der Betten war die der Krankenhausärzte noch geringer als in England: 1851 waren es 2167, davon 1552 Ärzte und 615

Chirurgen, und auch 1898 erreichte ihre Gesamtzahl nur 3368. Der Chefarzt besaß absolute Macht über die materielle Ausstattung, das Personal und die Assistenten. Er gehörte zu den Honoratioren und führte eine Privatpraxis, was verständlich macht, dass die Konkurrenz um diese Posten hart war und diese Ämterhäufung von den übrigen Ärzten bekämpft wurde.

Mit dem wissenschaftlichen Fortschritt nahmen die Zahl, die Spezialisierung und die technische Ausrüstung der Stationen zu, wenn auch sehr unterschiedlich je nach Anstalt. Die steigenden Ausgaben für die materielle Ausstattung – vor allem in der zweiten Jahrhunderthälfte –, die Kosten für Medikamente und Personal zwangen die Krankenhäuser, nach neuen Geldquellen zu suchen, zumal ihre früheren Einkünfte, besonders die aus dem Immobilienbesitz, zurückgingen. Dieser hatte bereits durch die Verstaatlichung während der Revolution gelitten und bekam den Niedergang der individuellen Wohltätigkeit zu spüren, die sich mehr den privaten Einrichtungen zuwandte. Die Unterstützung durch den Staat besaß aufgrund des herrschenden Liberalismus nur noch symbolischen Wert. So blieben lediglich die Zuschüsse der Gemeinden (1847 machten sie ein Sechstel der Einkünfte der Krankenhäuser aus), die Staatsanleihen, die dank des Verkaufs von ungenutztem Grundbesitz erworben wurden und eine ausgezeichnete Rendite brachten, und schließlich die Gebühren für den Krankenhausaufenthalt, die im Laufe des Jahrhunderts einen steigenden Anteil des Budgets ausmachten. Der Tagessatz wurde je nach der finanziellen Lage der Patienten festgelegt; dennoch waren 1893, als das Gesetz über die kostenlose ärztliche Behandlung die Bezahlung des Aufenthalts zur Pflicht machte, die von den Präfekten angesetzten Preise zu niedrig, um Erträge abzuwerfen.

Abgesehen von Paris, wo die Krankenhäuser seit 1849 dem Direktor der »Assistance publique de Paris« (einem durch das Innenministerium ernannten Beamten) unterstellt waren, und im Unterschied zu den völlig unabhängigen englischen Krankenhäusern kontrollierten seit 1796 die Stadtverwaltungen die Krankenhäuser durch eigens dafür ernannte Kommissionen. Seit 1879 wurden zwei der Kommissionsmitglieder vom Stadtrat gewählt, die drei übrigen vom Präfekten nominiert. Ähnlich wie die Förderer in

England waren diese Verwalter örtliche Honoratioren, was sich an der verbesserten Moral und Disziplin der Krankenhäuser zeigte, die sie leiteten und deren inneren Betrieb sie überwachten. Die privaten Einrichtungen waren bis 1892, als sie ohne Einschränkungen gegründet werden konnten, vom Staat autorisiert, aber auch reguliert und überwacht und bis zum Beginn des 20. Jahrhunderts mehr für Arme als für Kranke bestimmt.

Die Entwicklung des Krankenhauswesens in Deutschland[28] entspricht stärker dem französischen als dem englischen Muster: Wie in Frankreich überlebte das Hospiz noch lange trotz der Gründung »moderner« Anstalten, die ausschließlich für Kranke bestimmt waren. Einige von ihnen folgten dem Wiener Modell, so Fulda (1810), München (1813), Hamburg (1823), Erlangen (1824), Freiburg (1829), Stuttgart (1828), Hannover (1832), Frankfurt (1839), Nürnberg (1845), Bremen (1851), Elberfeld (1863) und Siegen (1863). Nicht zu vergessen die »neue« Berliner Charité, die 1834 die alte erweiterte, 1854 durch eine Entbindungsanstalt ergänzt wurde und 1870 insgesamt 13 Stationen umfasste (unter anderem für Pädiatrie und Psychiatrie). In Preußen stieg die Zahl der Krankenhäuser zwischen 1822 und 1855 von 155 auf 681, bis 1871 auf 942 und schließlich 1913 auf 1042. Die jeweilige Aufnahmekapazität schwankte allerdings zwischen 10 und mehr als 1000 Betten. Die Zahl der behandelten Patienten wuchs von 87 792 im Jahr 1846 (55 : 10 000 Einwohnern) auf 210 969 im Jahr 1877 (über 80 : 10 000) und 1 534 209 im Jahr 1913 (368 : 10 000), wurde also in weniger als 70 Jahren um das Siebzehnfache größer: Dies ist eine beachtliche Zunahme, selbst wenn man das Bevölkerungswachstum bedenkt. Ebenso verhielt es sich im übrigen Reich, wo das Verhältnis der in den allgemeinen Krankenhäusern behandelten Patienten zur Gesamtbevölkerung von 93 : 10 000 im Jahr 1877 auf 364 : 10 000 im Jahr 1913 stieg, während sich die Zahl der Betten von 75 000 auf fast 290 000 erhöhte.

Obwohl medizinische Gesichtspunkte in den für die Neugründungen oder Renovierungen vorgelegten Gutachten eindeutig an erster Stelle standen, konnten sich die Anstalten – darunter auch solche, die als reine Krankenhäuser ausgewiesen waren – nicht übergangslos ihren alten karitativen Verpflichtungen entziehen. Sie nahmen weiterhin bestimmte unheilbar Arme auf, was wie in Frankreich die Angaben über die Zahl der behandelten Personen relativiert und deshalb keinen Vergleich mit England erlaubt. Außerdem verbergen sich hinter den Gesamtzahlen bedeutende regionale Unterschiede. In Baden war zumindest bis 1850 das Krankenhauswesen kaum entwickelt: Es gab wenig Betten für Kranke, es fehlte an Wäsche, Mobiliar und fast völlig an medizinischem Material, so dass die Anstalten oft nicht einmal ihre Aufnahmekapazität voll ausnutzen konnten.

Doch im Ganzen gesehen nahm der Anteil der heilbaren Kranken zu. Mehr dem englischen als dem französischen System entsprach die starke Nachfrage der unteren Gesellschaftsschichten, zu denen nicht nur die öffentlich unterstützten Bedürftigen gehörten, sondern auch die Erwerbstätigen, die durch Krankheit in vorübergehende Armut geraten waren. Diese Nachfrage gab den entscheidenden Anstoß zur Entwicklung der Krankenhäuser, während die Medizin selbst bis gegen Ende des Jahrhunderts in der Therapie auf der Stelle trat, was auf die möglichen zahlungsfähigen Patienten nicht gerade ermutigend wirkte. Operationen an vermögenden Kranken wurden in den letzten Jahrzehnten des Jahrhunderts noch in Gasthöfen oder zu Hause durchgeführt.

Im Unterschied zu England nahmen die Einrichtungen für Unterricht und Forschung einen so bescheidenen Platz im gesamten Krankenhauswesen ein, dass medizinische Gründe für die Entwicklung der Krankenhäuser, wie Reinhard Spree feststellt, nur sekundär waren. Daher rührten das Aufblühen der klinischen Universitätsinstitute und der Erfolg der Poliklinik. In Baden zum Beispiel war bis Mitte des 19. Jahrhunderts nur ein Viertel der Anstalten den Kranken vorbehalten, und von diesen konnte wiederum nur 1 % zwischen 50 und 100 Patienten aufnehmen, während die übrigen zu wenig Betten hatten, um eine effiziente klinische Medizin zu ermöglichen. Ebenso verhielt es sich bei den Einrichtungen mit mehreren Funktionen, deren Bettenzahl für Kranke sehr gering war.

Ein Großteil der Krankenhausfinanzierung wurde von der Armenpflege geleistet: Im Krankenhaus mussten nicht nur die ansässigen Armen auf Anordnung der Armenkommissionen oder

Armenärzte aufgenommen oder ambulant behandelt werden, sondern seit 1842 verpflichtete in Preußen ein Gesetz über den Unterstützungswohnsitz die Gemeinden auch zur Behandlung ortsfremder Kranker, wenn sie dort gearbeitet hatten und nicht in der Lage waren, ihre Behandlung zu bezahlen. Dieser Grundsatz wurde von den meisten anderen deutschen Staaten übernommen und sicherte eine kommunale und medizinische Überwachung der entsprechenden Gruppen. Sie waren jedoch so zahlreich, dass die Gemeinden fast ebenso viele Krankenhausaufenthalte finanzieren mussten wie der Staat, die Orden und die Wohltätigkeitsorganisationen zusammen. Im Allgemeinen leisteten die Unterstützungsfonds (Armenkasse, staatliche und kommunale Fürsorge) einen wesentlichen Beitrag, der erst zu Ende des Jahrhunderts zurückging. In dieser Hinsicht hatten – wie in Frankreich – die Krankenhäuser, abgesehen von den ganz wenigen akademischen, bis zum Beginn des 20. Jahrhunderts den Hospizcharakter noch nicht völlig verloren, sosehr sie vermehrt und unbestreitbar modernisiert worden waren.

Bedeutende Einnahmen brachte eine Art von Krankenhaus-Versicherung in der Form von Pflichtbeiträgen für Dienstboten, Gesellen sowie handwerkliche und industrielle Hilfsarbeiter (die »labouring poor«), die diesen das Recht auf Behandlung in den eigenen »Krankeninstituten für Dienstboten und Gesellen« sicherten. Die von den Meistern verwalteten Handwerkerinstitute entschieden über die Aufnahme und zahlten die Kosten für die Behandlung aus den Beiträgen, allerdings nicht bei unheilbaren und venerischen Krankheiten. Die Institute für Dienstboten hatten unterschiedliche Regelungen, entweder zahlten die Arbeitgeber einen Anteil, oder die Beiträge gingen allein zu Lasten der Angestellten; im Unterschied zu den Handwerksinstituten verwalteten sie sich nicht selbst, sondern hatten mehr den Charakter einer städtischen Zwangskasse, die unmittelbar der Polizeigewalt unterstand.

Diese Form der Krankeninstitute – durch den Zwang und die Organisation Vorläufer der Pflichtversicherung – trug bis in die 1880er Jahre wesentlich zur Finanzierung der Krankenhäuser bei und entlastete die Gemeinden. So wurden etwa im Allgemeinen Krankenhaus von Bamberg während des 19. Jahrhunderts mehr als die Hälfte, ja sogar drei Viertel der Behandlungstage von dieser

Seite finanziert; das Gleiche belegt eine Studie über die Jahre 1827/28 für Würzburg. Nach 1883/84 wurden die Kosten von den Kranken- und Unfallversicherungen übernommen, die den Großteil der Krankenhausfinanzierung deckten, auch wenn diese Beteiligung vor der Jahrhundertwende nur ungefähr 10 % ihrer Leistungen ausmachte.

Insgesamt war im 19. Jahrhundert die Sozialgesetzgebung entscheidend für die Expansion der Krankenhäuser, die einen Teilbereich der allgemeinen Fürsorgereform darstellten. Dennoch bildeten die Armen und bedürftigen Arbeiter während des ganzen Jahrhunderts die eigentliche Klientel der Krankenhäuser; erst in den allerletzten Jahren kamen durch die Fortschritte der Chirurgie, der Therapien und der Ausbildung des Pflegepersonals auch höhere Gesellschaftsschichten hinzu. In ihrer Verwaltung wurden die seit der Reformation säkularisierten und den Gemeinden unterstellten Hospitäler immer stärker vom Staat kontrolliert, so etwa in Preußen seit 1866 durch die Kreisphysici. Andere Staaten ahmten dieses Beispiel nach, wenn sie nicht bereits ähnliche Einrichtungen besaßen.

Die Rolle und die Stellung der Ärzte im Krankenhaus änderten sich mit der Erweiterung der medizinischen Aufgaben der jeweiligen Einrichtungen. Auf den Stadtphysicus, der gelegentliche oder auch regelmäßige Besuche machte, folgten um die Wende vom 18. zum 19. Jahrhundert die angestellten »dirigierenden Ärzte«, von denen jeder eine Station leitete. Sie waren zu regelmäßigen Visiten verpflichtet, operierten, kümmerten sich um Notfälle und waren für das Pflegepersonal verantwortlich, behielten aber ihre Privatpatienten außerhalb des Krankenhauses. In den größten Anstalten stellte man auch Assistenz- oder Sekundärärzte ein, die ihrerseits keine Privatpraxis haben konnten. Sie wurden vom Krankenhaus bezahlt, mussten auch dort wohnen, waren seinem Reglement unterworfen und zur ständigen Überwachung des Pflegepersonals verpflichtet – teilten also das Los ihrer englischen und französischen Kollegen. Ende des 19. Jahrhunderts zwang die Entwicklung die »dirigierenden Ärzte« dazu, ihre Privatpraxis in das Krankenhaus zu verlegen, dessen Direktion sie zugleich übernahmen.

Vergleicht man die drei bisher untersuchten Länder, dann zeigten sich Unterschiede in den finanziellen Antriebskräften für die Entwicklung des Krankenhauswesens: In England beschränkte sich die öffentliche Fürsorge auf die Arbeitshäuser, während sie in Frankreich und Deutschland einen wesentlichen Teil der allgemeinen Krankenhausfinanzierung ausmachte. Dagegen hatte die private Wohltätigkeit entscheidende Bedeutung für die »voluntary hospitals«, auch wenn sie zum Teil durch die Bezahlung der Patienten ersetzt wurde; in den beiden anderen Ländern spielte sie dafür so gut wie keine Rolle. Die Bezahlung durch die Patienten mit Hilfe der Unterstützungskassen blieb in Frankreich die Ausnahme, während in Deutschland eine Pflichtversicherung für die unterste Arbeiterklasse zur Regel wurde.

Anders als in Frankreich und vor allem in England scheint die Spezialisierung der Krankenhäuser in Deutschland, abgesehen von einigen privaten Kinderkliniken, frühestens zu Ende des 19. Jahrhunderts eingesetzt zu haben. Berlin war ein Sonderfall, da die 1830 in der Charité eröffnete Kinderklinik nur eine Unterabteilung des Krankenhauses war. Die Privatkliniken, überwiegend Kur- und Nervenheilanstalten von sehr bescheidenen Ausmaßen, die sich erst seit den 1880er Jahren entwickelten, waren von ganz anderer Art, da hier der »Komfort« und nicht die Therapie im Vordergrund stand. Zahlende Privatpatienten scheinen in den öffentlichen Krankenhäusern noch seltener gewesen zu sein als in Frankreich und England. Dafür hatte der Einfluss der Ärzte in allen Einrichtungen zugenommen.

In Russland[29] waren die wenigen großen Hospitäler – das erste wurde 1707 in Moskau gegründet – fast ausschließlich für das Militär bestimmt und in ihrer Aufnahmekapazität selbst dafür notorisch unzureichend. In St. Petersburg blieb diese Situation in der ersten Hälfte des 19. Jahrhunderts unverändert, trotz des unter Katharina II. neuerrichteten Kalinkin-Hospitals für Geschlechtskrankheiten (1778) und des Obuchov-Hospitals (1784) für 400 Kranke. Die besten Krankenhäuser waren der Armee vorbehalten, und jene der Gardeoffiziere glichen den schönsten im Westen gebauten Einrichtungen dieser Art. Nur das mit kaiserlichen Mitteln unterhaltene Armenkrankenhaus übertraf sie noch. Die anderen Hospitäler in St. Petersburg waren schlecht gelegen und überfüllt und benötigten dringend eine innere Reform. Wenngleich die Lage in Moskau dank privater Stiftungen besser war, reichten die Stationen schon in normalen Zeiten kaum aus und platzten selbst bei sehr begrenzten Epidemien aus allen Nähten.

In der ersten Jahrhunderthälfte entstanden in beiden Hauptstädten Krankenhäuser für Geisteskranke und Kinder, Augen- und Ohrenleiden sowie Orthopädie, aber ihre deutschen Namen lassen vermuten, dass es sich um private Einrichtungen handelte. 1866 wurde in St. Petersburg das Alexander-Krankenhaus für 600 Patienten eröffnet. Nach Abschaffung der Leibeigenschaft (1861) war es für die arbeitende Bevölkerung bestimmt und übernahm erstmals in Russland die Pavillonanlage; Riga folgte 1873. Dem Beispiel St. Petersburgs folgend, gründete das Moskauer Gouvernement 1845 ein Hospital für Wanderarbeiter, das mit Abgaben finanziert wurde, welche diese jährlich entrichten mussten. Da dieses System nicht zur Kostendeckung ausreichte, wurde es auf andere einkommensschwache Gruppen ausgedehnt und 1890 Pflicht für alle Angestellten, kleinen Handwerker, Dienstboten und Krämer, die sich als Gegenleistung in vier städtischen Krankenhäusern kostenlos behandeln lassen konnten. Dieses System »nach deutscher Art« konnte jedoch nicht gut funktionieren, da die Mehrheit der betroffenen Bevölkerung sich den Abgaben entzog. Im Übrigen verpflichtete ein Erlass von 1866 die Fabrikbesitzer, Werkskrankenhäuser (mit einem Bett für je 100 Arbeiter) einzurichten, eine Maßnahme, die von anderen Großstädten übernommen wurde. Doch auch hier wurde das Gesetz meist unterlaufen, so dass die ambulante Behandlung und die Dispensarien (vor allem seit 1880) de facto die besten Mittel zur Sozialisierung der städtischen Medizin blieben.

Abgesehen von den stark an westlichen Vorbildern orientierten Hauptstädten existierten vor der Schaffung der Semstwos (1864) in den Gouvernementstädten des europäischen Russland Hospize mit manchmal mehr als 300 Betten, die Alte, unheilbar Kranke, Waisen, Irre und an ansteckenden Krankheiten Leidende in drangvoller Enge und unter schrecklichen hygienischen Zuständen beherbergten: Es gab keinerlei Trennung, nicht einmal nach Geschlechtern. Bei den Kranken handelte es sich nicht um Arme, sondern um wenig bemittelte Städter, die für ihren Aufenthalt monatlich bezahlten. An der Spitze dieser Einrichtungen stand ein Chefarzt, der zusätzlich mit der gesamten Gesundheitsorganisation der Provinz betraut war. Die Hospize waren von Philanthropen gegründet worden und befanden sich im Besitz von Privatleuten, von Unternehmern oder Gesellschaften. In kleinerem Maßstab (10 bis 25 Betten), aber in einem womöglich noch verkommeneren Zustand, fanden sich diese »Sterbehäuser« auch in den Distriktstädten. Der Distriktarzt und der Stadtarzt trugen die Verantwortung für sie, übernahmen aber zusätzliche gerichtsärztliche und gesundheitspolizeiliche Aufgaben und mussten schließlich noch Privatpatienten betreuen, um überleben zu können. Folglich wurde die Behandlung der Kranken zum größten Teil von den Feldscheren übernommen. Die Patienten waren Leute in ärmlichen Verhältnissen und Bauern, die nur im Notfall zur Behandlung kamen und die gleichen Gebühren bezahlen mussten wie in den Gouvernementstädten.

Nach der Großen Reform übernahmen die Semstwos von den »Prikasen« (zentralen Wohlfahrtsämtern) 351 Einrichtungen mit 6200 Betten für die Gouvernementstädte und 5100 Betten für die Distriktstädte; der Übergang in die neue Verantwortlichkeit zog sich bis 1870 hin. Ausgenommen waren die Krankenhäuser der beiden Hauptstädte, die 1864 den Stadtverwaltungen übertragen wurden. Die von den Semstwos übernommenen Einrichtungen befanden sich in einem derart schlechten Zustand, dass für ihre Instandsetzung beträchtliche Ausgaben nötig waren. Da die städtischen Patienten der alten Gouvernementkrankenhäuser nicht unter ihre Zuständigkeit fielen, protestierten die Semstwos: Diese Anstalten, die ihnen selbst gar nicht zugute kamen, kosteten viel, denn die Kapitalerträge der »Prikasen« und die Bezahlung der Behandlung durch die Patienten reichten nicht für ihre Unterhaltung aus.

Eigentlich sollten diese Häuser den Ärzten die Möglichkeit bieten, zu Beginn oder im Lauf ihrer Karriere zusätzliche Erfahrungen zu sammeln. Außerdem sollte das Hilfspersonal (Hebammen, Feldschere und andere) für die Arbeit in den Distrikten ausgebildet werden. Und schließlich sollten sie Medikamente, Impfstoffe, Instrumente und eine Bibliothek mit medizinischen Blättern und Zeitschriften bereitstellen. Doch dies blieb bis auf einige wenige, umfassend erneuerte Krankenhäuser ein Wunschtraum. Da die Anstalten den Bauern nichts nutzten, jedoch die Budgets der Semstwos auf Kosten der Distrikte belasteten, wurde die Zahl der Betten zwischen 1890 und 1898 im Durchschnitt um 14 % gesenkt.

Auf der nächst niedrigeren Ebene hatten fast alle Distrikte ein kleines Hospital zu übernehmen und sahen sich mit dem gleichen dringenden Problem der Instandsetzung konfrontiert. Trotz gewisser Unterschiede zwischen den Distrikten verdoppelte sich die Zahl der Betten von 1870 (5100 Betten in 303 Hospitälern) bis 1890 (11 702 Betten in 325 Hospitälern) und blieb dann bis zum Ende des Jahrhunderts stabil. 1910 kamen 4,8 Betten auf jeweils 10 000 Einwohner. Da es sich um städtische Einrichtungen mit begrenzter Aufnahmekapazität handelte, konnten sie dem Bedarf auf dem Land nicht abhelfen; außerdem blieben Pflege, Unterbringung und Verpflegung meist erbärmlich schlecht. In dem Semstwo von Twer beschlossen die Ärzte 1885, dass Kranke, die nicht zahlen konnten, von ihren Familien verpflegt werden oder sich selbst durchschlagen müssten, notfalls mit Betteln. Unter diesen Umständen nimmt es nicht wunder, dass viele Betten unbelegt blieben, was wiederum die Obrigkeit dazu veranlasste, Bedürftige und unheilbar Kranke aufzunehmen, um dieses Fiasko zu verschleiern.

Diese Missstände erklären, warum hier und dort Krankenstationen oder Dispensarien eröffnet wurden, gewöhnlich in der Nähe der Wohnung eines Arztes, der eine kleine Summe erhielt, um sie dort einzurichten, wo es ihm passte. Einige Betten waren für Syphiliskranke bestimmt, die Einzigen, die die Semstwos wegen der Ansteckungsgefahr gezwungenermaßen kostenlos behandeln mussten. Die Bauern kamen lieber dorthin als in die Krankenhäuser, um sich von den Feldscheren behandeln zu lassen, und die Semstwos hofften, auf diesem Weg die Epidemien zu bekämpfen und die Hygiene zu propagieren. Aber die für die einzelnen Konsultationen zugebilligte Zeit war für eine erfolgreiche Behandlung zu kurz, außerdem fanden sie – mit Ausnahme der leistungsstarken Dispensarien in Moskau – in ungesunden und winzigen Räumen statt, was die Ansteckungsgefahr nur erhöhte. Deshalb wundert es nicht, dass die Semstwo-Ärzte versuchten, eigene Hospitäler für ihre Dörfer zu bekommen.

Seit den 1880er Jahren nahm die Zahl der kleinen Hospize gegenüber den Dispensarien beträchtlich zu: 1870 gab es in den Dörfern 1500 Betten in 175 Hospitälern, 1890 waren es 8618 in 688 derartigen Einrichtungen. Anfangs waren diese Dorfkrankenhäuser zumeist in Isbas untergebracht und verfügten über nur wenige Betten und eine rudimentäre Ausstattung: Der Arzt entschied über die Aufnahme des Kranken, wenn er nicht zu Hause behandelt werden konnte. Später unterstützten die Großgrundbesitzer den Bau von dörflichen Krankenhäusern, von denen manche gute Erfolge zu verzeichnen hatten. Meist aber waren sie klein und ungünstig untergebracht und glichen mehr einer Kaserne; sie vereinigten im gleichen Gebäude das Dispensarium, die Apotheke, die Unterkünfte für das Pflegepersonal und andere Einrichtungen. Nach und nach wurden die Gebäude durch die Zusammenarbeit der Ärzte und der Semstwo-Räte verbessert und außerhalb der Dörfer und Städte angesiedelt. Dennoch war 1885 die Lage immer noch kritisch: Nur 9 von 30 Gouvernementstädten sahen für die medizinische Versorgung ein Budget vor, das Hospitälern und Dispensarien ein ordentliches Arbeiten erlaubte; von den 322 Distriktstädten besaßen 279 überhaupt kein Budget für die Krankenfürsorge. Trotzdem stieg die Krankenhausdichte in den 34 Gouvernements zwischen 1870 und 1910 um 75 %; die Verteilung blieb allerdings sehr ungleichmäßig: Immerhin kam durchschnittlich ein Bett auf 2000 Einwohner (42 530 Betten in 1778 von den Semstwos geleiteten, nichtpsychiatrischen Krankenhäusern für eine Bevölkerung von 85 Millionen).

Um den Bauern eine wohnortnahe Behandlung zu ermöglichen und ein besseres medizinisches Versorgungsnetz über die künstlich gezogenen Verwaltungsgrenzen hinweg einzurichten, plante man bezirksübergreifende Krankenhäuser. Doch dieser Versuch einer Dezentralisierung scheiterte am Partikularismus der Distrikte, und die städtischen Einrichtungen verschlangen weiterhin einen zu großen Anteil der Budgets, waren aber für die Landbevölkerung nicht erreichbar. Trotz unbestreitbarer Fortschritte gegenüber der desolaten Ausgangslage blieb doch um die Jahrhundertwende in den Krankenhäusern der Semstwos noch viel zu tun, um das Niveau der führenden Länder Westeuropas zu erreichen. Dennoch hatte, obschon in weit geringerem Ausmaß, zumindest im begrenzten europäischen Teil Russlands ebenfalls eine »Explosion« des Krankenhauswesens stattgefunden.

Ganz anders war die Situation in Griechenland,[30] wo 1842 für Zivilpersonen nur 120 auf drei Hospitäler (Athen, Nauplia, Syros) verteilte Betten zur Verfügung standen, also ein Bett für 7200 Einwohner. Nicht berücksichtigt ist dabei das 1836 gegründete Athener Militärkrankenhaus, das Ende des Jahrhunderts mit 270 Betten zum wichtigsten Krankenhaus überhaupt werden sollte. Das 1842 in Athen eröffnete Zivilkrankenhaus war größtenteils durch Schenkungen finanziert und verfügte nach einer Bauzeit von sechs Jahren nur über 60 Betten. Diese völlig unzureichende Kapazität wurde noch durch Korruption, unhygienische Verhältnisse und das Fehlen jeder Ausstattung verschlimmert – was natürlich auch den klinischen Unterricht nicht gerade erleichterte. Nach einer Erweiterung 1858 blieb es zwar rudimentär, entsprach zu Ende des Jahrhunderts aber wenigstens dem minimalsten Bedarf der Stadt, was immerhin ein Fortschritt war. Wie bei einigen anderen in der zweiten Hälfte des Jahrhunderts eröffneten städtischen Krankenhäusern wurden die laufenden Kosten durch die Gemeinden und Stadtzölle aufgebracht, während die Patienten aus den ärmsten Gesellschaftsschichten kamen: Diese Einrichtungen glichen also denen in Westeuropa unter dem Ancien Régime.

Angesichts dieser armseligen Lage war der Erfolg der 1854 in Athen eröffneten Augenklinik für 24 stationäre Patienten umso bemerkenswerter. Diese Einrichtung wurde von Privatleuten und Kommunen finanziert, die für eine jährliche Summe das Recht erwarben, ein Bett zu belegen. Zwischen 1857 und 1864 wurden im Jahr 40 Patienten behandelt, zwischen 1865 und 1868 waren es schon mehr als 90. Nach einer Erweiterung 1867 mit dem Ziel, auch wohlhabende Patienten aufzunehmen, wurden von 1869 bis 1872 470 Kranke stationär behandelt. Der Ruf dieser Augenklinik war so gut, dass Patienten aus dem gesamten Mittleren Orient dorthin kamen.

Doch diese Ausnahmeerscheinung kann über den enormen Rückstand Griechenlands im Krankenhauswesen zu Beginn des 20. Jahrhunderts nicht hinwegtäuschen. Daraus erklärt sich die

Zunahme philanthropischer Initiativen, deren wichtigste zweifellos die Gründung des Evangelismos-Krankenhauses in Athen 1884 unter der Schirmherrschaft der Königin war. Diese Anstalt verfügte anfangs über 48 Betten und sollte außerdem als Schwesternschule dienen; geleitet wurde sie von einem Damenkomitee unter der Oberaufsicht eines Gremiums angesehener Personen, dem der Metropolit vorstand. Sie war für zahlende Privatpatienten wie auch für kostenlos behandelte Arme bestimmt, nahm aber erst im folgenden Jahrhundert einen wirklichen Aufschwung, als sie mit der Universität verbunden wurde.

Das Leben innerhalb der »Krankenhausmauern«

Der Alltag der Kranken [31]

Die Krankenhausarchitektur, welche den Rahmen des Patientenalltags prägte, durchlief während des 19. Jahrhunderts eine entscheidende Entwicklung. In den 1860er Jahren legten die Pariser medizinischen Gesellschaften die ideale Größe auf maximal 250 Betten fest, um annehmbare hygienische Verhältnisse zu garantieren. Bei einer Pavillonanlage gingen sie von 2500 qm für 100 Kranke aus, einer Fläche, die auf 37 500 qm – später sogar 74 000 qm – für 500 Kranke erweitert wurde. Seit Ende des 18. Jahrhunderts setzte sich die Pavillonbauweise, die etwa Tenon am Krankenhaus von Roverhead in Plymouth beeindruckt hatte, als Konzept in Frankreich durch, wenngleich sie keineswegs sofort angewandt wurde: So blieb das Pariser Hôtel-Dieu, das um 1860 1400 Betten hatte, eines der monströsesten »Sterbehäuser« des Landes. Die neue, durchaus variable Konzeption sah vor, die einzelnen, oft nur ebenerdigen Gebäude in einem gewissen Abstand voneinander zu errichten, um Infektions- und Ansteckungsherde im Krankenhaus selbst zu vermeiden, jedem Kranken genügend Luft zu verschaffen und allgemein Be- und Entlüftung zu ermöglichen.

Die ersten Krankenhäuser in Pavillonbauweise entstanden in Bordeaux (1829), Orléans (1831), Arras (1838), Troyes (1839) und Angers (1849). In Paris berücksichtigte das 1854 vollendete Hospital Lariboisière trotz seiner an das Ancien Régime erinnernden monumentalen Bauweise die von der Königlichen Akademie der Wissenschaften aufgestellten Normen für die Pavillonanlage (Pavillons rund um einen großen Hof) und inspirierte viele Bauten in Europa, darunter die in Madrid und Kopenhagen. Belgien hatte das Konzept der Pavillonanlage gleichzeitig mit Frankreich übernommen (Brüssel 1843), in Deutschland experimentierte man seit den 1870er Jahren damit. Auch sonst fand es von da an viele Anhänger in ganz Europa – selbst im europäischen Russland –, zumal die Erfahrungen während des Krimkrieges (1853–1856) und des deutsch-französischen Krieges 1870/71 erwiesen hatten, dass die räumliche Trennung der Kranken in Baracken und Zelten das Risiko der »Krankenhausfäule« und eitrigen Infektionen verminderte.

Dennoch blieben die Kranken während des ganzen 19. Jahrhunderts meist in Gemeinschaftssälen zusammengepfercht – mit Ausnahme der zahlenden Patienten und der Offiziere in den Militärkrankenhäusern. In den großen Krankenhäusern waren in den Sälen häufig bis zu 50 Betten aufgestellt – bei großem Andrang sogar noch mehr –, die nur durch Vorhänge voneinander getrennt waren; es kam selbst immer wieder vor, dass man mehrere Kranke in ein Bett legte. Die Luft war verpestet, der Wundbrand oder die »Krankenhausfäule« hielt sich hartnäckig, das Krankenhaus- oder Faulfieber wurde von einem Patienten auf den anderen übertragen, so dass der Krankenhausaufenthalt mehr Kranke schuf als heilte. Selbst als die Patienten dank des Pavillonsystems isoliert wurden, beklagte man in Frankreich noch die enge Aufstellung der Betten, die den aktuellen Erkenntnissen und Forderungen der Wissenschaft zuwiderlief. Der Lärm aber, ob er nun von den alltäglichen Tätigkeiten herrührte oder noch durch das Schreien der Operierten oder Brandopfer verstärkt wurde, verstummte nie.

Ganz allgemein verlangten die Regeln der Anstalten eine strenge Disziplin: Mit Ausnahme von Russland waren Männer und Frauen überall getrennt untergebracht, alle Tätigkeiten wie Besuche oder Ausgänge wurden genau überwacht und Verstöße mit Sanktionen belegt. Die streng festgelegte Diät variierte je nach der Ansicht von Ärzten und Chirurgen über den Zustand des Kranken; in Frankreich ging die Tendenz während des 19. Jahrhunderts allgemein dahin, weniger Brot und dafür mehr Fleisch zu essen. Wichtig blieb der Wein, der selbst für Kinder als Stärkungsmittel angesehen wurde; zu Ende des Jahrhunderts erhielten sie in Tours täglich 32 Zentiliter. Ähnlich hatten in England die Patienten das Recht auf Tee, mussten sich aber sonst – vor allem in der Provinz – zusätzliche Verpflegung von ihren Familien oder Freunden bringen lassen.

In der zweiten Hälfte des 19. Jahrhunderts wuchs der Komfort mit den Fortschritten von Technik, Medizin und Hygiene, aber auch mit dem höheren Lebensstandard und Bildungsniveau sowie durch die Aufnahme zahlender Patienten: Es herrschten bessere Luftverhältnisse dank einer moderneren Belüftungstechnik sowie Sauberkeit und Ordnung, aber kein Luxus. Eine der wichtigsten Verbesserungen bestand darin, dass man nach und nach die wanzenverseuchten Holzbetten durch Eisenbetten und die Strohsäcke durch Rosshaarmatratzen oder Metallauflagen ersetzte. Den Umbau der großen Krankenhäuser begleiteten, wie etwa in Lyon schon vor 1850, Sanierungsmaßnahmen (sauberes Wasser, Leichenhalle, Latrinen).

Seit 1823 besaß das Hamburger Krankenhaus Wasserklosetts und Wasserleitungen, außerdem war für die Kranken eine Bade- und Duscheinrichtung vorhanden; Wien folgte diesem Beispiel 1829. Im weiteren Verlauf des Jahrhunderts konnten die Latrinen durch die Installation der Kanalisation nach und nach abgeschafft werden. In Frankreich trugen die Kranken Uniformen. Auch stellte man ihnen – wie allgemein in Europa – mit der Zeit die (häufiger gewechselte) Bettwäsche und Besteck zur Verfügung – bis dahin mussten sie sich ihrer Finger bedienen. Nach und nach ersetzten Gaslichter die Öllampen (in München seit 1834). Die riesigen Krankenhäuser – mit oft über 1000 Betten – in den romanischen Ländern entwickelten sich allerdings langsamer. In Italien wurden noch um 1840 die Patienten nicht einmal bei ansteckenden Krankheiten immer voneinander getrennt; auch zu Ende des Jahrhunderts verhinderte die Überbelegung eine Verbesserung der hygienischen Verhältnisse und schadete der Weiterentwicklung der klinischen Medizin.

Die Entwicklung des Krankenhauspersonals

Die Professionalisierung der Pflegeberufe war ein wesentlicher Faktor für die Verbesserung der Krankenpflege und folglich auch der Krankenhäuser. In diesem Bereich bestanden große Unterschiede zwischen den europäischen Ländern, je nachdem, ob – und in welchem Maße – Ordensleute beschäftigt wurden oder nicht.

Im anglikanischen England [32] waren die Pflegerinnen (»nurses«) zu Beginn des Jahrhunderts Laien ohne Bildung und berufliche Schulung, die die Stellung von Dienstboten hatten. Sie waren wie der größte Teil des niederen Laienpersonals in ganz Europa dem Alkohol zugetan und führten einen fragwürdigen Lebenswandel: Diese Schwächen waren jedoch nicht unvereinbar mit Aufopferung und Geschicklichkeit, die viele gegenüber den Kranken bewiesen. Ihre Leitung übernahm eine »matron«, die gleichzeitig die Wirtschaft der Anstalt führte und auch Verwaltungsaufgaben hatte. Als sich seit den 1820er Jahren die medizinische Ausbildung und Forschung vor allem in den Londoner Krankenhäusern weiterentwickelten, wurde die Notwendigkeit einer Reform spürbar: Die Ärzte brauchten Ganztagskräfte, die die »juniors« in den Krankensälen entlasten, Medikamente austeilen und Umschläge genau nach Verschreibung anlegen konnten. Man stellte also zusätzlich zu den Pflegerinnen weltliche Schwestern (»sisters«) ein. Aber keine dieser Aufgaben verlangte eine eigene Pflegeausbildung, und viele der Schwestern erlernten ihren Beruf »vor Ort« von den Ärzten.

Eine wirkliche Reform wurde durch das Beispiel des deutschen Pfarrers Theodor Fliedner angeregt; er hatte 1836 in Kaiserswerth eine Schule für evangelische Diakonissen gegründet, die sich in erster Linie der Krankenpflege widmeten. In England unternahm Elizabeth Fry 1840 mit der Gründung eines Schwesterninstituts einen ersten ähnlichen Versuch. Nach ihrer Ausbildung gingen die Schwestern aber in private Dienste, da die Krankenhäuser für »anständige« Frauen wenig verlockend waren. Später engagierte sich Florence Nightingale für eine angemessene Ausbildung der Krankenschwestern. Sie war 1851 in Kaiserswerth gewesen, dann erlebte sie als Krankenschwester im Krimkrieg die schrecklichen Verhältnisse bei der Verwundetenpflege. Wenngleich sich viele Legenden um ihren Namen ranken, war ihre Rolle doch tatsächlich bedeutend.

Begonnen wurde die Reform durch die anglikanischen Schwesternschaften (»Anglican Nursing Sisterhoods«), insbesondere die des »St. John's House«, die 1856 die Ausbildung von Krankenschwestern für das »King's College Hospital« übernahm. Die Lehrgänge wurden von Schwester Mary Jones abgehalten, deren Methoden bald in ganz Europa Anerkennung fanden – selbst in Russland, wo die zu Ende des Jahrhunderts gegründete orthodoxe russische Schwesternschaft stark von diesem Vorbild beeinflusst war. 1866 versorgte »St. John's« mehrere Krankenhäuser mit Schwestern, konnte aber nur Mitglieder der anglikanischen Kirche als Schülerinnen annehmen.

Dies veranlasste Florence Nightingale, mit Hilfe eines auf ihrer Popularität während des Krimkrieges beruhenden Subskriptionsfonds im St.-Thomas-Hospital ihre eigene Schule zu gründen, die 1860 eröffnet wurde und »matrons« zu Lehrschwestern ausbilden sollte. Anfangs arbeitete diese Institution mit »St. John's« zusammen, dann aber wurde den Schwesternschaften Bekehrungseifer vorgeworfen, so dass sie schließlich immer mehr aus den Krankenhäusern verschwanden. Ursprünglich dauerte der Lehrgang an der »Nightingale School« ein Jahr für die zahlenden Schülerinnen oder »ladies« und zwei Jahre für die gewöhnlichen Schülerinnen; um die Jahrhundertwende wurde die Dauer für alle auf drei Jahre verlängert. Die Anwärterinnen mussten eine gewisse Bildung mitbringen und moralisch absolut unbescholten sein.

Die praktische Ausbildung erfolgte durch Schwestern des Krankenhauses, während die theoretischen Vorlesungen von Ärzten gehalten wurden. Nach Abschluss der Ausbildung wurden die diplomierten Krankenschwestern in Krankenhäusern oder öffentlichen Einrichtungen beschäftigt, eine freiberufliche Tätigkeit war ihnen verboten. Zunächst kamen nicht alle aus höheren Gesellschaftsschichten, und es wurden auch unverheiratete Töchter wohlhabender Familien oder Witwen aufgenommen, die nach einer nützlichen Beschäftigung suchten. Dieses Beispiel fand bald Nachahmung, Schülerinnen von »St. Thomas« wurden »matrons« in anderen Krankenhäusern, wo sie Krankenschwestern ausbildeten; so verbreitete sich die Bewegung rasch weiter. In den Krankensälen wurde strenger auf Hygiene und Disziplin geachtet, Heilmittel und Präparate wurden wirkungsvoller eingesetzt.

Seit 1867 erhielten die gewöhnlichen Schülerinnen kostenlosen Unterricht bei freier Station, während die – immer zahlreicheren – »ladies« für ihren Unterhalt zahlten, aber auch höhere Ansprüche stellten. 1903 unterrichteten 1907 in der »Nightingale School« ausgebildete Krankenschwestern – meist als »matrons« – in den Krankenhäusern; das Krankenhaus war also zum Ausbildungsplatz für Schwestern wie für Ärzte geworden. Daraus ergaben sich Kompetenzstreitigkeiten zwischen den neuen »ladies« und dem Ärzte- und Verwaltungsstab. Meist gewannen die »matrons«: Um 1892 wurde akzeptiert, dass die »matron« in den »voluntary hospitals« selbständig über ihre eigene Gruppe von Schwestern bestimmte und direkt dem Krankenhauskomitee Rechenschaft gab, ohne dass sich die Verwaltung einmischte. Sie hatte die absolute Macht über die Krankenschwestern, die sie mit geradezu militärischer Disziplin leitete. Damit war das Ziel erreicht, »anständige« Frauen als Schwestern für die Krankenhäuser zu gewinnen. Der Beruf hatte Ansehen erlangt, zumal er auf der Linie des »High Church Movement« lag und im Vergleich zu den wenigen anderen Verdienstmöglichkeiten für die Frauen jener Zeit nicht unerhebliche finanzielle Vorteile bot; er hatte sogar einen emanzipatorischen Charakter, da er den Frauen eine gewisse Unabhängigkeit verschaffte. Die Notwendigkeit einer Ausbildung für den Schwesternberuf war von nun an selbstverständlich, immer mehr entsprechende Schulen – wenn auch von unterschiedlicher Qualität – wurden im ganzen Land eingerichtet.

Dieser große Vorsprung Englands bei der Krankenpflege ließ sich allerdings in den Pflegestationen der Arbeitshäuser nur schwer aufrechterhalten: Hier war die Arbeit deutlich weniger verlockend als in den »voluntary hospitals«, so dass man auch weiterhin arme Heimbewohnerinnen als Pflegerinnen beschäftigte. Trotz der Bemühungen Florence Nightingales und ihrer »ladies«, die 1879 die »Association for Promoting Trained Nursing in Workhouse Infirmaries« gründeten, um die Ausbildung dieser Pflegerinnen zu bezahlen, blieb das Personal das Hauptproblem der Pflegestationen.

In Frankreich[33] waren die Nonnen durch die Revolution vertrieben und durch weltliche, völlig inkompetente »servantes républicaines« ersetzt worden, traten aber unter dem Konsulat wieder in die Krankenhäuser ein. Da sie aufopferungsvoll und billig waren, standen sie in der Gunst der Krankenhauskommissionen: In der Zeit von 1847 bis 1905 stieg ihre Zahl von 7000 auf 12 000. Dabei handelte es sich jedoch nicht einfach um eine Rückkehr zum Ancien Régime: Die Kongregationsstatuten wurden von nun an von der Regierung genehmigt, und die Nonnen unterstanden zwar in geistlichen Fragen dem Diözesanbischof, mussten aber sonst den durch die Verwaltungskommissionen der Krankenhäuser festgesetzten Regeln gehorchen. Während der Restauration trafen diese Kommissionen direkte Vereinbarungen mit den religiösen Kongregationen über die Zahl der ihrer Einrichtung zugewiesenen Schwestern und deren Arbeitsbedingungen.

Die meisten überließen ihnen eine erhebliche Verantwortung für die Verwaltung des Krankenhauses, wobei die Oberin die Wirtschaftsführung übernahm. Doch nach und nach stellte man die Effizienz ihrer Leitung in Frage, bis sie schließlich das Recht, das weltliche Personal aufzunehmen und zu entlassen, sowie ihre Mitsprache in Finanzfragen verloren. Von nun an bestand ihre Aufgabe darin, Wäsche, Medikamente, Essen und Getränke auszuteilen, darauf zu achten, dass der Wein nicht vom niederen Personal getrunken wurde, den Dienst in den Sälen und die Hausarbeit zu überwachen. Die Pflege spielte also nur eine geringe Rolle, auch wenn sie im Laufe des Jahrhunderts zunahm.

Eine Zeit lang unterhielten die Nonnen gute Beziehungen zu den Ärzten, die ihnen gesinnungsmäßig nahe standen und wie die Verwaltungskommissionen die moralische Aufsicht schätzten, die sie über die Kranken führten. Trotz ihrer häufig beklagten Strenge und ihres Bekehrungseifers, selbst trotz ihrer Weigerung, Kranke aufzunehmen, die an den Folgen ihrer Fleischeslust litten (Geschlechtskranke, Prostituierte und sogar Frauen im Wochenbett), sicherte ihnen doch ihre Uneigennützigkeit die Unterstützung der Verwaltungskommissionen und städtischen Behörden; sie war auch der Grund dafür, dass die Allgemeinheit sie weiter in den Krankenhäusern haben wollte. Die Ordenskrankenschwestern, so sehr sie sich auch aufopferten, kamen allerdings meist aus bescheidensten Verhältnissen und waren kaum gebildet, ja oft Analphabetinnen. Dies führte zu Problemen, je mehr das Krankenhaus vor allem seit der Entdeckung der Bakteriologie medikalisiert wurde. Hinzu kam der wachsende Antiklerikalismus in der Öffentlichkeit, und so verlangten die Ärzte schließlich selbst die völlige Säkularisierung des Krankenhauspersonals, die dann zu Beginn des 20. Jahrhunderts zunehmend umgesetzt wurde.

Die immer zu kleine Zahl der Schwestern herrschte über das untere weltliche Personal, das in der zweiten Hälfte des Jahrhunderts beträchtlich angewachsen war, obwohl seine Lebens- und Arbeitsbedingungen wegen der übertriebenen Sparsamkeit der Verwaltungskommissionen jämmerlich waren. Diese Angestellten kamen aus den ärmsten Kreisen, besaßen keinerlei Ausbildung, waren daher inkompetent und übten zudem ihre Tätigkeit mit wenig Hingabe aus; sie betrachteten ihre Stellung als vorübergehend und versuchten deshalb gar nicht, sich auch nur ein Mindestmaß an Geschicklichkeit bei der Ausübung ihrer Pflichten anzueignen. Hinzu kam, dass ihre Moral höchst fragwürdig war: Die Erpressung von Kranken für die entsprechende Pflege oder ihre Versorgung mit ärztlich verbotenen Lebensmitteln gegen ein Trinkgeld sowie die Dezimierung der Weinvorräte des Krankenhauses waren die hauptsächlichen Verstöße, die sie sich zuschulden kommen ließen.

Daneben gab es allmählich, wenn auch in geringerer Zahl, »diplomierte« Pfleger und Pflegerinnen mit besserer Bezahlung. Diese hatten zwei Jahre lang Kurse besucht, die von den Chefchirurgen in den ab 1878 an drei Pariser Krankenhäusern (Salpêtrière, Bicêtre und Pitié) gegründeten Schulen abgehalten wurden. Doch erst 1899 wurden auf Betreiben des Innenministeriums Schwesternschulen in den Städten eröffnet, die eine medizinische Fakultät besaßen. Zwar war Frankreich in diesem Punkt nicht rückständiger als sein Nachbarland Belgien, wo das Diplom für Krankenschwestern erst 1908 eingeführt wurde, dennoch verlief seine Entwicklung wesentlich anders als in England: Das Festhalten an der »seelischen Betreuung«, die von der »Nightingale School« und ihren Anhängern abgelehnt wurde, sowie die immer noch bescheidene materielle und soziale Lage des Schwesternstandes ließen es in Hinblick auf die medizinische Kompetenz des Pflegepersonals um Jahre hinter seinem Nachbarn jenseits des Kanals zurückbleiben.

Im Unterschied zu Frankreich und England gehen die Anfänge einer Ausbildung des Pflegepersonals in Deutschland[34] bis ins 18. Jahrhundert zurück. Eine erste Krankenwärterschule wurde von dem Arzt Franz Anton Mai 1782 in Mannheim gegründet; es handelte sich um einen dreimonatigen kostenlosen Lehrgang (40 Stunden pro Woche) mit nachfolgendem Examen vor Ärzten, Chirurgen und Honorationen. Diese Schule bestand bis zur Berufung Mais nach Heidelberg, wo er 1801 eine neue eröffnete. Diesem Beispiel folgten zu Ende des 18. Jahrhunderts Karlsruhe (1784) und Magdeburg, Anfang des 19. Jahrhunderts München (1802) und erneut Mannheim (1812); in Wien fand 1812 ein kostenloser Lehrgang statt.

In Hamburg waren 1830 alle eingestellten Krankenpfleger und Krankenschwestern ärztlich geprüft worden. In jedem Saal wachten zwei Pflegekräfte über die Sauberkeit und Ordnung, teilten das Essen und Getränke aus und erledigten den Abwasch. Sie hatten also keinerlei medizinische Tätigkeiten zu verrichten. In der Charité in Berlin wurde nach einem ersten Versuch, der aus Mangel an Interessenten fehlgeschlagen war, erst 1832 eine Krankenwartschule eröffnet. Diesmal handelte es sich nicht um ein einfaches Privatunternehmen, sondern staatliche Stellen waren an der Planung und Genehmigung beteiligt. Die Anwärter – Männer und Frauen – mussten lesen und schreiben können und ein Leumundszeugnis vorlegen. Die Ausbildung von zunächst sechs, später fünf Monaten schloss mit einem Examen. Auf diesen theoretischen Unterricht folgte ein zweimonatiges Praktikum an der Charité, wobei jene, die nicht dort beschäftigt waren, als »überzählige Krankenwärter« arbeiteten.

Diese Schule blieb für zehn Jahre die einzige staatliche Einrichtung dieser Art, obwohl 1837 ein ministerieller Erlass die Regierungen aller preußischen Provinzen verpflichtete, das in Berlin benutzte Handbuch von Karl Emil Gedicke überall zu verteilen, wo es nützlich sein konnte. Sie bildete vor allem Frauen aus (70 %), von denen die meisten anschließend als private Krankenschwestern arbeiteten; trotz ihrer Ambitionen hatte sie nur einen begrenzten regionalen Einfluss, da dieser Beruf nur geringes Ansehen genoss und wenig Geld einbrachte. Dies erklärt nicht nur die Vorliebe der Absolventen für eine private Tätigkeit, sondern auch, dass viele Krankenhauspfleger inkompetent, liederlich und ohne Interesse für ihren Beruf waren.

Selbst wenn es in der zweiten Hälfte des Jahrhunderts immer mehr weltliche Schulen gab, blieb die Zahl der Pflegekräfte in den Krankenhäusern unverändert. Man muss jedoch berücksichtigen, dass die Krankenbetreuung zumindest in der ersten Hälfte des Jahrhunderts keine einheitliche Struktur besaß: Viele Gruppen und Untergruppen von Ärzten und Pflegern waren gleichermaßen für die Pflege der Kranken verantwortlich. Außerdem misstrauten die Ärzte, solange dessen Berufsbild nicht genau geregelt war, einem geschulten Pflegepersonal, das möglicherweise an ihrer Seite zu viel lernen und sich dann als Kurpfuscher betätigen konnte. Dennoch zielten zur gleichen Zeit die von Ärzten verfassten Handbücher für das Pflegepersonal auf eine Reform dieses Berufes, indem sie erstmals das pflegerische Wissen in ein System brachten, die Techniken beschrieben und die ethischen Grundlagen definierten. Diese ersten Versuche, die theoretische und praktische Ausbildung miteinander zu verbinden, ebneten den zukünftigen Formen der Krankenpflegeausbildung den Weg, aber sie wurden durch das Unverständnis der Zeitgenossen für diese Art der Pflege erschwert.

Folglich suchte man das Ideal des gewissenhaften Krankenpflegers bei konfessionellen Orden und Vereinigungen: Das Wiederaufleben und die Modifizierung traditioneller, religiös motivierter Fürsorge gaben den entscheidenden Anstoß zur Entwicklung anderer Formen der Krankenpflege. Aber das Betätigungsfeld der beiden Organisationsformen, die sich in der ersten Hälfte des 19. Jahrhunderts ausbildeten, also der Pflegeorden und der Diakonissen, war auf kleine und mittlere Hospitäler beschränkt und erstreckte sich nicht auf die großen Anstalten, die sich als erste von Hospitälern zu Krankenhäusern wandelten: Sie entwickelten sich also zunächst unabhängig von medizinischen Gesichtspunkten.

Während in den deutschen Territorien seit dem 17. Jahrhundert die von den Ordensgemeinschaften geleistete Krankenpflege nicht mehr vorherrschend war, hatte sie sich in den romanischen Län-

dern seit dem 16. Jahrhundert sehr verbreitet. In den linksrheinischen, während des ersten Empire von Frankreich annektierten
Gebieten wurden die Barmherzigen Schwestern wieder eingeführt,
weil man ihren Nutzen im sozialen Bereich erkannte; unter dem
gleichen Gesichtspunkt sah man später die Zunahme der Pflegeorden in Verbindung mit den gewachsenen Anforderungen der Armenpflege. 1835 wurden die Barmherzigen Schwestern in Bayern
zugelassen, die als Hauptaufgabe die Pflege in den Krankenhäusern übernehmen sollten. Wie in Frankreich unterstanden sie in
geistlichen Fragen dem Bischof, in ihrer Arbeit aber der Kranken-
hausleitung. Die Mutterhäuser der Schwestern verbreiteten sich in
ganz Deutschland.

In der ersten Hälfte des 19. Jahrhunderts waren die Einrichtungen, in denen die Nonnen arbeiteten, nur wenig medikalisiert, und
so gab es von Seiten der Ärzte keine Einwände. Wie in Frankreich
sorgten sie für Sparsamkeit im internen Wirtschaftsbetrieb, doch
ihr mehr auf die Seele als auf den Körper gerichtetes Interesse und
ihre Unkenntnis in medizinischen Dingen bremsten die Modernisierung der Anstalten. Seit den 1830er Jahren erklärten die »er-
weckten« Katholiken und die kirchlichen Obrigkeiten verstärkt
ihre missionarische Aufgabe zur Grundlage ihrer sozialen Arbeit.

Den Protestanten ihrerseits wurde bewusst, dass es ihren Kirchen an derartigem Personal und an karitativen Einrichtungen
fehlte. Die Konkurrenz zwischen den Kirchen spielte also bei der
entstehenden Bewegung durchaus eine Rolle. Seit Anfang der
1830er Jahre führten neue Ideen zu lokalen Versuchen: In Hamburg (1832) und Berlin (1833) wurden Vereine zur Armen- und
Krankenfürsorge gegründet. Doch einen wirklichen Aufschwung
dieser neuen protestantischen Bewegung brachte erst die von
Theodor Fliedner 1836 in Kaiserswerth gegründete Diakonissen-
schule. Sie war keine kirchliche Einrichtung, sondern aus einem
Verein hervorgegangen und arbeitete für die Schwesternausbildung
mit einem Krankenhaus zusammen. Die notwendige Qualifizie-
rung auf medizinischem Gebiet ging in Richtung der Professionalisierung, die dem Beruf der Krankenschwester für die unverheiratete Frau öffentliche Anerkennung bringen sollte.

In dieser Hinsicht glichen die Diakonissen trotz ihrer religiösen

Pflichten, die ihre sozialen Aufgaben begleiteten, weniger den früheren Pflegeorden als den weltlichen Pflegeschülern; von ihnen jedoch befürchteten die Ärzte nicht, dass sie ihr Wissen gegen sie gebrauchten, außerdem waren sie sehr viel schlechter bezahlt, da das Gehalt kein Motiv für ihre Arbeit sein durfte. Im Unterschied zu den katholischen Schwestern, die zum Teil von ihren Kongregationen abhängig waren, unterstanden die Diakonissen ausschließlich Fliedner. Ihre materielle Sicherheit war garantiert, dafür mussten sie den ganzen Tag arbeiten, eine strenge Disziplin beobachten und nicht nachdenken, sondern gehorchen. Die Diakonissenmutterhäuser nach dem Vorbild von Kaiserswerth vermehrten sich: 1864 waren 32 in dem von Fliedner 1861 gegründeten »Kaiserswerther Verband« zusammengeschlossen, und nach einigen Jahren war die Nachfrage größer als die zur Verfügung stehenden Diakonissen, was beweist, dass sie gesellschaftlich durchaus Ansehen genossen.

Außerdem entstanden in der zweiten Hälfte des Jahrhunderts patriotische und überkonfessionelle Frauenvereine für Krankenpflege, die sich mit den entsprechenden Männervereinen zur Rotkreuzgesellschaft (gegründet 1863) zusammenschlossen. Rotkreuzschwesternschaften wurden in den 1860er Jahren in mehreren großen Städten gegründet; in Friedenszeiten arbeiteten sie in den Krankenanstalten oder übernahmen häusliche Pflege. Hierin war Deutschland Frankreich voraus, wo die drei Rotkreuzverbände erst nach dem 1870er Krieg gegründet wurden, sich also erst im ausgehenden Jahrhundert entwickelten: die »Association des dames françaises« (1879), die »Union des femmes de France« (1881) und die »Société de Secours aux blessés militaires« (1884); im Unterschied zu den deutschen Vereinen wurden Krankenschwestern und Sanitäterinnen ausschließlich für die Armee ausgebildet.

In Deutschland blieben, wie eine Statistik von 1877 zeigt, die Ordensschwestern deutlich in der Überzahl, trotz der Anstrengungen protestantischer und weltlicher Kräfte und trotz des Engagements einzelner Staaten, die die Ausbildung von Pflegepersonal in ihre Medizinalordnung aufnahmen. Von den »professionellen« Krankenschwestern, die wenigstens eine rudimentäre Ausbildung erhalten hatten, waren 525 Mitglieder eines Vereins, 633 Unabhängige,

1760 Diakonissen und 5763 katholische Ordensschwestern. Welche medizinischen Kenntnisse diese letzteren allerdings besaßen, ist ungewiss. Das Problem verschärfte sich weiter, da die Zahl der in den Krankenhäusern und der häuslichen Pflege beschäftigten katholischen und evangelischen Schwestern bis 1909 auf 35 000 stieg, wobei die katholischen einen Anteil von 63 % stellten. Insgesamt machten die Schwestern 62 % des Pflegepersonals aus. Trotz der frühzeitig erkannten Notwendigkeit einer Ausbildung des Krankenhauspersonals und der Gründung weltlicher Schulen und trotz des Einflusses Fliedners auf die englische Entwicklung glich angesichts der Begeisterungswelle für die weiblichen katholischen Orden zu dieser Zeit die Situation in Deutschland zu Ende des Jahrhunderts mehr der in Frankreich als in England.

Soweit es in Russland[35] an der Wende zum 20. Jahrhundert russisch-orthodoxe Krankenschwestern nach dem Vorbild der anglikanischen Pflegerinnenvereinigungen gab, arbeiteten sie offenbar in den Einrichtungen von St. Petersburg und Moskau. Denn in den Hospitälern und Dispensarien der Semstwos fehlte es fast völlig an geschultem Personal. Die Arbeit wurde von den Wärtern geleistet, Saaljungen und -mädchen; ihre Zahl war zu gering (oft kam ein Wärter auf 50 Kranke), und sie waren grob und ungebildet, sie wurden schlecht bezahlt und in Gängen, Kellern oder Waschküchen untergebracht. Wie überall wurde auch hier der Wunsch laut, Krankenschwestern auszubilden. Man versuchte Schulen an den Krankenhäusern einzurichten: Für Landfrauen von 16 bis 40 Jahren, die lesen und schreiben konnten, wurden Freistellen für eine einjährige Ausbildung angeboten. Der Unterricht, dessen theoretischen Teil die Sektionsärzte und dessen praktischen Teil die Feldschere übernahmen, sollte Kenntnisse in Anatomie, Physiologie, Psychologie, Hygiene und praktischer Pflege vermitteln. Dieses Vorhaben gelangte aber kaum über die Planung hinaus: 1913 gab es nur zwei Schulen für die rund 2000 Semstwo-Krankenhäuser. Auch auf diesem Gebiet gelang es Russland trotz ernstlicher Anstrengungen in der zweiten Hälfte des Jahrhunderts weder seinen enormen Rückstand aufzuholen noch seinen riesigen Bedarf zu decken.

Mit dem Fortschritt der Medizin und der Entwicklung der Hygiene ergab sich also in ganz Europa die Notwendigkeit, fähiges Pflegepersonal heranzubilden. Aber nur in England gelang es, dieser Tätigkeit zu gesellschaftlichem Ansehen zu verhelfen und sie zu einem geachteten Beruf zu machen – die Tatsache, dass Florence Nightingale aus einer hoch gestellten Familie stammte, hatte die Vorurteile abgebaut; und nur in England war der Beruf fast völlig von seinem konfessionellen Charakter befreit worden, an die Stelle des Bekehrungseifers war die untadelige Moral getreten.

Die Krankenhausmedizin [36]

Die medizinische Kompetenz des Pflegepersonals war wichtig für die Qualität der medizinischen Praxis in den Krankenhäusern, die sich im Laufe des 19. Jahrhunderts im allgemeinen rascher weiterentwickelte. Seit dem 18. Jahrhundert hatte die entstehende klinische Medizin für erste eigene Krankenstationen gesorgt, um den Studenten die kontinuierliche Beobachtung pathologischer Fälle zu ermöglichen. Gewöhnlich war eine begrenzte Zahl von Betten für den Unterricht bestimmt: 1830 besaß das Wiener Allgemeine Krankenhaus 2200 Betten und vier klinische Abteilungen, doch die medizinische umfasste nur 28 Betten für die Ärzte und 13 für die Chirurgen, die chirurgische 25 Betten und die Augenklinik 20. In Frankreich trafen die medizinischen Fakultäten im 19. Jahrhundert für die Klinikgründungen Abmachungen mit den örtlichen Krankenhausverwaltungen: Jede Klinik verfügte über einen Hörsaal, ein Sprechzimmer für den Professor und 30 bis 50 Betten; die Kosten für das Personal, die Einrichtung und Instrumente musste die Fakultät tragen.

In Deutschland ging man auf die gleiche Art vor; nur wenn sich die Stadtverwaltung widersetzte oder wenn es kein medizinisches Krankenhaus gab, sahen sich die Universitäten gezwungen, in einem passenden Gebäude ihr eigenes klinisches Institut zu gründen. Selbst in England, wo die Krankenhausschulen selten mit einer Universität verbunden waren, räumten die »governors« den Professoren eine gewisse Autonomie in ihrer Organisation und Verwaltung ein. Die Patienten wurden von den Professoren nach dem wissenschaftlichen Interesse ausgewählt, das an der jeweiligen Krankheit bestand, wobei die akuten Erkrankungen (Fieber, Entzündungen) den chronischen Leiden vorgezogen wurden. Im Unterschied zu den übrigen Patienten der gleichen Anstalt oder denen, die in Krankenhäusern ohne Klinik lagen, wurden diese Kranken – zumindest solange sie die Rolle eines Versuchskaninchens spielten – genau beobachtet, wenngleich angesichts der allgemeinen therapeutischen Machtlosigkeit nur selten geheilt.

In Frankreich stand in den einer Fakultät oder Medizinischen Schule angeschlossenen Krankenhäusern durch die »concours« für die verschiedenen Assistentenstellen schon ausreichend medizinisch ausgebildetes Personal zur Verfügung, das die Krankenhauspatienten nach den Vorgaben der Ärzte behandelte, Krankenberichte führte, über die Aufnahme entschied und im Notfall den Arzt oder Chirurgen rief. In England nahm in der zweiten Jahrhunderthälfte die Zahl der Stellen für Studenten und »juniors« (frisch qualifizierte Kräfte) beträchtlich zu: In den Krankenhäusern überwachten sie die Behandlung der Patienten, und die »juniors« konnten in den Schulen unterrichten. Viele Krankenhäuser stellten Ärzte oder Chirurgen ein, die verpflichtet waren, im Haus zu wohnen (»housemen«), um eine bessere medizinische Überwachung der Patienten zu garantieren.

In Frankreich wurden um die Jahrhundertmitte die Aufgaben der Ärzte durch genaue Vorschriften festgelegt, die sie zu einer Visite täglich – in schweren Fällen auch zwei – und zur Aufzeichnung ihrer Verordnungen und der vorgeschriebenen Diät für jeden Patienten verpflichteten. Wenn dies unterblieb, konnte die Krankenhausverwaltung mit Zustimmung des Präfekten die Kündigung aussprechen. Diese verschärfte Überwachung verringerte die Missstände im Laufe des Jahrhunderts. Ganz allgemein nahm die Gewissenhaftigkeit der Krankenhausärzte gegen Ende des Jahrhunderts zu; obwohl nicht alle Kranken den »Chef« persönlich sahen, sicherte ihnen doch die vermehrte Zahl der Assistenzärzte – unabhängig davon, welchen Status diese jeweils hatten – die unmittelbare Nähe einer medizinischen Autorität.

Im Krankenhaus fand nicht nur die klinische Ausbildung statt, sondern auch die Forschung, die den eingangs beschriebenen medizinischen Fortschritt ermöglichte. Die Tätigkeit der Ärzte, Chirurgen und später auch der Spezialisten trug wesentlich zur Entwicklung und Verbreitung neuer Techniken bei, die beide durch das Krankenhausbudget finanziert wurden. In Frankreich wurden seit Mitte des 19. Jahrhunderts in den Krankenhäusern der Universitätsstädte immer mehr Laboratorien eingerichtet, nachdem man begonnen hatte, die klinische Medizin durch Laboruntersuchungen (von Urin, Blut usw.) zu ergänzen. Zwischen 1880 und 1890 verdoppelten sich dadurch die pharmazeutischen Kosten. Im Laufe des Jahrhunderts wurde die medizinische und chirurgische Ausrüstung dank der neuen Entdeckungen immer reichhaltiger. Mit Ausnahme der großen Städte, die über ausreichende finanzielle Mittel verfügten, blieben allerdings die meisten Krankenhäuser noch lange schlecht ausgestattet: Im Hôtel-Dieu von Poitiers gab es zumindest bis 1845 keine oder nur schlecht gewartete Instrumente. Hier wie in Rennes erhielten die Chirurgen erst 1831 einen eigenen Saal für große Operationen – bis dahin hatten diese in den Krankensälen stattgefunden, wo die übrigen Patienten sich an dem Schauspiel ergötzen konnten. In Rennes wurde er 1851 wieder abgeschafft; erst 1894 wurde hier ein Operationssaal gebaut, der auch Apparate zum Sterilisieren besaß. Der klinische Unterricht musste zwangsläufig unter einem solchen Mangel leiden. Kleine Anstalten ohne Klinik verfügten oft über gar keine Ausrüstung. In einem Krankenhaus in Baden bestanden die medizinischen Hilfsmittel um 1850 nur in einem Thermometer, einem Krankenwagen, der keine Räder mehr hatte, und vier Paravents. Ähnliches galt noch 1870 für die therapeutischen Möglichkeiten in einem kleinen Krankenhaus an der Loire: Kräutertees, Beruhigungstränke, Sirupe und Pillen, gelegentlich Chinin, Einläufe, Umschläge und Bäder waren alles, was zur Verfügung stand.

Bis 1840 blieb die Chirurgie traditionell und vorsichtig: Es gab nur wenige große Operationen, wie die oft tödlich verlaufenden Amputationen; häufiger waren Operationen von Star oder eingeklemmten Leistenbrüchen und das »Steinschneiden«. Danach wurde die Anästhesie, die bei den Ärzten nur auf wenig Ablehnung stieß, zunächst vor allem für die herkömmlichen Operationen angewandt, bis man sich schließlich an Unterleibsoperationen und Kaiserschnitte wagte; Amputationen dagegen wurden wegen der orthopädischen Entdeckungen ziemlich selten. Vor der Entwicklung der Asepsis benutzten die Chirurgen fäulnishindernde Mittel und Lotionen sowie Druckzangen oder Watteverbände zur Vermeidung von Infektionen.

Gegen Ende des Jahrhunderts kam in den Krankenhäusern zumindest eine einfache Ausstattung allgemein in Gebrauch: Fieberthermometer, Stethoskope, subkutane Injektionsspritzen, Kehlkopf- und Blasenspiegel und das Sphygmomanometer zum Messen des Blutdrucks. Die Ausrüstung für Sterilisierung und Asepsis dagegen konnte sich aus Kostengründen viel schwerer verbreiten. Die medizinischen Entdeckungen fanden nur langsam ihren Weg aus den Forschungszentren (Universitäten, Kliniken und Laboratorien) in die gewöhnlichen Krankenhäuser. Erst ganz zu Ende des Jahrhunderts war dank der Bakteriologie das Problem der Wundinfizierung für die Praxis grundsätzlich gelöst.

Der Umgang mit den »Geisteskranken«

Die Situation zu Ende des Ancien Régime[37]

Die Frage der Geisteskranken ist unmittelbar mit der Geschichte der Krankenhäuser verbunden, in denen man vor der Entstehung von psychiatrischen Abteilungen oder Einrichtungen die »Narren« einfach nur einsperrte. Unter dem Ancien Régime wurden die so genannten »Verrückten« – die möglicherweise die öffentliche Ordnung stören konnten, während man die einfach Schwachsinnigen nicht besonders behandelte – in den Allgemeinkrankenhäusern, in Disziplinierungsanstalten wie Gefängnissen, Zuchthäusern oder auch dem französischen Bettelhaus (»dépôt de mendicité«) verwahrt. Dort lebten sie häufig mit Kranken oder Sträflingen zusammen, nur die »Rasenden«, die als gemeingefährlich galten, wurden in Einzelzellen angekettet. In der Aufklärungszeit begann man, diese Unglücklichen als Menschen anzuerkennen und es als notwendig anzusehen, ihr Schicksal zu mildern und nach Mitteln zu suchen, die ihren Geisteszustand bessern könnten. 1785 erließ die französische Regierung eine Verordnung zur Gründung von Musterasylen, in denen eine adäquate Pflege und Behandlung erfolgen sollte. Aber das Projekt wurde durch die Revolution unterbrochen.

Deutschland war in diesem Punkt weiter als Frankreich. In Berlin gab es seit 1726 eine eigene Anstalt für Geisteskranke, die 1747 und 1766 erweitert und verbessert wurde und Bedürftige kostenlos aufnahm, während Fremde und Begüterte ein Kostgeld zahlten. 1800 wurde sie an die Charité angeschlossen, wodurch die Geisteskranken unter ärztliche Aufsicht kamen. Andere derartige Einrichtungen wurden in den preußischen Provinzen gegründet, so 1801 in Potsdam, aber auch in anderen deutschen Städten wie etwa in Frankfurt. Wenngleich dort noch barbarische Methoden wie Ketten, Zwangsjacke und andere Mittel zur körperlichen Ruhigstellung angewandt wurden, um die »gefährlichsten« Kranken außer Gefecht zu setzen, befürworteten doch alle diese Anstalten eine Therapierung durch Arbeit und ein geregeltes Leben. Dies war dem Einfluss von Johann Christian Reil, einem Pionier für humanere psychiatrische Einrichtungen, zu danken. Derartige Beispiele dürfen allerdings nicht verallgemeinert werden: Anderswo blieb das kerkermäßige Wegschließen in Korrektions- oder Arbeitshäusern die vorherrschende Praxis. Nur die reichen Familien konnten sich ihrer »Irren« entledigen, indem sie sie in Klöstern oder Privatanstalten in Pension gaben.

In Österreich blieben die Geisteskranken in Gefängnissen eingesperrt, bis 1789 der »Narrenturm« am Allgemeinen Krankenhaus in Wien und ein »Narrenhaus« in Prag erbaut sowie Zellen in den anderen Hospitälern eingerichtet wurden. Die Kranken erhielten also, vor allem in Wien und Prag, ein Minimum an medizinischer Betreuung, doch die Unruhigsten wurden weiterhin in Ketten gelegt. Im aufklärerischen Spanien führte die Erkenntnis des pathologischen Charakters und damit auch der Behandlungsfähigkeit der psychischen Krankheiten zur Gründung von Asylen für Geistesgestörte. Sie waren in bestimmten allgemeinen Krankenhäusern untergebracht, so in Saragossa und vor allem in Toledo (1793), dessen Hospital damals als eines der besten in Europa galt.

England war vermutlich das erste Land, das schon im 15. Jahrhundert mit dem »Bedlam« in London eine öffentliche Anstalt für Geisteskranke gründete. Sie wurden also als besondere Gruppe erkannt, doch ihre Behandlung dort war nicht humaner als anderswo in den Gefängnissen. Da man den Wahnsinn neutralisieren wollte,

statt ihn zu heilen, gebrauchte man Zwangsjacken und Schließ-
eisen. Schlimmer noch: Das Gebäude war wie ein Zoo gegen Bezahlung für Neugierige zugänglich, während weder Ärzte noch
Geistliche zugelassen waren. Angesichts der sehr geringen Zahl der
in Hospizen oder Besserungsanstalten untergebrachten Geisteskranken kann man hier nicht wie in Frankreich oder Deutschland
von der »großen Einsperrung« – so der Begriff von Michel Fou-
cault – sprechen. Dennoch vermehrten sich im 18. Jahrhundert die
öffentlichen oder halböffentlichen Anstalten, die durch das »Poor
Law« oder Stiftungen finanziert wurden.

Außerdem nahmen private Pflegeheime – um 1800 waren es rund
50 – einige wenige, zum Teil auch bis zu mehrere Hundert Personen
auf und machten aus der »Tollheit« ein Geschäft. Wenn sie nicht ohnehin von Ärzten geleitet waren, wurden die Kranken dort jedenfalls menschlicher behandelt, schon um diese Lösung in den Augen
der angesehenen Familien akzeptabler zu machen. Die große Wende
kam aber erst 1796 mit der Gründung des »Retreat at York« durch
William Tuke für 30 Patienten: Die gewaltsamen physische Behandlungsmethoden wurden hier durch ein System von Bestrafung
und Belohnung ersetzt, das die Kranken resozialisieren sollte.

In Russland stand die Bevölkerung den friedlichen Geistesge-
störten freundlich gegenüber und unterstützte sie auch, wenn sie
keine Familie hatten. Die unruhigen und gefährlichen Kranken
brachte man in Klöstern unter. Erste wichtige Maßnahmen wurden
durch Katharina II. getroffen, die Untersuchungen veranlasste,
1762 Klöster in Moskau und Novgorod für die Unterbringung von
Geisteskranken beschlagnahmte und schließlich die Schaffung
einer speziellen Abteilung im Obuchov-Hospital in St. Petersburg
anordnete. Doch auch wenn die Vorschriften von Behandlung und
verantwortlichen Ärzten sprachen, lässt sich nur schwer feststellen,
ob diese Initiative die Kranken tatsächlich von ihren Ketten befreite, wie Dieter Jetter meint.[38] Dies erscheint umso fraglicher, als
die Zarin den »Prikasen«, den öffentlichen Wohlfahrtsämtern, den
Befehl gab, in jedem Gouvernement Narrenhäuser zu bauen, die
aber wenig anders als Gefängnisse aussehen sollten; das erste
wurde 1776 in Novgorod eröffnet.

So gab es insgesamt zwar Ansätze zu einer humaneren Behandlung der Geisteskranken, die sich im folgenden Jahrhundert verstärken sollten, doch sonst blieb überall in Europa das Einsperren unter schlimmsten Bedingungen oder die Versorgung der Kranken in ihren Familien die Regel.

Unterbringung und Behandlung im 19. Jahrhundert[39]

Die Geschichte hat um den französischen Mediziner und Philosophen Philippe Pinel die Legende gewoben, dass er als erster 1794 im Bicêtre und dann in der Salpêtrière die »Verrückten« von ihren Ketten befreit habe. Tatsächlich aber stand sein Vorgehen im Zusammenhang einer breiten geistigen Bewegung, an der die meisten europäischen Länder teilhatten. Die Ketten der Geisteskranken waren bereits gefallen – zumindest im Prinzip, denn die Vorhaben wurden bei weitem nicht immer in die Praxis umgesetzt –, als Pinel 1801 seine Aufsehen erregende »Medizinisch-philosophische Abhandlung über die geistige Verwirrung oder die Manie« veröffentlichte. Er billigte den Geisteskranken einen Rest von Vernunft zu, der eine Verständigung ermögliche, und rechtfertigte damit die »moralische« Behandlung (»traitement moral«) ihrer geistigen Verwirrung; der Geisteskranke durfte als ein menschliches Subjekt nicht länger eingesperrt und ausgeschlossen werden, sondern sollte mit anderen zusammen in geselliger Atmosphäre leben. Damit war die Einrichtung der Asyle begründet.

Diese »moralische« Behandlung war dem Konzept des Engländers Tuke sehr ähnlich; in beiden Fällen trat das Asyl an die Stelle der »großen Einsperrung«. Der Geisteskranke wurde nicht länger mit Sträflingen zusammengeschlossen, sondern einem Psychiater unterstellt, der selbstgefällig die Verantwortung für das »Normalwerden« seines Patienten übernahm, für das er allein die Kriterien aufzustellen vermochte.

Während sich der Ruf Pinels und seiner Theorien in der philosophischen und medizinischen Welt Europas verbreitete, tat das Erste Empire in Frankreich aus Geldmangel für die Geisteskranken nichts weiter, als sie – wenn Platz vorhanden war – in den Bettelhäusern der Departements einzuschließen, die durch ein Gesetz von 1808 geschaffen worden waren. Zusätzlich ordnete es 1812 eine nationale Enquete an, um die Zahl der Manisch-Depressiven, der Idioten und Schwachsinnigen festzustellen (ähnlich der Klassifizierung von Pinel, aber ohne Berücksichtigung der Melancholie).

Die Nachfolge Pinels trat sein Schüler Esquirol an, Erfinder einer Klassifizierung der Formen von Wahnsinn und Schwachsinn und Gründer einer angesehenen Schule an der Salpêtrière und im Hospital von Charenton. Es gelang ihm zwar, die führende Stellung der französischen Psychiatrie in Europa aufrechtzuerhalten, aber in der alltäglichen Praxis sah es weniger gut aus. Einzelne ehemalige Bettelhäuser spezialisierten sich auf Geisteskranke und einige allgemeine Krankenhäuser richteten besondere Abteilungen ein, aber diese Maßnahmen reichten nicht aus und begünstigten das Aufblühen von kirchlichen Privatanstalten, die trotz ihrer klösterlichen Kargheit weit komfortabler waren. Deshalb sicherte ein durch Esquirol angeregtes Gesetz von 1838 den rechtlichen Schutz der Geisteskranken und verpflichtete jedes Departement dazu, ein Asyl zu eröffnen. Trotzdem besaßen 1888 erst 47 Departements eine derartige Einrichtung – meist in früheren, wenig geeigneten Bettelhäusern –, während 14 lediglich spezielle Abteilungen in den Hospizen bereitgestellt hatten. Andernorts blieben die Geisteskranken in den Hospizen häufig ohne Pflege oder Behandlung, und 1890 waren viele noch in Zellen ohne Lüftung, Heizung, Licht und Möbel untergebracht. Trotz einiger sehr unterschiedlicher Neubauten wie etwa des Pariser St.-Anna-Asyls von 1867, das fünf Abteilungen besaß, auf die die Kranken je nach dem Grad ihrer Erregungszustände verteilt wurden, sowie drei Schlafsäle mit 16 Betten, Isolierzellen, eine chirurgische Station und eine Station für ambulante Sprechstunden, war das herkömmliche Einsperren der Geisteskranken in Frankreich keineswegs verschwunden. Und die »moralische« Behandlung, die den Verrückten vom Objekt zum Subjekt machen sollte, war mit einem Ort wie dem Asyl unvereinbar. Das gemeinsame Einsperren, die Überbelegung und der Mangel an Ärzten (ein Arzt kam auf 400 bis 500 Kranke) erlaubten keine individuelle Behandlung.

In Deutschland wurde die erste eigentliche »psychiatrische« Anstalt 1805 in Bayreuth gegründet, wo man auf die von Pinel für die Salpêtrière vorgeschlagene Weise eine Klassifizierung der Erkrankungen vornahm und Heilbare von Unheilbaren trennte. In der ersten Hälfte des 19. Jahrhunderts wurden unter dem Einfluss der romantischen Ideen von Johann Christian Reil und J. G. Langermann die meisten psychiatrischen Anstalten außerhalb der Städte errichtet, damit den Kranken die wohltätige Wirkung einer idyllischen Natur auf ihre psychische Verfassung zugute käme. Wie in Frankreich wurden zunächst Gebäude umgebaut, die früher einem anderen Zweck gedient hatten, dann vermehrten sich die Neubauten. Diese Häuser waren entsprechend dem Vorschlag von Reil für 120 bis 150 Betten konzipiert, aber um die Jahrhundertmitte lag die durchschnittliche Bettenzahl wegen der großen Nachfrage bei 300.

Im Unterschied zu Frankreich nahmen die Irrenanstalten in Deutschland beträchtlich zu: Von 1800 bis 1899 wurden 279 gegründet, nur 25 in umgebauten Gebäuden und 254 in Neubauten, wovon aber lediglich 45 nach 1870 erbaut wurden. Entsprechend wuchs auch die Zahl der privaten Pflegeanstalten: 106 entstanden allein zwischen 1840 und 1869. Diese Einrichtungen hatten mit den gleichen Problemen zu kämpfen wie in Frankreich: Ursprünglich für Heilbare bestimmt, produzierten sie jedoch selbst Unheilbare und mussten beide aufnehmen; meist bemühten sie sich, sie zu trennen, doch praktisch war dies nicht immer durchführbar.

Die geringere Anwendung von Gewalt als Therapie (wie etwa durch die Zwangsjacke) und die größere Bewegungsfreiheit der Kranken nahmen den Pflegeanstalten ihren Gefängnischarakter. Dementsprechend gingen die Vorurteile gegenüber diesen Einrichtungen zurück, so dass man auch nur leicht gestörte Kranke dorthin brachte. Deshalb versuchten Psychiater wie etwa Wilhelm Griesinger, sie nach dem belgischen Vorbild auf dem Land in »landwirtschaftlichen Kolonien« unterzubringen. Die größte Pflegeanstalt dieser Art wurde 1867 im preußischen Rheinland gegründet: Sie bot den Kranken und Schwachsinnigen nicht nur Pflege, sondern auch Arbeit in Werkstätten. Dennoch hatte die Therapie wie überall nur begrenzten Erfolg, und im Gegensatz zu Frankreich, das 1838 ein Gesetz zum Schutz der Geisteskranken einführte, gab es keine Regelung für die Aufnahme der Kranken, die ohne jeden rechtlichen Schutz blieben.

In Österreich war im 19. Jahrhundert der Einfluss Deutschlands besonders spürbar. Während zwei Anstalten für friedliche Kranke auf dem Land bei Wien gegründet worden waren, begann 1820 auf Betreiben von Michael Viszanik die Planung einer neuen Einrichtung, die den als unangemessen erkannten »Narrenturm« des Allgemeinen Krankenhauses ersetzen sollte. Sie wurde mitten in einem großen Park für 700 Kranke erbaut und vereinigte nach deutschem Vorbild ab 1853 bis zu einem gewissen Grad heilbare und chronisch Kranke, die alle aufgenommen, aber getrennt untergebracht wurden und je nach ihren Möglichkeiten arbeiten konnten. Wie in Deutschland wuchs die Zahl dieser Einrichtungen: 1863 gab es in den Erbländern 21 öffentliche und sieben private Irrenanstalten. Zu Ende des Jahrhunderts übernahm man die Idee der Pavillonanlage; eine neue, nach diesem Konzept am Rande Wiens erbaute Anstalt ersetzte die von 1853, die zur Universitätsklinik geworden war. Auch wenn die Aufnahme in diese Krankenhäuser auf legaler Basis erfolgte, da sie durch Polizeidekrete geregelt war, ermöglichte sie doch jede Art von Missbrauch; nur die privaten Pflegeanstalten boten eine rechtliche Sicherheit, da für sie vom Gesetz ein medizinisches Gutachten verlangt wurde.

In England beschritt Tuke mit seinem bereits erwähnten Experiment des »Retreat at York« neue Wege. Zugleich eröffnete Edward Fox 1804 in der Nähe von Bristol eine Irrenanstalt für 70 sowohl zahlende als auch nichtzahlende Kranke, die ständig beschäftigt, aber nicht mit Gewalt behandelt werden sollten. Als therapeutisches Mittel bediente er sich des Mesmerschen animalischen Magnetismus, einer Form der Hypnose, vor allem aber wurde er zu einem Wegbereiter der Balneotherapie. Dennoch hatte sich allgemein die Lage der Geisteskranken zu Beginn des 19. Jahrhunderts kaum gebessert. Ein vom House of Commons beschlossenes Gesetz von 1807 »empfahl« den Grafschaften, auf Kosten der Bevölkerung Pflegeanstalten für bedürftige Geisteskranke einzurichten, doch wurde ihm kaum Folge geleistet.

Nach verschiedenen, immer wieder abgelehnten Gesetzesvorlagen bestellte die »Madhouse Act« von 1828 ein aus Medizinern, Juristen und angesehenen Bürgern zusammengesetztes Komitee zur Inspektion der Anstalten, blieb aber wiederum ohne große Wirkung. 1845 wurde schließlich ein Gesetz erlassen, das dem französischen von 1838 vergleichbar war und diesmal »befahl«, dass jede

Grafschaft ein Irrenhaus einrichten müsse, das unter der Oberaufsicht eines Arztes stehen und mit Hilfe der Armensteuer finanziert werden sollte. Ende 1847 besaßen 36 der 52 Grafschaften eine derartige Einrichtung, und die Geisteskranken wurden aus den Arbeitshäusern und privaten Heimen dorthin verlegt. Damit stieg auch die Nachfrage, und manche Irrenanstalten wurden riesig groß, so etwa das Colney Hatch mit bis zu 3000 Patienten.

Nachdem das Parlament 1815 eine Enquete durchgeführt hatte, wurde akzeptiert, dass die »moralische« Behandlung an die Stelle der physischen Therapien trat, und seit den 1830er Jahren praktizierte man in den öffentlichen Pflegeanstalten so weit als möglich das von John Conolly propagierte »zwangsfreie« System, das den Kranken mehr Bewegungsfreiheit sicherte. In den Grafschaftsasylen, wo sie von Irrenärzten beobachtet wurden, beschäftigte man sie je nach ihren Fähigkeiten in der Landwirtschaft oder einer Werkstatt. 1841 schlossen sich die Psychiater in einer Gesellschaft zusammen, die 1853 eine eigene Zeitschrift gründete und damit dem Spezialgebiet der Geisteskrankheiten zu einem festen Platz innerhalb des Berufes verhalf. Diese Spezialisten stießen allerdings bei der Leitung der öffentlichen Heil- und Pflegeanstalten auf Probleme, die sich aus den fehlenden Mitteln und dem Zustrom chronisch Kranker ergaben und ihre Möglichkeiten zur Forschung verringerten. Aus finanziellen Gründen wurden seit den 1870er Jahren die »ruhigen« Kranken in besonderen Sälen der Arbeitshäuser verwahrt. Das Gesetz von 1890 spiegelt diesen Misserfolg wider: Nur die »beglaubigten« Patienten, deren Erkrankung eindeutig von nichtmedizinischen Autoritäten anerkannt war, fanden Aufnahme in den Asylen. Dadurch wurde der weitgehend gefängnisartige Charakter dieser Anstalten bestätigt. Trotz lobenswerter Initiativen war die Behandlung der Geisteskranken kein Ruhmesblatt der englischen Gesundheitspolitik im 19. Jahrhundert.

Belgien besaß vor seiner Unabhängigkeit keine Richtlinien zur Behandlung der Geisteskranken, die, wie auch anderswo im Ancien Régime, in Hospizen und Klöstern untergebracht waren. Aber 1850 erließ es ein Gesetz zur administrativen und rechtlichen Kontrolle der Irrenanstalten, das Aufnahme und Entlassung regeln und die bis dahin fast völlig fehlende medizinische Betreuung organisieren sollte. 1873 bestimmte ein neues Gesetz, dass neue Anstalten nur mit Genehmigung der Regierung eröffnet werden durften; der jeweilige Arzt – der auch Direktor sein konnte – wurde vom Justizminister ernannt. Hinzu kam 1874 eine Bestimmung, die die Einzelheiten der inneren Organisation festlegte und eine alle drei Monate stattfindende Kontrolle durch den Generalstaatsanwalt anordnete. Ein zentrales Inspektionskomitee, das sich aus drei dem Justizministerium unterstellten Psychiatern zusammensetzte, sollte das Ganze überwachen.

Bei einem derart perfektionierten zentralistischen System wundert es nicht, dass der Kranke strenge gesetzliche Sicherheiten für seine nach einer ärztlichen Untersuchung angeordnete endgültige oder probeweise Aufnahme und Entlassung erhielt, sogar die Möglichkeit, beim Präsidenten des Amtsgerichtes Berufung einzulegen. Außerdem wurde für die Dauer seines Aufenthaltes vom zuständigen Amtsgericht ein Vermögensverwalter für ihn bestellt. Die Strenge und Ausdifferenzierung dieses gesetzlichen Rahmens waren in Europa damals einmalig. Wie in England entwickelten sich »offene« Stationen für die ungefährlichen Irren in abgesonderten Räumlichkeiten oder Pavillons, die gelegentlich sogar von den Asylen unabhängig waren. Der Aufenthalt in den freien Pavillons, die gelegentlich sogar gerichtlich belangt wurden, musste bezahlt werden und blieb daher einer kleinen Zahl reicher Kranker vorbehalten. Eine belgische Besonderheit bei der Behandlung der Geisteskranken war die Gründung von »landwirtschaftlichen Kolonien«. Die berühmteste befand sich in Geel, wo die »familiäre« Betreuung, also die Unterbringung in einer Familie des Dorfes, eine lange Tradition hatte. In den 1860er Jahren wurde dort ein staatliches psychiatrisches Krankenhaus errichtet, aber die familiäre Betreuung blieb bestehen; 1885 wurde dieses Beispiel von Lierneux übernommen.

Bisher war zu sehen, wie die westeuropäischen Länder im 19. Jahrhundert dafür kämpften, der psychiatrischen Anstalt ihren repressiven Charakter zu nehmen, dieses Ziel aber nur zum Teil und in sehr unterschiedlichem Maße erreichten. Im Gegensatz dazu zeigt Spanien eine rückläufige Entwicklung – auf diesem Gebiet ebenso wie in der gesamten Medizin. Unter Ferdinand VII. (1814–1833) machte die Verfolgung der Intellektuellen und Reformer die Leistungen der Aufklärungszeit zunichte, insbesondere entfiel die Notwendigkeit eines medizinischen Gutachtens für die Aufnahme in ein Asyl und damit auch die rechtliche Absicherung für den Internierten. Die Zwangsmethoden kamen wieder in Anwendung, während die Versuche einer »moralischen« Behandlung aufgegeben wurden.

Trotzdem lasen und kannten die spanischen Mediziner die einschlägige französische Literatur, und in der zweiten Hälfte des Jahrhunderts begann die Hilfe für die Geisteskranken wieder zu einem Thema zu werden. Aber die Dekrete von 1864, die die Provinzen zur Bereitstellung geeigneter Einrichtungen für die Geisteskranken verpflichteten und 1870 und 1876 erneuert wurden, fanden hier noch weniger Anwendung als das Gesetz von 1838 in Frankreich. Die öffentlichen Irrenanstalten blieben Anhängsel der allgemeinen Krankenhäuser oder waren in alten Palais oder zweckentfremdeten Klöstern ohne die erforderliche Infrastruktur untergebracht. Die Kranken wurden der Verwaltung unterstellt, ohne dass man Spezialisten für Geisteskrankheiten hinzuzog. Da der Staat für diese Einrichtungen weniger Mittel zur Verfügung stellte als für andere Krankenhäuser, waren die Kranken wie Parias eingesperrt und zusammengepfercht, unterernährt und in Lumpen gehüllt. Deshalb ergriffen einzelne Ärzte die Initiative zur Gründung von Privatanstalten, zuerst 1844 in Lloret de Mar, dann 1854 in Llobregat, aber auch hier verzichtete man bis 1885 nicht auf die Zwangsmittel. 1873 durften die Geisteskranken in Nueva Belén in der Landwirtschaft arbeiten. Das erste psychiatrische Krankenhaus Madrids wurde 1877 gegründet, die erste Psychiatergesellschaft 1911.

In Russland wurden die seit der Initiative Katharinas II. vermehrten Irrenhäuser in den Provinzen 1814 der Kontrolle des Innenministeriums unterstellt. Vor der Großen Reform gab es keine merkliche Weiterentwicklung; 1852 waren 2554 Geisteskranke auf die 50 Häuser des ganzen Zarenreichs verteilt, von denen 43 durch die öffentlichen Wohlfahrtsämter (»Prikasen«) finanziert wurden und die übrigen privat waren. Zu dieser Zeit sah man die Irren nicht als Kranke an, so dass man sich nicht um ihre Behandlung, sondern nur um Ruhigstellung kümmerte, zumal auch nur jene eingesperrt waren, die ein Verbrechen begangen hatten. Bei der Reform gingen die 34 Provinzeinrichtungen im europäischen Russland von den Wohlfahrtsämtern auf die Semstwos über, nur die der beiden Hauptstädte wurden den Stadtverwaltungen übertragen. Insgesamt waren 1167 Betten ungleichmäßig auf überfüllte Räumlichkeiten (gelegentlich Keller oder Ställe) verteilt, die unglaublich baufällig und unhygienisch waren. Häufig wurden ruhige und unruhige Kranke willkürlich zusammengelegt, sie schliefen zu mehreren in einem Bett, manche sogar auf dem Boden, tobsüchtige Kranke wurden mit der Zwangsjacke ruhig gestellt. Der Chefarzt des Gouvernementkrankenhauses, der für diese Abteilungen zuständig war, überließ sie sich selbst, und einen weiteren Arzt oder Psychiater gab es nicht. 1875 befahl der Senat den Semstwos ohne Rücksicht auf ihre räumlichen Kapazitäten, alle straffällig gewordenen Geisteskranken aufzunehmen. Da die Polizei und die Verwaltung auch in weniger schweren Fällen eine Internierung beschlossen, mussten die Einrichtungen vergrößert oder völlig neu geschaffen werden.

Aber ähnlich wie in Westeuropa nahm mit dem erweiterten Platzangebot auch die Nachfrage zu. Nach 1880 erhielten die Semstwos staatliche Zuschüsse für die Vergrößerung der Bettenzahl, die aber immer noch nicht ausreichte. Eine Enquete von 1893 registrierte 130 000 Geisteskranke in den 34 Gouvernements (also zwei bis drei auf 1000 Einwohner). 1895 rechnete man ein Bett für 6650 Einwohner – gegenüber 1:41 000 für das gesamte Kaiserreich. 1897 konnten die Semstwos mit 11 529 Betten nur 7 % der Geisteskranken aufnehmen. Obwohl die Aufnahmekapazität bei weitem nicht ausreichte, hatte sie sich doch spürbar erhöht, und am Ende des Jahrhunderts hatte auch die Medikalisierung der Räumlichkeiten oder Abteilungen für Geisteskranke große Fortschritte gemacht. Dies war der Entwicklung des psychiatrischen Unterrichts – vor allem unter deutschem und französischem Einfluss – zu danken, der seit den 1870er Jahren an der medizinischen Militärakademie und an den Universitäten erteilt wurde, wo man eigene Lehrstühle eingerichtet hatte (in Moskau allerdings erst 1888). 1897 gab es in 32 Semstwo-Gouvernements 90 Psychiater; zwölf unabhängige Einrichtungen und zehn Abteilungen in den Gouvernementkrankenhäusern standen unter der Leitung eines

Psychiaters, zehn weitere Abteilungen unter der eines Chefarztes. In St. Petersburg und Moskau wurden Betten in den städtischen Krankenhäusern angemietet.

Auch der Komfort hatte sich wesentlich gebessert. Man errichtete Asyle mit einzelnen Pavillons; Lüftung, Heizung und sanitäre Einrichtungen (fließendes Wasser, Badezimmer) entsprachen den modernsten Anforderungen. Sogar »Kolonien« außerhalb der Städte wurden gegründet, die sich vor allem im 20. Jahrhundert weiterentwickeln sollten. Dabei handelte es sich allerdings immer nur um Sonderfälle, viele dunkle Punkte blieben bestehen. Am folgenschwersten war die Begrenztheit der Aufnahmekapazität, so dass die große Mehrzahl der Familien sich gezwungen sah, sogar ihre gefährlichen Kranken zu Hause zu behalten; in Moskau lebten von 2925 als geisteskrank eingestuften Personen nur 193 in einer Anstalt. Ein weiterer kritischer Punkt waren die Kosten für einen Heimplatz, die von den Familien oder den Dorfgemeinden getragen werden mussten, da die Semstwos, die eigentlich für alles hätten aufkommen müssen, für diese Fälle nur einen kleinen Teil ihres Budgets aufwenden konnten: 1892 boten lediglich 12 Gouvernements eine kostenlose Betreuung. Und schließlich blieb die Behandlung unzulänglich und brutal, obwohl eine humanere Einstellung die Verrückten nun als Kranke sah. Die Zahl der Psychiater entsprach bei weitem nicht dem Bedarf; sie mussten zu ihrer Unterstützung Feldschere heranziehen, die dafür weder vorbereitet noch kompetent waren. Aber gemessen an der späten Einführung der »psychischen« Behandlung der Geisteskranken und ihrem zunächst sehr niedrigen Niveau erlebte sie in den beiden letzten Jahrzehnten des Jahrhunderts einen beachtlichen Aufschwung, da das europäische Russland zum Teil seinen Rückstand gegenüber den Ländern Westeuropas aufgeholt hatte.

Ebenfalls schlecht war die Ausgangslage in Griechenland, wo es bis kurz vor Ende des 19. Jahrhunderts keinerlei spezielle Einrichtungen gab. 1833 belief sich die gesamte Aufnahmekapazität für Geisteskranke auf zwei Zimmer im allgemeinen Krankenhaus von Syros. Seit 1834 wurden aus Sicherheitsgründen manche Kranke auf polizeiliche (nicht medizinische) Anordnung in Klöstern untergebracht, wo die Mönche sich um sie kümmern mussten – es also keine medizinische Betreuung gab –, wobei die Kosten zu Lasten der Familien und im Fall ihrer Zahlungsunfähigkeit des Staates gingen. Da aber die jungen Mönche auf dem Feld arbeiteten und die älteren unfähig waren, mit Irren umzugehen, befahl das Innenministerium bald den Gemeinden, sie in kleinen Gebäuden unterzubringen, die von der Polizei kontrolliert wurden, oder sie in das Krankenhaus von Syros zu schicken.

Obwohl seit 1840 Pläne für eine spezielle Einrichtung existierten und 1862 ein gesetzlicher Rahmen für die Bedingungen der Hospitalisierung nach französischem Vorbild geschaffen wurde, stagnierte die Situation durch den Weggang Ottos im gleichen Jahr. Beim Anschluss der Ionischen Inseln 1864 wurden alle Pläne fallengelassen, da Korfu über eine Anstalt verfügte. Wegen ihrer Entfernung und bescheidenen Größe stellte sich dies bereits 1866 als völlig unzureichend heraus, zumal es nicht mehr erlaubt war, die Geisteskranken in Klöster abzuschieben – ein Verbot, das allerdings weitgehend umgangen wurde. Als die zunehmende Urbanisierung und Industrialisierung die Solidarität innerhalb der Familien und dörflichen Gemeinden zum Teil zerstörte, wurden an der Wende zum 20. Jahrhundert in Athen zwei psychiatrische Anstalten gegründet: 1887 das Dromokaitou-Krankenhaus und 1905 die zur Universität gehörende Aginitio-Klinik.

In Ganzen gesehen war man sich in Europa der menschlichen Natur und besonderen Situation der Geisteskranken bewusst geworden und hatte auch die Notwendigkeit erkannt, die »physische« Behandlung zugunsten einer »psychischen« zu reduzieren. Dies hatte private und staatliche Initiativen ausgelöst, die alle auf eine Linderung des Schicksals dieser Unglücklichen zielten und ihnen – wenn auch nicht überall – eine rechtliche Absicherung brachten. Diese Entwicklung, die mit den durch die industrielle Revolution und die neuen Konsumverlockungen hervorgerufenen Umbrüchen im sozialen Verhalten einherging, führte zu einer derartig vermehrten Nachfrage, dass die Staaten sie nicht mehr bewältigen konnten.

Außerdem ließen die therapeutischen Erfolge der psychiatrischen Wissenschaft auf sich warten. Die Isolierung des Kranken durch die Entfernung aus seinem familiären und sozialen Umfeld, die ständige Beschäftigung seines Geistes durch Arbeit, aber auch die körperliche Bewegung und Ablenkung konnten sich durchaus wohltätig auswirken. Voraussetzung war aber, dass der Kranke dies alles akzeptierte. Andernfalls wurde die »moralische« Behandlung mit Einschüchterung und Bestrafung zur Karikatur.

Wenn die Angst vor Strafe nicht ausreichte, zögerte man nicht, auf physische, angeblich therapeutische Mittel zurückzugreifen: Eintauchen in kaltes Wasser (sogenannte Überraschungsbäder), kräftige Wassergüsse auf den Kopf, Drehsessel, die den Kranken wie einen Kreisel herumwirbelten, Zugpflaster mit kochendem Wasser, Aderlässe, Anwendung von Elektrizität und das ganze Sortiment der herkömmlichen Mittel, die die Symptome des Wahnsinns nicht heilen, sondern neutralisieren sollten: Beruhigungsmittel (Baldrian, Opium, Digitalistinktur, Haschisch, dann mit der Entwicklung der Chemie auch Chloroform und Morphine), Abführmittel, Reizmittel (Brenneisen, Zugpflaster, Einreibungen), Toniken und Stimulanzien. Eine Hauptrolle spielte auch weiterhin die Wassertherapie mit den unterschiedlichsten Bädern und Duschen, die je nach Fall belebend oder beruhigend wirken sollten.

Die Pflegeanstalten und die in ihnen angewandten Therapien konnten zu Ende des 19. Jahrhunderts nur eine magere Bilanz aufweisen. 1874 wurden in Frankreich von allen Anstaltsinsassen nur 7,04 % als geheilt und 3,30 % als gebessert entlassen. 1886 blieb die Zahl der Gebesserten gleich, dafür gab es nur 5,21 % Geheilte. In England wurden 1870 8,54 % der Patienten als geheilt entlassen, 1890 waren es 7,68 %. Das Asyl war zu einer Einrichtung für unheilbar und chronisch Kranke geworden. Es hatte den großen Erwartungen der Irrenärzte zu Beginn des Jahrhunderts nicht entsprochen, war also ein Fehlschlag geblieben. Daneben hatte es marginale Bewegungen gegeben, die sich für eine »psycho-dynamische« Therapie stark machten, angefangen von dem animalischen Magnetismus Mesmers im 18. Jahrhundert über – unter anderem – die Hypnose von Charcot und Berheim bis hin zur Freudschen Psychoanalyse seit 1895. Vor Beginn des 20. Jahrhunderts setzten diese sich offiziell durch, und erst jetzt wurden die Früchte dieser psychiatrischen Revolution des 19. Jahrhunderts geerntet.

Ärzte und Staat im Dienst der öffentlichen Gesundheitspflege

Abgesehen von ihrer Rolle für die Professionalisierung der Ärzte und die Entwicklung der Krankenhäuser veranlassten die europäischen Staaten gesundheitspolitische und vorbeugende Maßnahmen. Man hatte erkannt, dass die öffentliche Gesundheit verbessert werden musste, und wollte dies über eine Medikalisierung der Armen erreichen, und zwar sowohl mit Hilfe der Krankenhäuser als auch durch die Beschäftigung von angestellten Ärzten zur häuslichen Betreuung. Gleichzeitig tauchte die Vorbeugung als neuer Gesichtspunkt in den meisten Medizinalordnungen auf, die im 18. Jahrhundert von den verschiedenen Regierungen erlassen wurden; in ihrem Interesse führte man groß angelegte Enqueten in Ländern wie Frankreich, Deutschland und selbst Russland durch.

Unter philanthropischen ebenso wie unter ökonomischen und militärischen Rücksichten galt der Erhalt der menschlichen Gattung als vordringliches Ziel, zumal man – irrtümlich – von der bevorstehenden Entvölkerung des Kontinents und der Degeneration der Rasse überzeugt war. Eine bessere medizinische Ausbildung der Hebammen und die Pockenimpfung Jenners gingen in diese Richtung. Dann aber brachten das Bevölkerungswachstum – die Weltbevölkerung stieg von 750 Millionen im Jahr 1750 auf 1200 Millionen im Jahr 1850 –, die Industrialisierung und Urbanisierung eine völlig veränderte Situation: Die neuen Probleme erforderten Antworten, Regierungen und Eliten mussten sich dieser Herausforderung stellen. Alarmierend wirkte in diesem Zusammenhang das Auftauchen der Cholera seit den 1830er Jahren in Westeuropa, die auf tragische Weise die Grenzen der Medizin aufzeigte.

Um auszugleichen, dass wirkungsvolle Therapiemöglichkeiten – bis zur Entdeckung der Bakteriologie – fehlten, machten Ärzte, Philanthropen und Politiker gemeinsame Sache und setzten sich während des ganzen 19. Jahrhunderts für Fragen der Sozialpolitik ein, um die Versorgung der Ärmsten zu finanzieren, desgleichen für die Gesundheitspolitik, die Förderung der öffentlichen und privaten Hygiene sowie die Verbesserung der Lebensverhältnisse der

Gesamtbevölkerung. Dies waren zugleich notwendige Voraussetzungen dafür, dass sich in der Zeit nach Pasteur der medizinische Fortschritt auch auf die öffentliche Gesundheit auswirken konnte.

Auf dem Weg zu einer allgemeinen Versorgung

»Medizinische Polizei« und Armenmedizin im Zeitalter der Aufklärung[40]

Im 18. Jahrhundert lässt sich eine Grenzlinie ziehen zwischen den Ländern, in denen der Staat mit Hilfe von staatlichen Kontrollorganen (Medizin- und Sanitätsräten) eine »medizinische Polizei« eingeführt hatte und es einen Stab von beamteten Ärzten mit klar umrissenen Kompetenzen gab, und jenen Ländern, in denen der Staat kaum Initiativen ergriffen hatte. In den absolutistischen Monarchien, wo Merkantilismus und Kameralismus das soziale und wirtschaftliche Leben in den Dienst der politischen Macht des Staates zu stellen versuchten und im Bevölkerungswachstum eine Grundbedingung für den Machterhalt sahen, traten die »von oben« kommenden Institutionen an die Stelle der kommunalen Einrichtungen; Philanthropie wurde also auf autoritärem Weg praktiziert.

In Deutschland waren, wie dargestellt, in den meisten Ländern Medizinalkollegien nach preußischem Vorbild geschaffen worden. Neben ihrer Rolle als Prüfungskommission mussten sie die Durchführung der Regelungen für die medizinischen Berufe, die Bekämpfung der Epidemien und die Hygienemaßnahmen überwachen sowie auf die Verbreitung der neuen Gesundheitsvorstellungen hinarbeiten. Das 1779 erschienene Werk von Johann Peter Frank (»System einer vollständigen medicinischen Polizey«) sah eine staatliche Kontrolle bis in die Einzelheiten des Alltagslebens, der Hygiene und Gesundheitspflege vor; es fand in Europa großen Anklang und löste eine Flut von ähnlichen Abhandlungen aus.

Ein Kontrollorgan existierte bereits mit der alten, in den deutschen Ländern allgemein verbreiteten Institution der »Physici«, vereidigter und von den Stadtverwaltungen bezahlter Ärzte. Ob es sich um Stadt-, Kreis- oder Landphysici handelte, immer waren ihre Kompetenzen und Aufgaben durch die Medizinalordnungen aufs genaueste festgelegt. Damit sie über das erforderliche medizinische Wissen verfügten, mussten diese Beamten im Laufe des 18. Jahrhunderts in den verschiedenen deutschen Ländern ein mit strengen Prüfungen verbundenes Diplom, manchmal sogar den medizinischen Doktor erwerben.

Diese Bedingung war gerechtfertigt, denn sie mussten das medizinische Personal in ihrem jeweiligen Verwaltungsbezirk überwachen, die Gesundheit der Bevölkerung kontrollieren, manchmal auch die Hebammen unterweisen, die Bedürftigen kostenlos behandeln, bei Epidemien Hilfe leisten und Bericht erstatten, die hygienische Situation ermitteln und Verbesserungen vorschlagen sowie schließlich eine topographische, klimatische und nosologische Analyse ihres Bezirks erarbeiten. Außerdem lieferten sie Berichte an die zuständigen zivilen oder medizinischen Behörden, also an Regierungsräte, medizinische Kollegien oder Wissenschaftsakademien. Die geringe Bezahlung, die sie für so viel Mühe erhielten, zwang sie allerdings zur Beibehaltung einer eigenen Privatpraxis, so dass sie ihre Aufgaben nicht immer gewissenhaft erfüllten. Aus dem gleichen Grund riss man sich auch nicht gerade um diese Stellen, was die Einrichtung einer den Ambitionen der Regierungen entsprechenden medizinischen Polizei behinderte. Trotz aller in ländlichen und städtischen Bezirken unterschiedlich starken Unzulänglichkeit war ihr Nutzen so groß, dass die französischen Präfekten der während der napoleonischen Zeit annektierten linksrheinischen Departements unablässig – wenn auch ohne Erfolg – ihre Wiedereinführung forderten, um vor allem in Gegenden, in denen es keinen Arzt gab, die Bedürftigen zu versorgen.

Die meisten deutschen Staaten verpflichteten außerdem die freiberuflichen Ärzte dazu, die anerkannt Bedürftigen kostenlos zu behandeln. In Baden wurden sie aus den Almosenkassen bezahlt, die auch für die Medikamente aufkamen; in Preußen mussten sämtliche Vertreter der Heilberufe jeden Kranken behandeln, ob er zahlen konnte oder nicht – allerdings wurden in vielen Städten angestellte Armenärzte ernannt.

In Österreich wurden zu Beginn der Regierungszeit Maria Theresias Sanitätskommissionen in den Ländern eingerichtet, und das

Sanitätsnormativ von 1770 organisierte ein zentralistisches System auf drei Ebenen: Eine »Sanitäts-Hofdeputation« stand über den von »Protomedici« geleiteten Sanitätskommissionen der Provinzen, die ihrerseits die dem deutschen Muster entsprechenden Kreisphysici überwachten. Zum ersten Mal wurde das öffentliche Gesundheitswesen als Aufgabe des Staates betrachtet, der de facto die medizinische Polizei auf das gesamte Kaiserreich ausdehnte, auch auf die Lombardei und die habsburgischen Niederlande. Dieses Gesetz von 1770 war wesentlich durch deutsche und frühere Medizinalordnungen beeinflusst. Wenngleich seine Umsetzung in die Praxis Zeit brauchte und die »Sanitäts-Hofdeputation« seit 1776 durch fünf »Hofstellen für Sanitätsangelegenheiten« ersetzt wurde, schuf das Gesetz doch den Rahmen für die Sanitätsverwaltung und -institutionen während eines ganzen Jahrhunderts; nur durch die Entwicklung der medizinischen Wissenschaft kam es zu einigen kleinen Änderungen.

Der deutsche Einfluss ist besonders auch in der deutschsprachigen Schweiz festzustellen. Im Stadtstaat Zürich, wo es schon seit dem 15. Jahrhundert Stadtärzte gab, wurden im 18. Jahrhundert Sanitäts- und Medizinaleinrichtungen geschaffen, so etwa der »Sanitätsrat«; er schuf zu Ende des Jahrhunderts die Grundlagen für eine medizinische Polizei, die sich an dem von Johann Peter Frank vorgeschlagenen Modell orientierte. Nach der Anarchie, die auf die Ausrufung der Helvetischen Republik 1798 folgte, erlaubte die Wiederherstellung des Föderalismus durch die Mediationsakte Bonapartes 1803 eine Verwirklichung dieser Politik auf Kantonsebene. Der »Sanitätsrat« wurde durch ein mit mehr Vollmachten ausgestattetes »Sanitätskollegium« ersetzt, das in Verbindung mit der Regierung sowie den Sanitätsbehörden anderer Kantone und Staaten stand. Nach deutschem Muster wurden Bezirksärzte ernannt und mit der Verbreitung der Pockenimpfung betraut, während jede Gemeinde einen Armenarzt anstellte.

In anderen Ländern war der staatliche Druck geringer, manchmal einfach aus Unfähigkeit wie in Russland. Hier war der Versuch im 18. Jahrhundert, städtische oder von den Provinzregierungen angestellte Ärzte einzuführen, angesichts des Mangels an ausgebildetem Personal nicht mehr als ein Tropfen auf den heißen Stein.

Mit Ausnahme der beiden Hauptstädte, die jeweils über einen Amtsarzt verfügten, hatten 1756 nur 26 Städte einen Chirurgen zugewiesen erhalten, während viele Stadtverwaltungen dies aus Kostengründen ablehnten. Die wenigen vom Innenministerium oder den Wohlfahrtsinstitutionen angestellten Gouvernementsärzte untersuchten die Rekruten, nahmen Autopsien vor, überwachten die Durchführung der Leibesstrafen und unterstützten bei Epidemien die Polizei bei den Maßnahmen zur Desinfektion und Quarantäne und bei Zwangseinweisungen in Krankenhäuser. Diese Polizeiarbeit, die zu ihren Pflichten als Gerichtsmediziner hinzukam, machte sie in den Augen der Landbevölkerung unerwünscht und suspekt; hinzu kam, dass viele von ihnen auch in den Provinzkrankenhäusern arbeiteten, die in schlechtem Ruf standen.

Völlig anders lagen die Verhältnisse in Frankreich, wo der Staat weniger systematisch als in den deutschsprachigen Ländern eingriff. Obwohl es unter dem Ancien Régime in manchen Städten angestellte Ärzte gab, sind diese wenigen und auf eine örtliche Initiative zurückgehenden Fälle nicht mit der Institution der »Physici« zu vergleichen. Diese Ärzte oder Chirurgen unterschrieben einen Vertrag mit der Stadtverwaltung, der sie zur kostenlosen Behandlung der Armen und zur Arbeit in den Krankenhäusern verpflichtete; dafür erhielten sie ein jährliches Gehalt, das die Einkünfte aus ihrer Privatpraxis aufbesserte.

Seit Ludwig XIV. und Colbert gehörte das öffentliche Gesundheitswesen zum Aufgabenbereich der Intendanten, die mit dem Generalkontrolleur der Finanzen zusammenarbeiteten, so dass der politische Wille zur staatlichen Intervention im Kampf gegen Epidemien und zum Schutz der Volksgesundheit also durchaus vorhanden war. Aber die Maßnahmen waren bescheiden: Man schickte Schachteln mit Medikamenten aufs Land, damit sie bei Epidemien verteilt würden, und man ernannte in jeder Intendantur einen Seuchenarzt, der sich im Auftrag des Intendanten dorthin begeben sollte, wo eine Epidemie gemeldet wurde, um die zahlungsunfähigen Kranken kostenlos zu behandeln und einen Bericht über die Krankheit und die eigenen Maßnahmen zu verfassen. Kurz vor der Revolution hatte die 1778 gegründete »Société Royale de Médecine« mit Hilfe des im Dienst der Intendanten stehenden Korrespondentennetzes eine weitläufige Enquete für das gesamte Königreich angestellt, bei der es um die unterschiedlichsten Fragen der öffentlichen Gesundheit und Hygiene ging. Diese Initiative hatte zwar die Grundlagen für eine staatliche Gesundheitspolitik geschaffen, wurde aber durch den Sturz der Regierung unterbrochen.

Auch wo es zu keiner Zentralisierung des öffentlichen Gesundheitswesens kam, hatte seine Einbeziehung in den städtischen Aufgabenbereich den Ärmsten doch ein Minimum an Versorgung gebracht. Einen besonders interessanten Fall stellten die holländischen Niederlande dar. Sie übernahmen auf städtischer Ebene das deutsche Muster der aus Ärzten zusammengesetzten Medizinalkollegien, denen die Stadtverwaltungen die Verantwortung für die Qualität der medizinischen Betreuung übertrugen. Diese Kollegien hatten allerdings nur eine streng lokal begrenzte Kompetenz, so dass das Niveau der ärztlichen Tätigkeiten von Stadt zu Stadt verschieden war und in den ländlichen Bezirken sehr niedrig blieb.

In Italien gab es das Amt des Stadtarztes (»medico di condotta«) schon sehr lange, es wurde mit einer Kopfsteuer der Einwohner finanziert und war im Unterschied zu Frankreich im ganzen Land verbreitet. Dieses System, das in der zweiten Hälfte des Jahrhunderts besonders in der österreichischen Lombardei sehr gut ausgebildet war, erstreckte sich in der napoleonischen Zeit auf sämtliche Provinzen des Königreichs Italien. Aber wie in Frankreich betraf es nur einen begrenzten Dienst in den Krankenhäusern, den Gefängnissen und den Wohlfahrtseinrichtungen und war zu dieser Zeit sehr schlecht angesehen. Da ihre Tätigkeit auf den städtischen Raum beschränkt blieb, dienten diese städtischen Ärzte nicht als staatliches Mittel einer öffentlichen Gesundheitspolitik.

In England gab es im 18. Jahrhundert überhaupt keine der bürokratischen und zentralisierten »medizinischen Polizei« entsprechende Institution, wie sie in den absolutistischen Staaten des Kontinents existierte. Der Staat nahm im Gesundheitswesen nur Einfluss auf die Medikalisierung der Armen: Die »Poor Law Act« von 1601 sah die Einweisung der bedürftigen Armen in die Arbeitshäuser vor, wo sie durch einen mit Hilfe der Armensteuer von der Gemeinde (»parish«)[41] besoldeten Apotheker behandelt wurden. Meist wurden in der zweiten Hälfte des Jahrhunderts die Dienste eines Armenarztes von den Gemeinden nach frei ausgehandelten Tarifen je nach Art der Behandlung bezahlt. Dieses Amt, das etwa ebenso viel einbrachte wie eine Privatpraxis, stand in gutem Ansehen, und seine Inhaber fungierten auch als Hausärzte. Manche versorgten mehrere Gemeinden und konnten ansehnliche Rücklagen erwirtschaften.

Ende des Jahrhunderts wurde ein großzügiges Gehaltssystem eingeführt – mit Ausnahme der gesondert bezahlten Entbindungen –, das den Armen eine ebenso gute Behandlung gewährte wie den anderen Dorfbewohnern. Doch auch dieses System hatte seine Grenzen, weshalb im 18. Jahrhundert Dispensarien und Entbindungsheime für die Armen gegründet wurden; dabei handelte es sich allerdings um private Unternehmen, und manche Viertel Londons oder anderer großer Städte sahen nie einen Arzt. Da jedoch die »Fellows« des »Royal College of Physicians« die Armen kostenlos behandeln mussten, nahmen sie meist eine Stelle in einem Londoner Dispensarium oder Hospital an. Zu dieser Zeit verließ sich der Staat auf die Gemeinden, die einen großen Handlungsspielraum besaßen; das lag, wie die weitere Entwicklung zeigt, im Interesse der Bedürftigen – selbst wenn häufig über Missbrauch und Vernachlässigung geklagt wurde.

Die Medikalisierung der Armen im 19. Jahrhundert[42]

Die Medikalisierung – im Sinne eines »Zugangs zu medizinischer Behandlung« – der ganzen Gesellschaft, einschließlich der Armen, setzte sich im 19. Jahrhundert fort. Wo sie bereits existierte, wandelte sich die Institution der Amtsärzte. In Preußen verloren die Physici ihre Zuständigkeit für die Medikalisierung der Armen. Die in der Examensordnung von 1825 aufgestellten Forderungen verstärkten ihre Aufgaben als Gerichtsmediziner und verlangten auch Kenntnisse auf dem Gebiet der Pharmazie (für die Kontrollen) und der Veterinärmedizin. Diese Tendenz findet sich in vielen deutschen Staaten, weshalb man eigene Amtsarmenärzte ernannte; in Baden etwa wurde deren Einstellung 1843 allen Gemeinden von der Regierung befohlen. In Württemberg hatte jedes der neun 1814 geschaffenen Oberämter einen Oberamtsarzt, der vom Staat ernannt wurde, um die alten Physici zu ersetzen; er übernahm deren

Aufgaben einschließlich der medizinischen Betreuung der Armen zu Hause oder im Krankenhaus dort, wo es dafür keinen zuständigen Arzt gab. Wie im 18. Jahrhundert waren diese Stellen schlecht bezahlt, aber mit enormen Anforderungen verbunden, denen die Amtsinhaber daher während des ganzen 19. Jahrhunderts noch nicht voll genügen konnten. Das Gesetz von 1814 hatte außerdem Distriktärzte eingeführt, um die Oberamtsärzte zu unterstützen und auf Kosten der Gemeinden die Armen in abgelegenen Regionen und an besonders dicht besiedelten Orten zu versorgen. Aber viele Gemeinden ließen diese Posten in der ersten Hälfte des Jahrhunderts unbesetzt, um sie nicht bezahlen zu müssen. Als sie später erkannten, dass die Medikalisierung nicht mehr zu umgehen war, entschlossen sie sich, einem Arzt unter genau festgelegten Bedingungen, zu denen die Betreuung der Bedürftigen gehörte, ein Gehalt auszusetzen.

In Griechenland versuchte die Regierung unter König Otto, Amtsärzte nach bayrischem Vorbild einzuführen. Auf die während der osmanischen Herrschaft von den Dörfern – nicht von den Städten – angestellten Gemeindeärzte oder »Condotta« folgten Kreisärzte (1833) und Bezirksärzte (1853), die dem Innenministerium unterstanden und ähnliche Kompetenzen hatten wie die deutschen Physici des Ancien Régime. Aber während der Bedarf wuchs, nahm deren Zahl beständig ab: Von den 30 Kreisärzten, die es 1836 gab, waren 1863 nur noch vier übrig, während die Bezirksärzte zwischen 1853 und 1863 von 39 auf 20 zurückgingen. Diese Amtsärzte mussten theoretische Kenntnisse in Medizin, Physik, Chemie und Hygiene und eine mindestens zweijährige medizinische Praxiserfahrung in Griechenland nachweisen. Doch diese Institution warf die gleichen Probleme auf wie die der früheren Physici: Wegen der geringen Bezahlung vernachlässigten die Amtsärzte ihre vielen Pflichten, um sich daneben eine eigene Praxis aufzubauen oder vor allem einer völlig anderen, einträglicheren Nebenbeschäftigung nachzugehen. Denn Griechenland besaß keine städtische Tradition und kein wohlhabendes, westlich orientiertes Bürgertum, das eine finanziell interessante Klientel hätte stellen können. Wenn man dazu noch die Konkurrenz der Heiler und die Schwierigkeiten bedenkt, die sich durch das Fehlen von Verkehrsverbindungen für

Fahrten ergaben, dann versteht man, dass – im Unterschied zu dem bayrischen Vorbild – die Amtsarztstellen häufig trotz des Bedarfs an Medikalisierung unbesetzt blieben. Außerdem hatte Griechenland aufgrund seiner Traditionen nicht den gleichen Sinn für das Beamtentum entwickelt wie Westeuropa: Man war wenig empfänglich für das Ideal eines Dienstes an der Allgemeinheit. So waren die Ärzte ebensowenig wie die Bauern bereit, für den Staat auf ihre Freiheit zu verzichten.

In Italien fehlte vor der politischen Einigung in zahlreichen Orten eine kommunale ärztliche Versorgung der Armen, obwohl gleichzeitig die Behauptung von der Überfüllung des ärztlichen Berufes die Gemüter erhitzte. Aber wie im vorangehenden Jahrhundert behielt der Stand der städtischen Ärzte seinen schlechten Ruf, obwohl das System auf die gesamte Halbinsel ausgeweitet und der Doktortitel für dieses Amt verlangt wurde. Denn mit Ausnahme des Königreichs beider Sizilien und seit 1859 Lombardo-Venetiens, wo diese Ärzte Staatsbedienstete waren, erhielten sie auf drei Jahre befristete Verträge, die durch ein Votum der lokalen Honoratioren erneuert werden konnten. Außerdem verlangte man von ihnen, nicht nur die Armen zu behandeln, sondern auch Personen, die aus Gefälligkeit in die Liste der Bedürftigen eingetragen worden waren. Sie erhielten ein sehr bescheidenes jährliches Honorar – hatten also einen niederen gesellschaftlichen Rang –, während die berufsbedingten Kosten hoch und die Lebensbedingungen schwierig waren, zumal die italienischen Gemeinden manchmal mehrere Pfarreien und Ortschaften umfassten. Das lombardo-venetianische Modell wurde 1859, unmittelbar nach der Einigung, auf ganz Italien ausgedehnt; da diese Dienststellen aber nicht in die Zuständigkeit der Gemeinden fielen, dauerte es lange, bis es ein ausreichend dichtes Netz von städtischen Ärzten gab, die Hand in Hand mit den Hospitälern und Fürsorgeeinrichtungen arbeiteten. Dennoch war schließlich der Übergang von der christlichen Wohltätigkeit zur öffentlichen Fürsorge nach der Vereinigung erreicht: Der städtische Arzt wurde zum Vermittler zwischen dem einfachen Volk und den staatlichen Behörden.

In anderen Ländern sprach man nicht von städtischen Ärzten, sondern von Armenärzten, so etwa in Belgien, wo diese Institution die napoleonische Zeit überstanden hatte. Diese Ärzte wurden auf

Veranlassung der Kommunalverwaltungen und unter sehr wechselnden Bedingungen an die Wohlfahrtsämter angeschlossen. Obwohl sie nicht immer bezahlt waren, nahm ihre Zahl in der zweiten Hälfte des 19. Jahrhunderts sehr zu. Es bestand allerdings ein großer Unterschied zwischen dem städtischen Armenarzt, der dieses Amt übernahm, um sich eine zusätzliche Einnahme zu verschaffen oder um die damit verbundenen Erfahrungen als ein »Praktikum« am Beginn seiner Laufbahn zu nutzen, und dem Landarzt, dessen Patienten hauptsächlich aus Armen bestanden, während die Wohlfahrtsämter schlecht funktionierten oder völlig fehlten. 1865 besaß die Hälfte der Gemeinden der Provinz Lüttich keinen Gesundheitsdienst für die Armen. 1891 war es nur noch ein Viertel, aber die Ungleichheit blieb besonders bei der Bezahlung der Ärzte weiterhin bestehen: Diese war meist sehr gering, da die ländlichen Gemeinden eine Kostenbeteiligung verweigerten. Erst das Gesetz von 1891 verpflichtete sie, einen Gesundheitsdienst für die Armen einzurichten; trotzdem dauerte es über 30 Jahre, bis es überall angewendet wurde, und zwar bis zum Erlass des Gesetzes von 1925 über die öffentliche Fürsorge.

In Frankreich legte das »Comité de Mendicité« der Verfassunggebenden Versammlung einen Plan vor, dass in jedem Kanton ein vom Departement ernannter Arzt oder Chirurg angestellt werden müsste, der gegen eine jährliche Vergütung die Armen behandeln und andere Aufgaben im Gesundheitsbereich übernehmen sollte – aber der Plan kam nicht zur Verwirklichung. Als man dann im Zusammenhang der napoleonischen Eroberungen das deutsche und italienische System kennenlernte, zog man – wenn auch langsam – daraus Nutzen. Abgesehen von einigen Fällen in den annektierten deutschen Territorien gab es während des Empire die ersten Kantonsärzte im Elsass, und in den 1840er Jahren übernahmen auch manche Departements, vor allem im Osten, diese Praxis.

Der Plan zur Einführung von Kantonsärzten – der sich ausdrücklich auf ausländische Muster berief – wurde 1847 mit dem Ziel wieder aufgenommen, die völlig willkürliche Verteilung der Ärzte und die medizinische Vernachlässigung ländlicher Gebiete auszugleichen sowie eine reguläre medizinische Betreuung für alle Bevölkerungsschichten des Landes sicherzustellen. Doch die

Furcht vor einer Vervielfachung der Beamten auf Kosten der steuerpflichtigen Wähler sowie vor dem Missbrauch dieser gesetzlichen Fürsorge durch Nicht-Bedürftige – eine durchaus begründete Angst, wie es das Beispiel Italiens und Englands zeigt –, nahm diesem Plan die Schwungkraft: Er wurde erst in der Februarrevolution angenommen und endete mit einem Fehlschlag.

Wenngleich die Debatte später wieder auflebte, warteten manche Departements deren Ende gar nicht ab, sondern folgten dem elsässischen Beispiel. Sie fanden dabei durchaus die Billigung des Staates, der es aber nicht wagte, gesetzlich gegen die Gegner des Systems vorzugehen. Diese machten sich für die individuelle Wohltätigkeit und die Beschäftigung von Nonnen stark oder bekämpften die »Verbeamtung« als einen Angriff auf die Würde des ärztlichen Berufes. 1868 hatten erst 52 Departements diese freiwillige und nur auf ländliche Gebiete beschränkte Dienstleistung eingeführt. Da der Staat und die Departements die Finanzierung immer mehr auf die Gemeinden abschoben, ging diese Zahl 1887 auf 38 zurück, während gleichzeitig die Zahl der Unterstützten wie der Fürsorgeleistungen aus Einsparungsgründen laufend verringert wurde.

Erst als man die Landflucht bremsen wollte und nach 1870 den Bevölkerungsrückgang im Vergleich zu Deutschland fürchtete, vielleicht auch neues Zutrauen zur Medizin gewonnen hatte, tauchten die merkantilistischen Themen wieder in der Diskussion auf, die den deutschen Fürsten und Physiokraten der Aufklärungszeit so sehr am Herzen gelegen hatten: der wirtschaftliche Nutzen staatlicher Ausgaben für das Leben und die Gesundheit der Bürger, die ja den Reichtum der Nation schaffen. In den 1870er Jahren beriefen sich die Verteidiger einer Pflichtfürsorge auf das englische und deutsche Beispiel, um zu beweisen, dass sie nicht teurer käme als das willkürliche und ungeordnete, in Frankreich herrschende System. Aber die Diskussionen scheiterten immer wieder an der Finanzierung, vor allem an der Frage nach dem jeweiligen Anteil der Kommunen, der Departements und des Staates. Doch schließlich fanden die Forderungen der Bevölkerung nach einem öffentlich geförderten Fürsorgewesen bei der Regierung Gehör, und nach einem halben Jahrhundert der Ausflüchte und noch längerer Verzögerung gegenüber den anderen europäischen Ländern sicherte endlich das Gesetz von 1893 den französischen Armen die kostenlose medizinische Betreuung zu, wobei die Kosten zwischen den verschiedenen öffentlichen Körperschaften aufgeteilt wurden.

In England hatte sich die Situation der Armenärzte bereits vor 1830 wegen der immer größeren Knausrigkeit der Kommunen verschlechtert, die von der Konkurrenz durch die »Überfüllung« der ärztlichen Berufe profitierten. Die »Poor Law Amendment Act« von 1834 spiegelte und verstärkte den Verfall der medizinischen Versorgung der Armen. Denn die Überzeugung, dass das alte System den Pauperismus gefördert, Müßiggang, Laster und Verbrechen hervorgebracht habe, führte zu einer drastischen Reduzierung der häuslichen Fürsorge und zu einer entsprechenden Verschärfung der Armutskriterien, während sich die für die Armen bestimmten Krankenstationen der Arbeitshäuser vermehrten. Das neue Gesetz veranlasste den Zusammenschluss der 9000–10 000 bestehenden Gemeinden in 2500 »unions«. Dadurch verringerten sich die Amtsarztstellen und auch die Versorgung der Bedürftigen beträchtlich, da nicht mehr jede einzelne Gemeinde, sondern nur noch die »union« einen »surgeon« hatte. Auch die Gehälter waren sehr gesunken, obwohl die Ärzte mehr zu tun hatten und die Medikamente stellen mussten. Durch ihre Verträge, die alljährlich von den »Boards of Guardians« neu geschlossen oder verlängert wurden, befanden sie sich in einer dauernden und erniedrigenden Abhängigkeit. Folglich sahen die Allgemeinmediziner in diesen Posten nur eine zusätzliche Einnahmequelle oder – wie in Belgien – die Gelegenheit für ein Praktikum vor ihrer Niederlassung. Ähnlich wie die städtischen Ärzte in Italien mussten sie große Gebiete auf eigene Kosten und unter strapaziösen Bedingungen versorgen. Da sie den Leuten meist unbekannt waren, wurden sie außerdem oft übel empfangen.

Alles an dieser Einrichtung sprach gegen ihren Erfolg: zu wenige Ärzte, kein finanzieller Anreiz für gute Arbeit und schließlich das Stigma der Armut, das die Bedürftigen von ihr fern hielt. Die Schwächen dieses staatlichen Systems wurden häufig angeprangert, und manche Ärzte gingen so weit, seine Abschaffung zugunsten von Unterstützungskassen vorzuschlagen – eine Lösung, die allerdings für die Armenfürsorge ungeeignet war. Auch wenn unter den demographischen und industriellen Bedingungen des 19. Jahr-

hunderts eine Rückkehr zu dem früheren System des Gemeinde-
chirurgen nicht in Frage kam, ist es doch bemerkenswert, dass die
medizinische Versorgung der Armen vom Staat so wenig abgesichert wurde, während so viele Allgemeinärzte verzweifelt nach
einer Stellung suchten.

In den 1870er Jahren gab es in England ungefähr 4000 »Poor
Law Medical Officers«, von denen viele nur Teilzeitkräfte waren.
Obwohl sie die Medikamente nicht mehr selbst stellen mussten,
hatten sich ihre finanzielle Lage und ihr Status kaum gebessert, da
sie immer noch nichtmedizinischen Behörden unterstellt waren.
Mit ihrer Einstellung erkannte der Staat zwar ihre technischen Fer-
tigkeiten an, nicht aber ihr Recht, ein unabhängiges berufliches Urteil abzugeben. Die Gefahr, dass die »Boards of Guardians« ihren
Vertrag nicht erneuerten, weil sie beispielsweise die Verschreibungen für zu teuer hielten, ist bezeichnend für die geringe Einschät-
zung ihrer Professionalität – was wiederum das französische Vor-
urteil dieser Zeit gegen die Verbeamtung verständlich macht.

Vergleicht man die englischen und französischen Verhältnisse
miteinander, dann erscheint die öffentliche Gesundheitsfürsorge
nicht als das alleinige Allheilmittel: Es ist fraglich, ob die Armen in
England, wo der Staat schon 60 Jahre früher die Kontrolle und
Finanzierung dieses Systems übernommen hatte, wirklich besser
versorgt waren. Die Unterstellung der Armenärzte unter nichtmedizinische Behörden in England erinnert an die Lage ihrer russischen Kollegen in den Semstwos; ein Vergleich mit den westeuropäischen Ländern ist vor 1861 nicht aussagekräftig, da der russische
Staat wegen der Leibeigenschaft nicht mit dem Problem der Land-
armen konfrontiert war. Das dem Gesundheitswesen der Semstwos
zugrundeliegende Prinzip der Gleichheit und Unentgeltlichkeit der
Versorgung für die Gesamtbevölkerung ließ sich nicht aufrechterhalten, so dass man schließlich die Bauern bezahlen ließ, soweit sie
dazu in der Lage waren. Dieses staatliche Medizinalwesen entsprach nicht den typischen Normen: Es war weder eine armenärzt-
liche Versorgung noch eine freie ärztliche Privatpraxis. Der Semstwo-Arzt musste sich der Allerärmsten ebenso annehmen wie der
Übrigen: Man kann ihn also nur schwer in die in Westeuropa fest-
geschriebenen Kategorien einordnen.

Die Finanzierung des Gesundheitswesens: Kassen und Versicherungen[43]

Die deutschsprachigen Länder übernahmen auch auf diesem Gebiet der Sozialpolitik eine Vorreiterrolle. Im Zusammenhang mit den Krankenhäusern war bereits vom System der Pflichtversicherung in einer Berufs- oder Ortskrankenkasse die Rede, das jene Bevölkerungsgruppen einschließen sollte, die nicht wirklich bedürftig waren, aber an der Armutsgrenze lebten, wie etwa Handwerkslehrlinge und -gesellen, Dienstboten und später auch Fabrikarbeiter. Diese Maßnahmen unterscheiden sich von denen, die später in Frankreich und England getroffen wurden, nicht nur durch ihren frühen Zeitpunkt, sondern auch durch ihren Pflichtcharakter.

Nachdem erste Krankenkassen schon hier und da vor dem 18. Jahrhundert aufgetaucht waren, vermehrte sich ihre Zahl vor allem seit 1770. Eine 1771 in Wien gegründete Krankenkasse nahm alle Personen auf, die den Beitrag entrichten konnten, scheint aber schon vor 1786 wieder eingegangen zu sein. Ebenfalls 1771 ließ eine in Mannheim eröffnete »Wohltätige Krankengesellschaft« alle zu, die acht Kreuzer im Monat bezahlen konnten. War ein Kranker nachweislich bettlägerig oder arbeitsunfähig, so erhielt er bis zu seiner Wiederherstellung einen Kreuzer pro Woche; im Todesfall wurden seine Bestattungskosten übernommen. Von den beiden 1785 und 1791 in Karlsruhe entstandenen Kassen war die jüngere für Dienstboten bestimmt, doch handelte es sich hier mehr um den vom Arbeitgeber bezahlten Krankenhausaufenthalt. In Würzburg nahm eine 1786 gegründete Kasse auch Kaufleute, Künstler und Mitglieder von Berufsgenossenschaften für monatlich einen Kreuzer auf, allerdings weder unheilbar Kranke noch Epileptiker, Geschlechtskranke, Geistesgestörte und Krebskranke. Im Krankheitsfall konnten sich die Mitglieder im Juliushospital behandeln lassen, wo für sie 30 Betten reserviert waren; 1801 wurde nach dem gleichen Muster ein Institut für Dienstboten gegründet. Weitere derartige Kassen oder Anstalten existierten vor dem Ende des 18. Jahrhunderts in Bamberg und Hamburg (für weibliche Bedienstete), und im 19. Jahrhundert nahm ihre Zahl noch zu. In Baden mussten nach einer Verordnung von 1838 die Gemeinden vier Wochen lang die Behandlungskosten von kranken Dienstboten,

Handwerkern und Arbeitern übernehmen. Hierfür konnten sie eine »Soziallast« genannte Steuer einführen, was zuerst in Mannheim, dann in Karlsruhe, Freiburg und Konstanz geschah. In Bayern erlaubte ein Gesetz von 1869 den Gemeinden die Erhebung eines wöchentlichen Beitrags von maximal drei Kreuzern für eine Krankenkasse aller Dienstboten, Handwerker und Arbeiter, die dann für 90 Tage das Anrecht auf medizinische Betreuung hatten.

In den Jahren zwischen 1830 und 1840 entstanden fast überall Krankenvereine und -kassen. In Berlin schlossen sie sich 1846 zu einem »Gewerkskrankenverein« zusammen, dessen Mitgliederzahl zwischen 1853 und 1871 von 15 000 auf 75 642 anstieg, verteilt auf 70 Kassen, für die über 37 Ärzte tätig waren. Diese Zunahme war jedoch nicht ausreichend und vor allem ungleichmäßig. Preußische Pläne zu einer Pflichtversicherung stießen auf den Widerstand vieler Fabrikbesitzer, die es ablehnten, sich an der Finanzierung zu beteiligen. Ein Gesetz von 1854 machte es der Regierung möglich, notfalls selbst den Kassenzwang einzuführen; dies erklärt, dass die Zahl der Kassen von 2576 im Jahr 1854 (mit 254 420 Mitgliedern) auf 3724 (mit 627 667 Mitgliedern) im Jahre 1868 anwuchs.

Die Gewerbeordnung von 1869 ließ bis zur Verabschiedung eines Bundesgesetzes die von den verschiedenen Staaten eingerichteten Systeme vorläufig bestehen. Außerhalb Preußens wurden 1862 in Württemberg, 1869 in Bayern und 1870 in Baden Gesetze zur Regelung des Krankenkassenwesens erlassen. Doch die Ergebnisse konnten den Anforderungen nicht genügen. Nach der Einigung erlaubte 1876 ein neues Gesetz einen Kompromiss: Um der Kritik der Liberalen gegenüber den staatlichen oder kommunalen Zwangskassen zu begegnen, wurden die freien, selbstverwalteten Kassen der Gewerk- und Arbeitervereine als gleichberechtigt zugelassen; das Ergebnis war allerdings enttäuschend, da die Zahl der Kassen und Versicherten nur mäßig anstieg.

Dies ließ – zusammen mit Bismarcks Ziel, den Gewerkschaften und der sozialistischen Bewegung das Wasser abzugraben – die Idee einer Zwangsversicherung für die Arbeiter in Gewerbe und Industrie heranreifen, die weniger als 2000 Mark im Jahr verdienten. Verwirklicht wurde sie im Gesetz von 1883, das im ganzen Reich die Zahl der Kassen von 4901 mit 839 602 Mitgliedern im Jahr

1880 auf 18 776 Kassen mit 4 294 173 Mitgliedern im Jahr 1885 ansteigen ließ. Diese Versicherung war nach den Gehältern berechnet und musste zu zwei Dritteln durch den Versicherten und zu einem Drittel vom Arbeitgeber bezahlt werden. 1892 wurde sie auf die Familie des Versicherten ausgedehnt, und 1895 kam sie 14,9 % der Bevölkerung des Reichs zugute. Auf die gleiche Weise trieb in Österreich das Gesetz von 1888 zur Pflichtkrankenversicherung die Zahl der Kassen zwischen 1879 und 1890 von 1200 auf 2740, die der Mitglieder von 400 000 auf 1,5 Millionen in die Höhe. Diese Pflichtkrankenversicherungen – die ersten auf der Welt – bewahrten jene sozialen Gruppen vor der Wohlfahrt, die durch Krankheit von einem Tag auf den anderen in Armut geraten konnten, so wie das in den meisten anderen europäischen Ländern auch weiterhin der Fall war. Die rapide Zunahme der Mitgliederzahlen belegt den Fortschritt in der Medikalisierung breiter Bevölkerungsschichten, zu der die Krankenkassen ihrerseits wesentlich beigetragen hatten.

In Frankreich gab es vor der gesetzlichen Anerkennung 1850 nur wenige Unterstützungskassen. Auch nach dem Dekret von 1852, das ihren Wirkungskreis erweiterte, stand im Unterschied zu den deutschen Kassen dieser Zeit die Hilfe im Krankheitsfall nicht an erster Stelle; demgemäß nehmen sich die Zahlen von 249 442 Mitgliedern in 2438 Gesellschaften im Jahr 1852 recht bescheiden aus. Vor diesem Zeitpunkt handelte es sich überwiegend um Einrichtungen für die kleinen Leute, die eine gegenseitige Hilfe auf den verschiedensten Gebieten wie Alter, Unglücksfall, Gebrechlichkeit und eben auch Krankheit zum Ziel hatten. Mit dem Dekret von 1852 erkannte sie die Regierung als ein Mittel der moralischen Erziehung zu Vorsorge und Sparsamkeit für das einfache Volk an, aber auch als Mittel zur Annäherung der sozialen Klassen, da die reichen Ehrenmitglieder dazu aufgerufen waren, Beiträge ohne Gegenleistung einzuzahlen und der Arbeiterklasse den Sinn für Arbeit und öffentliche Ordnung einzuschärfen.

Anfangs gehörte auch die physische Regeneration zu den Zielen der Honoratioren, so dass der Arzt zugleich eine pädagogische, moralische und soziale wie medizinische Aufgabe hatte. In der Praxis beschränkte sich seine Tätigkeit häufig auf eine ärztliche Untersuchung vor dem Eintritt oder der Zuerkennung einer Unterstützung, wobei die Entscheidung bei der Verwaltung der Hilfskasse lag. Die Kassen blieben einer Minderheit vorbehalten, von der im Allgemeinen die Alten, Schwachen, Unheilbaren und Geschlechtskranken ausgeschlossen waren. War der Kranke anerkannt, dann erhielt er für höchstens sechs Monate Krankengeld, danach wurde die medizinische Behandlung fast immer abgebrochen. Aus ideologischen Gründen mussten die Unterstützungskassen mit der allergrößten Sparsamkeit vorgehen und die Zahl der behandelten Personen sowie die Kosten für die Medikamente beschränken. Diese Themen waren immer wieder Gegenstand der seit 1883 abgehaltenen nationalen Kongresse der Unterstützungskassen. Paradoxerweise befürwortete man im Krankheitsfall das möglichst rasche Aufsuchen eines Arztes, um so den Verbrauch von Medikamenten und den Arbeitsausfall zu vermeiden. Knausrigkeit und die hohen Beitragssätze beeinträchtigten den Erfolg dieses ersten Versuchs zu einer Krankenversicherung; hinzu kam noch bis zum Ende des Jahrhunderts ihre fast ausschließliche Beschränkung auf Männer. Dennoch nahmen die Unterstützungskassen in der zweiten Jahrhunderthälfte einen beachtlichen Aufschwung, 1898 hatten sie an die zwei Millionen Mitglieder, etwa 5 % der Bevölkerung: Im Vergleich zu den Zahlen der deutschen Pflichtversicherung war dies jedoch immer noch ziemlich bescheiden. Frankreich war also bei der Medikalisierung der Bevölkerung deutlich hinter seinem Nachbarn jenseits des Rheins zurückgeblieben. Erst 1930 richtete es seinerseits ein Pflichtsozialversicherungssystem für alle Beschäftigten ein, deren Einkommen unterhalb eines bestimmten Minimums lag. Offenbar gehörte es eine Zeitlang nicht zum guten Ton, auch nur dem Anschein nach Bismarcks Beispiel zu folgen, wie der folgende Satz aus den 1920er Jahren beweist: »Deutschland hat den Krieg verloren, weil es sein Nervensystem durch die Sozialversicherung geschwächt hat.«[44]

Frankreich und Belgien nahmen auf diesem Gebiet eine zeitlich ziemlich ähnliche Entwicklung. 1851 wurden die belgischen Unterstützungsvereine von der Regierung anerkannt. Damals waren es mehr als 200, und in den letzten 15 Jahren des Jahrhunderts vermehrten sie sich stark. 1895 hatten die 734 Unterstützungsvereine 87 312 Mitglieder, und diese Zahlen stiegen bis 1905 auf 2400 Vereine und 265 000 Mitglieder. Die Einführung einer Kranken- und Invalidenversicherung erfolgte 1944/45.

In England, wo Unternehmen wie die Bergwerksgesellschaften oder Eisenbahnkompanien eigene Ärzte für ihre Angestellten beschäftigten, blieben die Unterstützungsvereine (»provident dispensaries« und »sick clubs«) private Einrichtungen. Ihre freiwilligen Mitglieder kamen aus den ärmeren und mittleren Schichten; sie wollten im Krankheitsfall ihre Unabhängigkeit und Würde bewahren und die Schande der Armenfürsorge vermeiden. Dank der Unterstützung durch Philanthropen oder der wöchentlich für jedes Familienmitglied bezahlten Beiträge konnten die Mitglieder unter den für die »clubs« oder Dispensarien tätigen Ärzten frei wählen. Viele der »sick clubs« umfassten bestimmte Patientengruppen, hauptsächlich Arbeiter und Facharbeiter, auch kleine Händler und Ladenbesitzer, Büroangestellte und reiche Handwerker. Diese vom Staat völlig unabhängigen Einrichtungen spielten jedoch die gleiche Rolle auf dem Weg zur Sozialversicherung wie die Kassen oder Unterstützungsvereine der vorigen Beispiele. Die sozialen Folgen der Wirtschaftskrisen und des beginnenden Abstiegs als Wirtschaftsmacht zwangen die Regierung seit den 1880er Jahren, das Muster der deutschen Gesetze in ihre Überlegungen einzubeziehen; dies mündete schließlich in die Sozialgesetzgebung von 1911, die auch die Krankenversicherung umfasste.

Im Ganzen gesehen gab es also zwei Modelle: Für das eine stehen Deutschland und Österreich, wo der Staat mächtig und die Fürsorge schon seit langem mehr oder weniger staatlich gelenkt war. Einen liberalen Weg dagegen hatte besonders England eingeschlagen, dem sich Frankreich und Belgien in vieler Hinsicht annäherten, auch wenn in diesen beiden Ländern der Individualismus ausgeprägter und die Tradition der Fürsorge und gegenseitigen Unterstützung weniger entwickelt waren.

Der Kampf gegen das »Massaker an den Unschuldigen Kindern«: Die Professionalisierung der Hebammen

Mit der Entwicklung der Geburtshilfewissenschaft wurden, wie bereits erwähnt, vor allem in der städtischen Bevölkerung Nordeuropas vermehrt Chirurgen und ärztliche Geburtshelfer herangezogen. Doch Hebammen und Wehmütter beherrschten auch weiterhin den Bereich der Geburt. Dies gilt sogar für England,[45] wo sie besonders stark der Konkurrenz der Geburtshelfer ausgesetzt waren. Erneut spielte dieses Land, das im Namen des sakrosankten Liberalismus auf jede staatliche Einmischung verzichtete, eine Sonderrolle. Während die Hebammen früher eine bischöfliche Lizenz erhielten, brach dieses System mit der geringer werdenden Macht der Kirche in den 1720er Jahren zusammen und verschwand im letzten Viertel des 18. Jahrhunderts völlig. Selbst dort, wo man noch Lizenzen vergab (ein unabhängig von einem Nachweis praktischer Erfahrungen verliehenes offizielles Siegel), wurden diejenigen, die ohne sie praktizierten, nicht verfolgt. Anders war dies in Schottland und Irland, wo es Regelungen (Edinburgh 1726) und ein System von Lehrgängen und Prüfungen (Glasgow 1740) gab, die bis zum Ende des Jahrhunderts in Geltung blieben und sogar denen überlegen waren, die später auf dem Kontinent eingeführt wurden. Nur zwei der im 18. Jahrhundert mit privaten Geldern gegründeten Entbindungsanstalten (das »British Lying-in Hospital« 1749 und das »City of London Lying-in Hospital« 1750) waren für eine Ausbildung von Frauen bestimmt, die aber so teuer war, dass die verfügbaren Plätze nicht ausgenutzt wurden. Dagegen stellte man die Hebammen oft in den privaten Dispensarien oder den Ambulanzen der Entbindungsheime an, wo sie unter der Aufsicht der Geburtshelfer dieser Einrichtung arbeiteten, die sie bei Komplikationen rufen mussten. Manche dieser »outdoor charities« übernahmen gegen ihre Dienstleistungen die Kosten ihrer Ausbildung und ließen ihnen zudem das Recht, auch privat zu praktizieren. Doch obschon es ausgebildete Hebammen mit einem guten Einkommen gab, blieben die meisten ohne reguläre Qualifikation und mussten sich für ein sehr geringes Entgelt um die Armen kümmern.

Während die Polemik um die Vorzüge von Geburtshelfern oder

Hebammen noch in vollem Gang war, erhoben sich immer mehr Stimmen, die eine Berufsregelung für die Hebammen und eine Überprüfung ihrer medizinischen Kenntnisse forderten. Dementsprechend wurden in den 1790er Jahren in Manchester und Liverpool kostenlose Privatschulen gegründet. Ende des 18. Jahrhunderts war England bei der Ausbildung der Hebammen noch weiter hinter Schottland und Irland zurückgefallen, allerdings wurde zu diesem Zeitpunkt die Reglementierung ihrer praktischen Tätigkeit in Edinburgh und Glasgow aufgegeben. Die englischen Hebammen erhielten anders als auf dem Kontinent keinerlei Anerkennung durch den Staat, weder seine materielle Unterstützung bei der Ausbildung noch eine Regelung ihres Berufs. Auch die private Wohltätigkeit kümmerte sich kaum um diesen Bereich. Der Beruf der Hebamme erfuhr daher einen Niedergang, während sich die Tätigkeit der Geburtshelfer allgemeiner verbreitete als anderswo. Ob die Gebärenden dadurch besser versorgt wurden, ist schwer zu beurteilen, vor allem wenn man die Verachtung für die Tätigkeit des Geburtshelfers bedenkt, der keinerlei Qualifikation nachweisen musste.

Weder die »Apothecaries Act« von 1815 noch die »Medical Act« von 1858 schnitten das Problem der Geburtshilfe an, da dieses Spezialgebiet nicht als integraler Bestandteil der Medizin betrachtet wurde. Zwar hatte das »College of Surgeons« 1852 eine Lizenz eingeführt, und auch andere medizinische Prüfungskommissionen nahmen diesen Gegenstand in den Lehrplan der Mediziner auf, bis er 1886 Pflichtfach wurde. Aber da die Frauen an der Universität und den Colleges nicht zugelassen waren, fanden sie sich dadurch nur um so mehr von diesem Beruf ausgeschlossen. So blieb den Hebammen lediglich der »Poor Law Medical Service«, wo sie vor Ort von den dort arbeitenden Ärzten ausgebildet wurden, was immerhin ausreichte, um ihre Sterblichkeitsrate bei den Geburten nicht über die der Geburtshelfer steigen zu lassen. Ihre Zahl lässt sich schwer abschätzen, da sie häufig nur in Teilzeit arbeiteten. Die besser qualifizierten blieben in den großen Städten und wurden manchmal von den Krankenhäusern oder Arbeitshäusern angestellt, oder sie waren in den Ambulanzen der Wohlfahrtseinrichtungen tätig; dadurch gewannen sie ein höheres Ansehen als diejenigen, die nur privat arbeiteten. Die Verbindung eines dieser Ämter mit einer privaten Praxis sicherte ihnen außerdem ein gutes Einkommen. Aber diese Fälle waren selten und hauptsächlich auf London beschränkt. Im Ganzen gesehen nahm die Zahl der Hebammen im Laufe des Jahrhunderts immer mehr ab, selbst im Rahmen des »Poor Law« wurden sie manchmal durch Krankenschwestern ersetzt. Die kleine Zahl der in den wenigen Entbindungsanstalten Ausgebildeten ging weiterhin zurück: Sogar das British Lying-in Hospital hatte um die Jahrhundertmitte Schwierigkeiten, Schülerinnen zu finden.

Diese Probleme, zu denen noch die heftigen Angriffe von Seiten der meisten Ärzte und der medizinischen Presse kamen, hatten den Beruf der Hebamme so unpopulär gemacht, dass ihn niemand mehr ergreifen wollte. Auch auf diesem Gebiet übernahm Florence Nightingale die Initiative und eröffnete 1861 in einem Nebengebäude des King's College Hospital eine Hebammenschule, die allerdings wegen der fortdauernden Ausbrüche von Kindbettfieber 1867 wieder schließen musste. Parallel dazu wurde 1865 von einem Arzt ein Ladies Medical College gegründet, das jedoch, wie der Name sagt, den Damen der besseren Gesellschaft vorbehalten war. Sie mussten bezahlen, wurden dafür aber besser ausgebildet, als es die »Society of Apothecaries« für Männer vorschrieb; die praktische Ausbildung fand in Entbindungsheimen oder Wohlfahrtseinrichtungen statt. Dieses College unterrichtete nur wenige Frauen und änderte nichts daran, dass den meisten Hebammen eine Ausbildung fehlte.

1873 veranlasste die »Obstetrical Society« von London eine Enquete, aus der hervorging, dass 70 % der Entbindungen in England und Wales von Hebammen vorgenommen wurden, die nicht die geringste offizielle Ausbildung erhalten hatten; die Sterblichkeitsrate unter den Neugeboren betrug 160 von 1000. Diese Gesellschaft hatte 1872 ein Examen eingeführt und vergab ein eigenes Diplom an Hebammen, die 25 Entbindungen erfolgreich durchgeführt hatten. Für die ersten weiblichen Ärzte, die im letzten Drittel des Jahrhunderts auftauchten, war die Eintragung im »Medical Register« erforderlich, damit ihre Befähigung zur Geburtshilfe ebenso wie die ihrer männlichen Kollegen anerkannt wurde. Nur etwa 100 einfache Hebammen wurden um 1880 pro Jahr in den Entbindungsheimen des Vereinigten Königreichs ausgebildet, und von ihnen meldeten sich sehr wenige zum Examen der »Obstetrical Society«. Als diese Gesellschaft nach 1880 auch in der Provinz Prüfungszentren einrichtete, stieg die Zahl der Hebammen und der Schülerinnen an den Londoner Krankenhäusern.

Das System konnte sich jedoch nicht weiterentwickeln, da sich ihm sowohl die Ärzte widersetzten, die eine Konkurrenz fürchteten, als auch die Feministinnen, die eine volle Anerkennung des Hebammenberufs und seine Eintragung ins »Medical Register« erreichen wollten. Während man sich über diese Fragen stritt und sich die Gesetzentwürfe und Gesellschaften (darunter das »Midwives Institute« von 1886) mehrten, wurde nichts getan, um den Bedürfnissen der Bevölkerung Rechnung zu tragen. Diese Politik des »Alles-oder-nichts« vertiefte den Graben zwischen der kleinen Zahl ausgezeichneter Hebammen in London und denen im übrigen Land. Gleichzeitig aber waren auch die Allgemeinärzte selbst – wie die Ärzteschaft überall in Europa – nicht zahlreich genug und zu teuer, um sich in diesen Zeiten hoher Geburtenraten hinlänglich um die Entbindungen zu kümmern. Es fehlte also eine mittlere Klasse von ausreichend qualifizierten Hebammen, die auf einem niedrigeren Niveau als die Ärzte und ohne Anspruch auf Gleichberechtigung im Register hätten eingetragen werden können. Wie viel diese Situation zur Mortalität bei Entbindungen beitrug, war um 1890 wegen fehlender Statistiken ebenso wenig festzustellen wie die genaue Zahl der praktizierenden Hebammen. Bekannt war immerhin, dass viele Frauen weder durch Ärzte noch durch Hebammen entbunden wurden, sondern durch nicht qualifizierte Männer: Drogisten, Gehilfen oder Medizinstudenten, darunter sogar solche, die ihre Prüfungen nicht bestanden hatten.

In den 1890er Jahren führte eine Reihe von Gesetzesvorhaben zur völligen Unterordnung der Hebammen unter die Kontrolle der Ärzte. Die »Midwives Act« von 1902 brachte dann einen Kompromiss: Es wurde ein vom »General Medical Council« (vgl. S. 94) unabhängiges »Central Midwives Board« eingerichtet, das aber mehrheitlich von Medizinern geleitet wurde; auf lokaler Ebene oblag die Aufsicht den »Medical Officers of Health«. Dies war zwar für die Stellung der Hebammen innerhalb der medizinischen Berufe nicht günstig, aber dafür wurde im Gegenzug die Tätigkeit ohne Qualifikation verboten. Nach zwölf Jahren der Kontroversen war der Hebammenberuf somit endlich geregelt: 50 bis 100 Jahre später als in den Ländern auf dem Kontinent, wo der Staat die Initiative ergriffen hatte. In England musste der Ansporn zu einer Regelung von den Lobbys kommen, und der Erfolg hing davon ab, wie viel Unterstützung sie im Parlament finden konnten. Diese »Act« kam 90 Jahre nach den ersten 1813 zu diesem Thema ausgearbeiteten Vorschlägen zustande.

Die Verhältnisse in England waren nicht typisch, denn auf dem Kontinent intervenierten die Staaten seit dem 18. Jahrhundert,[46] um den Beruf der Hebammen gesetzlich zu regeln. Aus Angst vor einer Entvölkerung bemühte sich der französische Staat, Lehrgänge in Geburtshilfe sowie ihre Verbreitung in der Provinz zu fördern. Doch den eigentlichen Anstoß gab die Initiative der Madame Du Coudray, die zwischen 1760 und 1783 durch einen großen Teil des Königreichs reiste und eine Reihe von zweimonatigen Lehrgängen abhielt. Diese wurden dann vor Ort von den »chirurgiens-démonstrateurs« fortgeführt, denen sie ihre Demonstrationsmethode an einer Puppe, einem »mannequin« beigebracht hatte. Obwohl ihre Qualität von Ort zu Ort verschieden war, haben diese Lehrgänge, die durch für einfache Frauen bestimmte Lehrbücher unterstützt wurden, die Professionalisierung der Hebammen eingeleitet, die sich durch ihr theoretisches Wissen von den Wehmüttern im Dorf unterschieden. Aber neben Paris und Straßburg, wo seit 1728 die erste und berühmteste Geburtshilfeklinik existierte, wurde nur in Mâcon 1782 eine richtige Schule mit einem Internat für die Schülerinnen und jeweils zwei sechsmonatigen Kursen gegründet. Während der Revolution liefen noch etwa 50 Lehrgänge weiter.

Ähnlich wurden auch in Österreich und Böhmen die ersten Lehrgänge 1748 in Wien und Prag eingeführt; andere folgten in den Erbländern, etwa 1764 in Graz, 1750 in Florenz und 1772 in Mailand. Aber unter Maria Theresia blieben die Kurse rein theoretisch und waren nicht mit einer Geburtshilfeklinik verbunden; in Wien wurde immerhin im St.-Marx-Krankenhaus praktischer Unterricht erteilt, jedoch durch die dortigen Ärzte. In Deutschland richtete man Lehrgänge in bestimmten Großstädten ein, wo es Universitäten oder Medizinalkollegien gab. Die erste »Schule« wurde nach dem Vorbild von Straßburg 1751 an der Charité in Berlin eröffnet, eine weitere beispielsweise 1755 in München. Anatomische Demonstrationen an Leichen und ein praktischer Unterricht am Bett der Gebärenden ergänzten die theoretischen Lehrgänge. Eine Hebammenausbildung wurde 1751 auch in Kopenhagen und 1754 in Brüssel eingeführt, aber die Schweiz, die Mittelmeerländer und kleine Länder wie Lüttich, wo der erste 1783 begonnene Lehrgang schon ein Jahr später abbrach, blieben vergleichsweise rückständig. Dagegen wurden in Russland 1757 zwei Schulen in St. Petersburg und Moskau eröffnet. Den Unterricht erteilten Deutsche in russischer und deutscher Sprache. Genutzt wurde er zunächst hauptsächlich von Deutschen; von den in Moskau 1777 ausgebildeten 36 Frauen hatten nur vier einen slawischen Namen. Dennoch gab es weiterhin nur sehr wenige und auf dem Land so gut wie gar keine ausgebildeten Hebammen.

Überall dort, wo man in Europa eine Ausbildung eingeführt hatte, schloss sie mit einem Examen, manchmal nur an den Universitäten, häufig aber auch vor einem Medizinalkollegium oder in den deutschsprachigen Ländern vor den Physici. Die Zulassungsbedingungen waren ebenfalls durch Satzungen oder Gesetze festgelegt. Die Dinge bewegten sich also zu Ende des 18. Jahrhunderts, aber alles war erst im Werden. Die Entbindungen wurden in Europa weiterhin hauptsächlich von Frauen vorgenommen, die weder regulär ausgebildet noch gesetzlich anerkannt waren. Der Beistand dieser Wehmütter barg durchaus Gefahren, aber sie besaßen das Vertrauen der Bevölkerung und manchmal wirkliche Geschicklichkeit.

Im 19. Jahrhundert[47] setzte sich die Professionalisierungsbewegung der Hebammen fort, bis die gesetzliche Beschränkung ihrer Berufsausübung sie endgültig auf einen Platz hinter den Männern verwies. Das französische Gesetz von 1803 trägt den Ansatz dazu bereits in sich. Es legte die Ausbildung und die Zulassung der Hebammen fest. Neben dem Unterricht an den medizinischen Schulen wurde ein jährlicher, kostenloser Kursus im meistbelegten Krankenhaus des Departements eingerichtet, der sowohl praktische wie theoretische Fächer umfasste. Wenn sie zwei dieser Kurse besucht hatten, legten die Schülerinnen vor einer medizinischen Prüfungskommission ihr Examen ab, das sich nicht nur auf die allgemeine Theorie und Praxis erstreckte, sondern auch auf die Komplikationen einging, die im Zusammenhang mit Schwangerschaft und Geburt auftreten konnten, und auf die Mittel, die es dagegen gab. Dennoch war den Hebammen der Gebrauch der Instrumente, die man bei schwierigen Geburten verwandte, nur im Beisein eines Arztes oder Chirurgen erlaubt. Diese Klausel machte sie vollends von den Ärzten abhängig, bis diese im 20. Jahrhundert völlig an ihre Stelle traten.

Da diese Lehrgänge in vielen Departements nie über die Planung hinausgelangten, wurden sie 1808 durch richtige Schulen ersetzt; sie übernahmen das Reglement der Entbindungsanstalt von Port-Royal in Paris, die 1802 eröffnet worden war, um eine Elite von Hebammen »erster Klasse« auszubilden. Diese Schulen hatten oft mit Anfangsschwierigkeiten zu kämpfen, da die Gemeinden auf eigene Kosten Schülerinnen dorthin schicken mussten, sich aber zu zahlen sträubten, und da vor allem auf dem Land die diplomierten Hebammen nicht gerne gesehen waren. Das Festhalten an der Tradition, die Treue gegenüber den Wehmüttern des Dorfes und das Zutrauen, das die Frauen zu ihnen hatten, waren Gründe für diese Ablehnung.

In den 1820er Jahren hatte sich die neue Ordnung durchgesetzt, auch wenn man bei der Qualität der Ausbildung Abstriche gemacht hatte, um die Kosten für Unterbringung und Verpflegung zu senken und die Zahl der Stipendiatinnen zu erhöhen. An manchen Schulen, wie etwa der Charité in Lyon, übernahmen Ordenshebammen den größten Teil der Ausbildung, und die Schülerinnen wurden auf Kosten des Unterrichts zu hauswirtschaftlichen Arbeiten herangezogen. Andernorts waren sie unerträglich schlecht untergebracht oder erhielten eine nur mangelhafte praktische Ausbildung. Welche Kenntnisse konnte dann die Mehrzahl der Hebammen erworben haben, die keine dieser privilegierten Einrichtungen besuchte, weil es nicht genügend Plätze gab, und die ihre Kunst mit Hilfe einiger Privatkurse bei einem Arzt oder über eine Lehrzeit bei einer Hebamme erlernen musste? Dennoch erhielten die meisten ein Diplom von einer der Prüfungskommissionen, die entgegen den gesetzlichen Vorschriften bis 1845 keinen Studiennachweis von ihren Kandidatinnen verlangten, sondern sich mit Kenntnissen in Lesen und Schreiben und einem Sittenzeugnis begnügten.

Von 1800 bis 1850 wurden auf diese Weise rund 30 000 Frauen zugelassen, die weniger von einer Berufung als von dem Wunsch geleitet waren, der Armut zu entfliehen; viele wollten auch Nachfolgerin der Hebamme oder Wehmutter ihres Dorfes werden, mit der sie oft verwandt waren. Diese Lösung wurde von der Landbevölkerung akzeptiert, die ohnehin keinen Unterschied sah; auf diesem Weg konnte die Volkskultur allmählich an die der Eliten angenähert werden. Da Impfungen, Aderlässe und Verbände zur Ausbildung der Hebammen gehörten, vermochten diese außerdem die Lücken in der Krankenversorgung zum Teil zu schließen und zugleich ihre Einkünfte aufzubessern, zumal sie in Frankreich – im Unterschied zu den Hebammen in Deutschland und seit 1840 auch in Lüttich – keine Unterstützung von der Gemeinde erhielten. Anders als ihre englischen Kolleginnen waren sie bei den Ärzten gerne gesehen – ausgenommen in manchen großen Städten –, da sie deren Arbeit erleichterten und die fehlende ärztliche Versorgung auszugleichen halfen.

Ähnlich verhielt es sich in Preußen. Hier waren die Hebammen weit zahlreicher als die Ärzte (1824 kamen 10 307 Hebammen auf 1776 promovierte Ärzte), ließen sich aber hauptsächlich auf dem Land nieder, wo jede sonstige medizinische Versorgung fehlte. Zwar war es die Absicht des Staates, ihnen eine Mittlerrolle zwischen der ländlichen und städtischen Kultur wie zwischen der Schul- und der Volksmedizin zu übertragen, damit sie auf dem Land den Einfluss der offiziellen Medizin und Gesundheitspolitik – und damit auch der Hygiene – stärkten, aber es lässt sich schwer feststellen, welche Wirkung dies hatte. Denn trotz der Bemühungen um ihre Ausbildung waren Mitte des Jahrhunderts manche Hebammen noch Analphabetinnen, was zeigt, wie durchlässig die Gesetze an dieser Stelle waren. Wie in Frankreich boten im Übrigen nicht alle Schulen eine gleich gute Ausbildung. So erteilte die Hebammenschule im westfälischen Münster bis zu ihrer Aufhebung 1839 keinerlei praktischen Unterricht; ihre Nachfolgerin in Paderborn verkürzte bis 1889 die Ausbildungszeit auf vier Monate und nahm vor ihrem Umzug 1894 nicht genügend Gebärende auf, um einen effektiven praktischen Unterricht zu ermöglichen.

Der entscheidende Unterschied zwischen den französischen und deutschen Hebammen bestand darin, dass die Letzteren ein Gehalt von den Gemeinden erhielten, in denen sie niedergelassen waren, und für die Entbindungen nach staatlich festgelegten Tarifen bezahlt wurden. In Baden etwa ergingen in der ersten Hälfte des Jahrhunderts mehrere Erlasse, mit denen die Gemeinden dazu verpflichtet wurden, die Hebammen ordnungsgemäß zu besolden, sie bei der Eintreibung der für die Entbindung fälligen Gebühren zu unterstützen und sie von Frondiensten zu befreien. Diese Garantien und Privilegien, häufig auch freies Wohnrecht, machten den Beruf zwar attraktiver, aber trotz des abgesicherten Einkommens kam die – meist ländliche – Hebamme über eine sehr bescheidene soziale Stellung selten hinaus. Außerdem unterlag sie beruflich wie privat der staatlichen Kontrolle durch die Physici, die ihre Arbeit und ihren Lebenswandel zu überwachen hatten; es bleibt ungewiss, ob dadurch in medizinischer Hinsicht bessere Resultate erzielt wurden. Diese Unterstellung unter den schützenden und kontrollierenden Staat unterschied die deutschen Hebammen von ihren französischen Kolleginnen, sonst aber verfügten sie in etwa über den gleichen Wissensstand und waren mit den gleichen Problemen bei der Ausübung ihres Berufes konfrontiert. Abgesehen von jenen, die in ganz modernen Entbindungsheimen vor allem in den Hauptstädten und manchen Universitätsstädten ausgebildet worden waren, besaßen die meisten Hebammen auf dem Land nur sehr elementare Kenntnisse, und der rettende Arzt war bei Komplikationen nicht immer greifbar.

Wenngleich die Frauen der besseren Gesellschaft sich an Geburtshelfer wenden konnten, die nach dem neuesten Stand der Wissenschaft ausgebildet waren, also zum Beispiel für Kaiserschnitte oder andere Operationen, darf man deren Erfolge für die Zeit vor der allgemeinen Anwendung der antiseptischen und aseptischen Methoden nicht überschätzen. Außerdem neigten die Geburtshelfer lange Zeit dazu, allzu häufig und gelegentlich zum Schaden der Patientinnen von den neuen Instrumenten und chirurgischen Methoden Gebrauch zu machen. Auch die aus den ärmsten Schichten stammenden Frauen, die man als »Versuchskaninchen« selbst in die besten Entbindungsanstalten aufnahm, wurden dort nicht unbedingt besser behandelt als bei sich zu Hause: In Göttingen, in einer der berühmtesten Gebärkliniken Europas, war die Sterblichkeit der Wöchnerinnen höher (1,5 %) als im Durchschnitt der deutschen und europäischen Städte und Dörfer (1 %). Erst die Entdeckung der Antisepsis und dann der Asepsis befreite die Entbindungsanstalten vom verheerenden Kindbettfieber. Dadurch wird verständlich, dass noch gegen Ende des 19. Jahrhunderts in Preußen nur 1 % der Frauen – und davon waren drei Viertel ledig – in den Kliniken entbunden haben.

Trotz der beschränkten Erfolge waren Frankreich und Deutschland die Länder, in denen die Professionalisierung der Hebammen am weitesten vorangekommen war. Während sie in Belgien nach der Gründung von entsprechenden Schulen in der napoleonischen Zeit einsetzte, gab es im schweizerischen Waadtland zwar seit dem 18. Jahrhundert Lehrgänge, doch die erste Gebärklinik wurde erst 1874 in Lausanne eröffnet, und die Hebammenschülerinnen absolvierten vor 1886 keine Praktika an Krankenhäusern. In den Mittelmeerländern erfolgte die Geburt auch weiterhin völlig im traditionellen Rahmen. Doch wie weit die Professionalisierung auch fortgeschritten war, überall blieb die Hebamme dem Arzt unterstellt.

In Russland gab es Mitte des 19. Jahrhunderts auf dem Land keine ausgebildeten Hebammen, sondern nur Wehmütter (»povitukhi«). Bis 1860 bildeten im ganzen Zarenreich lediglich die Schulen von St. Petersburg und Moskau eine nennenswerte Anzahl von Hebammen aus. Auf Drängen der Reformer der 1860er Jahre, die die ländlichen Regionen mit kompetenten Hebammen versorgen wollten, richtete das Innenministerium an den Entbindungsstationen der Provinzkrankenhäuser im europäischen Teil Russlands Schulen für ländliche Hebammen ein; Ende der 1870er Jahre gab es in den Provinzstädten mehr als 20 und 1905 mehr als 50 solcher Ausbildungsstätten. Die Ausbildung dauerte ein bis zwei Jahre, und die Absolventinnen durften nur dann auf städtischem Gebiet praktizieren, wenn sie ein besonderes Examen abgelegt hatten;

finanziert wurden die Schulen von den Semstwos und privaten Organisationen. Sie verfehlten aber völlig ihr Ziel, da 1888 in den 34 Gouvernements nur 0,01 % der Geburten auf dem Land von ausgebildeten Hebammen vorgenommen wurde; auch 1914 waren es erst 2 %. Moskau stellte mit 2 % im Jahr 1887 und 42 % im Jahr 1910 einen Sonderfall dar. Tatsächlich absolvierten selbst jene, die nur den bescheidendsten Titel einer »ausgebildeten Dorfhebamme« erworben hatten, lieber noch das zusätzliche Examen, um sich in der Stadt niederzulassen, wenn ihnen damit ein festes Gehalt garantiert war. Ende des 19. Jahrhunderts hatten 90 % von ihnen diesen Weg eingeschlagen, was nicht weiter erstaunt: Sie kamen überwiegend selbst aus der Stadt, weil sie eine gute Grundausbildung mitbringen mussten. Folglich waren die Städte im europäischen Russland in diesem Punkt ebenso gut versorgt wie die großen westeuropäischen Städte.

Die Semstwos dagegen richteten sehr wenige Stellen ein. 1905 waren es nur 2200 für 10 000 Hebammen – die Lage in den Provinzen ohne Semstwos war noch schlimmer –, denn es fehlte an Geld für die Hebammen, und der Mangel an Ärzten und Feldscheren, die ja zugleich Geburtshilfe leisten konnten, scheint noch größer gewesen zu sein. Im Übrigen wandte sich die Landbevölkerung ohnehin nicht an die ausgebildeten und zu teuren Hebammen, weil sie es nicht für nötig hielt. Da die Semstwos nicht anders dachten, unternahmen sie bis 1890 nichts in dieser Angelegenheit. Doch Ende des Jahrhunderts ließen sie »Feldscher-Hebammen« aus den Städten kommen, Frauen, die eine kombinierte Ausbildung von vier bis fünf Jahren durchlaufen hatten, nachdem sie mindestens vier Jahre ein Lyzeum besucht hatten. Zudem verstärkte sich nach und nach die Tendenz, bei den Geburten höher qualifizierte und von den Bauern leichter akzeptierte Männer zu rufen oder auch Frauen, die eine geburtshilfliche und gynäkologische Ausbildung absolviert hatten.

Aber der Konflikt zwischen der rationalen Kultur des Westens, die im städtischen Milieu Eingang gefunden hatte, und der sehr traditionellen Welt der Dörfer war damit nicht gelöst. So trieb die Angst vor dem bösen Blick, der dem Kind schaden konnte, wenn ein Fremder bei der Geburt dabei war, viele Frauen weiterhin dazu, ohne jede Hilfe zu gebären. Die meisten allerdings riefen eine Wehmutter, die sich dann auch für mehrere Tage nach der Geburt um den Haushalt der Wöchnerin kümmerte. Diese hoch geschätzte Hilfe wurde von den Hebammen nicht geleistet, die zudem von den bäuerlichen Arbeitspflichten meist nichts verstanden. Da ihre medizinische Überlegenheit nur schwer zu beweisen war – viele Ärzte beklagten sich bis Ende des Jahrhunderts über ihre ungenügende Ausbildung –, wurden sie von vielen Bäuerinnen aus Mangel an Vertrauen abgelehnt. Die bäuerliche Gesellschaft war noch nicht reif für die Annahme von ausgebildeten Hebammen. Die Geburtshelferin konnte also wählen, ob sie einfach Wehmutter bleiben oder eine kulturelle Mission übernehmen und zugleich als Angehörige eines medizinischen Berufes auftreten wollte: Wie die kleine Zahl beweist, war dies eine schwierige Rolle. Trotz der Fortschritte der Geburtshilfe in den Hauptstädten war es dem russischen Staat im 19. Jahrhundert nicht gelungen, den Widerstand im Volk zu überwinden, wo die traditionellen Formen der ländlichen Geburt unverändert blieben.

Obwohl seit der Aufklärung unbestreitbar Anstrengungen unternommen worden waren, um die Geburtshilfe zu verbessern, erklären für sich allein genommen weder der – relativ seltene – Ruf nach dem Geburtshelfer noch die medizinische Ausbildung einer Elite von Hebammen die sinkende Sterblichkeitsrate bei Wöchnerinnen und Neugeborenen. Hierzu trugen zwei weitere Faktoren bei: die Verbreitung der Pockenimpfung seit Ende des 18. Jahrhunderts und die Entwicklung der öffentlichen und privaten Hygiene im 19. Jahrhundert – bei der die Hebammen eine wichtige Mittlerfunktion übernahmen.

Die Verbreitung der Pockenimpfung[48]

Die Pocken oder Blattern waren in der Neuzeit die todbringendste Infektionskrankheit. Acht von zehn Personen steckten sich an, eine von sieben starb daran. Im 17. Jahrhundert raffte die Pest 4 bis 5 % der Bevölkerung hinweg, den Pocken fielen 8 bis 10 % zum Opfer. Aber im Unterschied zur Pest verbreiteten sie sich, abgesehen von den Epidemien, schleichend und trafen fast ausschließlich Kinder. Man war so sehr an sie gewöhnt, dass man ihnen mit einem gewissen Fatalismus gegenüberstand. Anfang des 18. Jahrhunderts fand die »Inokulation« auf Initiative der Lady Montagu in Europa Anwendung. Dem Gesunden wurden nach dieser Methode Menschenpocken von einem Kranken »eingepfropft«, damit er die Krankheit in ihrer mildesten Form bekam und auf diesem Weg immunisiert wurde. Diese Praktik war jedoch gefährlich und wissenschaftlich höchst umstritten und konnte sich deshalb nicht allgemein verbreiten, auch wenn sie in der zweiten Hälfte des Jahrhunderts zunahm.

Den entscheidenden Schritt im Kampf gegen die Pocken tat 1798 der Engländer Edward Jenner mit der Veröffentlichung eines Werkes, in dem er die immunisierende Wirkung der Kuhpocken nachwies. 1799 wurde in Wien die erste Kuhpockenimpfung auf dem Kontinent vorgenommen, und 1800 bis 1801 trat die neue Methode ihren Siegeszug nicht nur durch Europa, sondern durch die ganze Welt an. Überall begeisterten sich die Behörden für dieses ungefährliche und einfach anzuwendende Mittel, mit dem man so viele Leben retten zu können erwartete; sie organisierten Werbekampagnen und erließen Gesetze, um die Bewegung zu unterstützen. Auch die meisten Ärzte standen dieser Methode positiv gegenüber, da sie die vorbeugende Wirkung erkannten und zugleich ihre Rolle als Experten für das öffentliche Gesundheitswesen gegenüber den staatlichen Behörden dadurch gestärkt sahen. Sie fanden auch beim Klerus Unterstützung, der ebenso wie Lehrer und Hebammen zur Durchführung von Impfungen ermutigt wurde – erst 1835 erhielten die Ärzte in Preußen das ausschließliche Impfrecht.

Bis 1820 mobilisierte man in Europa alle Kräfte für diese Sache. In Frankreich benutzte das Erste Empire die Pockenimpfung, um in dem internationalen Wettkampf, den die anfängliche Begeisterung ausgelöst hatte, die Überlegenheit der französischen Nation zu beweisen. Von diesem Willen profitierten die annektierten italienischen, belgischen und deutschen Departements. Nach der Gründung der »Société Centrale de Vaccine« 1804 in Paris wurden an den Krankenhäusern und Wohlfahrtsämtern der Departements und Arrondissements Impfkomitees eingerichtet. Sie setzten sich aus angesehenen Bürgern und Kirchenmännern – um dem Unternehmen einen moralischen Anstrich zu verleihen – zusammen und sollten die kostenlose Impfung der Ärmsten sichern. Auf dem Land wurden die Behörden gebeten, die reisenden Impfärzte dadurch zu unterstützen, dass sie die Kinder zum vorgesehenen Termin zum Impfen versammelten. Abgesehen von der Armee, wo die Impfung Pflicht war, wurden sämtliche öffentlichen Unterrichts- und Wohlfahrtseinrichtungen, die sich um Kinder kümmerten, ebenso wie die Hebammen dazu angehalten, diese Vorbeugemaßnahme bekannt zu machen und zu verbreiten, die Eltern aber nicht zu zwingen, sondern zu überzeugen. Vierteljährlich sollten die Präfekten einen Bericht über ihr Vorgehen an den Innenminister schicken.

Allerdings musste man mit dem Widerstand der Bevölkerung rechnen, die anfangs dieser Vorbeugemaßnahme misstrauisch und zweifelnd gegenüberstand. Neben der – durchaus begründeten – Angst, dass sie andere Krankheiten übertrage, fürchtete man sich vor einer Neuerung, die an die traditionelle Ordnung rührte und Gottes Willen zuwiderlief, zumal sie von den ohnehin verdächtigen Ärzten eingeführt wurde. Hinzu kam die Furcht vor zu großem Kinderreichtum, wenn die Pocken als eine Art nachträglicher Geburtenregelung wegfielen, ganz abgesehen davon, dass man für die Impfung nicht bezahlen wollte – oder auch konnte.

Anfangs waren die angewandten Methoden in den anderen Ländern ziemlich ähnlich: Es kam zur Gründung von Instituten oder nationalen und örtlichen Impfkomitees in Deutschland, Italien und Russland sowie zur Einrichtung eines nationalen Impfinstituts in England 1808. Meist setzte man zunächst vor allem auf Überzeugungsarbeit, doch bereits zwischen 1805 und 1821 griffen in Deutschland sieben Staaten zu Zwangsmaßnahmen und belegten widerspenstige Eltern mit einer Buße. Preußen tat dies erst 1874, England schon 1853 (dann nochmals mit verschärften Sanktionen 1867), das Waadtland 1871, Frankreich erst 1902; der Kanton Zürich hatte zwar 1836 die Impfung zur gesetzlichen Pflicht gemacht, musste diese aber 1883 auf Drängen der Bevölkerung wieder aufheben. Doch auch dort, wo man nicht so weit ging, wurde sehr bald Druck ausgeübt: Schüler, Hausangestellte und Handwerksgesellen mussten geimpft sein, um zugelassen oder angestellt zu werden, oder Arme erhielten keine Unterstützung mehr, wenn sie sich nicht impfen ließen.

Trotz starker regionaler Unterschiede wurde die Pockenimpfung während der ersten zwei Jahrzehnte in großem Maßstab durchgeführt, selbst wenn es nur stellenweise gelang, die Pocken ganz auszurotten. Außergewöhnlich war die Ablehnung der Impfung durch eine strukturierte medizinische Schule in England. In Norditalien – ohne das österreichische Lombardo-Venetien – waren politische Gründe dafür ausschlaggebend, dass die Restauration in Reaktion auf die unter der französischen Herrschaft erlassenen Gesetze der Glanzzeit der Pockenimpfung für lange Zeit ein Ende setzte. Hinzu kommt die nachlässige Haltung Spaniens, wo die Schutzimpfung zwar seit Beginn des Jahrhunderts eingeführt war, aber erst 1871 das »Instituto Nacional de Vacunación« zu ihrer Verbreitung gegründet wurde.

Dennoch verlor die Pockenimpfung nach 1820 an Schwungkraft: Man war enttäuscht, dass das Übel selbst ebenso wie der Widerstand in der Bevölkerung noch nicht besiegt waren. Der Hauptgrund jedoch lag in der Degenerierung des Impfstoffs, dessen ursprünglichen Erregerstamm (von den englischen Kühen zu Jenners Zeiten) man durch die Impfung von Arm zu Arm über eine ununterbrochene menschliche Kette konserviert hatte: Längst Geimpfte erkrankten und steckten andere an, neue Epidemien flammten auf (1824–1828). In manchen deutschen Staaten und in allen deutschen Heeren, in Russland, Dänemark und der Schweiz wurden in den Jahren 1820 bis 1830 allgemein neuerliche Impfungen vorgenommen, während Frankreich, England, Österreich und Italien sich skeptisch zeigten. Seit 1832 brach an mehreren Orten Europas unter den Viehherden eine Kuhpockenepidemie aus, und man hoffte, neue Erregerstämme zu finden, doch sie waren kurzlebig und von schlechter Qualität. Nachdem ein Teil der wissenschaftlichen Welt das Vertrauen in die Kuhpockenimpfung verloren hatte, kam 1865 neue Hoffnung auf, als man die Impfung von Arm zu Arm wieder in Frage stellte und unmittelbar von der Kuh auf den Menschen impfte (animalische Vakzination). Aber diese Methode setzte sich trotz der großen Epidemie von 1870 bis 1873 – die in den Ländern mit Impfpflicht deutlich seltener tödlich verlief

– nicht durch, und man benutzte weiterhin vor allem den degenerierten Impfstoff, der wenig Wirkung tat und häufig die Syphilis übertrug.

In den Jahren 1880 bis 1890 verbreitete sich eine Impfphobie in Europa, vor allem in England, wo als Reaktion auf das Gesetz von 1867 eine »Anti-Compulsory Vaccination League« entstanden war. Sie dehnte sich zunächst in der Provinz aus und führte schließlich 1896 zur »National anti-Vaccination League«, die sämtliche entsprechenden Organisationen des Landes zusammenschloss. Diese sehr offensive Liga der Impfgegner fand bald internationale Verbreitung. Während sich ihre Wirkung auf dem Kontinent in Grenzen hielt, war jenseits des Kanals ein Rückgang der Impfungen zu beobachten, der mit einem Wiederansteigen der Todesfälle durch die Pocken einherging. Die Behörden waren überfordert, und paradoxerweise schwächte ein neues Gesetz von 1898 den Pflichtcharakter der Impfung, indem es den Eltern eine Ablehnung aus Gewissensgründen erlaubte, wenn sie der prophylaktischen Wirkung wirklich skeptisch gegenüberstanden oder eine Infizierung des Bluts ihrer Kinder befürchteten. Um 1900 verwies die abnehmende Zahl der Geimpften das Heimatland Jenners nahezu auf den letzten Platz in Europa.

In Frankreich hielt die Diskussion über die animalische Vakzination trotz des Gesetzes von 1902 an, bis diese Form der Impfung kurz vor dem Ersten Weltkrieg den menschlichen Impfstoff ersetzte; seither ist die Krankheit verschwunden. Doch in den Ländern, in denen die Pockenimpfung gesetzlich vorgeschrieben war, wurde die Krankheit schon früher ausgerottet. Deutschland war in diesem Punkt beispielhaft: Mit weniger als einem Todesfall auf 100 000 Einwohner nach 1880 (0,09 im Jahr 1897) besiegte es – mit Schweden – die Pocken 30 Jahre vor den meisten anderen europäischen Ländern. Abgesehen von diesen beiden Staaten wurde die Impfpflicht nach 1870 in Dänemark, Rumänien, Serbien und einigen Schweizer Kantonen eingeführt; Österreich, Norwegen, Frankreich und Russland dagegen beschränkten sie auf bestimmte öffentliche Bereiche. Man begnügte sich damit, an von den Pocken heimgesuchten Orten zu impfen beziehungsweise die Impfung zu erneuern und punktuell einzuschreiten (Meldepflicht der Krankheitsfälle an die Behörden, Isolierung der Kranken, Desinfektionsmaßnahmen), was zwar die Epidemien zurückdrängte, aber das Übel nicht wirklich ausrottete.

Während die Sterblichkeitsrate durch die Pocken in den letzten zwei Jahrzehnten des Jahrhunderts in Deutschland und Schweden unter 2 : 100 000 lag, kamen in Österreich noch 62, in Ungarn 102, in Italien 59, in Frankreich 37, in Belgien 15 und in St. Petersburg 54 Todesfälle auf je 100 000 Einwohner. In England ließen die Aktivitäten der Ligen und die faktische Aufhebung des Gesetzes von 1867 im Jahr 1898 die Todesfälle wieder zunehmen: Von 0,22 : 100 000 um 1890 stieg die Zahl der Pockentoten in London auf 8 : 100 000 um 1904, war also höher als in Paris, St. Petersburg und Berlin. Während man überall zur animalischen Vakzination überging (führend waren Frankreich und Italien), übernahm England sie zudem erst spät und zögernd. Zu Beginn des 20. Jahrhunderts hatte die Krankheit ihr Gesicht verändert: Sie traf nicht mehr ganze Orte oder Familien, sondern vor allem die untersten Schichten; dennoch rief sie wie die Pest oder Cholera panikartige Reaktionen hervor.

Die jennersche Pockenimpfung stellte die erste große staatliche Maßnahme im Gesundheitswesen dar und trug zur Medikalisierung der Bevölkerung bei, die in großem Ausmaß die Gesundheit ihrer Kinder der medizinischen Wissenschaft und den Ärzten anvertrauen musste. Die auftretenden Schwierigkeiten ließen die Ärzte bereits darüber nachdenken, dass die Anwendung eines einzelnen Heilmittels vergeblich bleiben musste, solange man sich nicht dem Problem der Hygiene und der Lebensverhältnisse der Allerärmsten stellte. Der Ausbruch der Cholera in Europa sollte dann eine noch wichtigere Rolle für diese Erkenntnis spielen.

Die Geißel Cholera und die Entwicklung der Hygiene

Neben den Pocken brachte das 19. Jahrhundert in Nordeuropa Ruhr-, Typhus-, Diphtherie- und Masernepidemien,[49] außerdem ein Ansteigen der »sozialen« Krankheiten wie Syphilis, Tuberkulose (die schon lange existierte, aber erst ganz zu Ende des 19. und vor allem in der ersten Hälfte des 20. Jahrhunderts in ihrer Dimension und Wirkung voll erkannt wurde) und Alkoholismus. Typhus, Gelbfieber und Malaria in Spanien, Pellagra, Fleckfieber und 1815 sogar das Wiederauftauchen der Pest (allerdings nur in Noicattaro) in Italien vervollständigen diese Liste. In Russland, das in dieser Hinsicht ein Einzelfall blieb, kam es sogar noch in den Jahren 1878/79 in einer Wolgaregion zu einem Pestausbruch. Noch bevor die Tuberkulose an die erste Stelle rückte, verstörten die großen Cholerawellen die Zeitgenossen; vielfach gingen diese Epidemien sowohl mit den politischen Ereignissen, die Europa im 19. Jahrhundert erschütterten, als auch mit der Hygienebewegung einher.

Das Hereinbrechen der Cholera über Europa [50]
Russland war das erste europäische Land, das von der aus Asien kommenden Cholera betroffen wurde: Sie erreichte Astrachan im September 1823 und nahm von dort etwas später ihren Weg ins europäische Russland und den Westen des Kontinents. Während die Engländer bereits in Indien Erfahrungen mit dieser Krankheit gemacht hatten, traf sie die russische Regierung völlig unvorbereitet: Sie gründete zunächst einen Zentralrat für die Cholera, der wenig bewirkte und bereits 1824 wieder verschwand. Nach diesem ersten Alarm und trotz eines Wiederauflebens der Krankheit 1829 traf die Regierung keinerlei Vorkehrungen, bis im Sommer 1830 die Epidemie wirklich ausbrach und 18 Monate dauern sollte. Um den Jahreswechsel 1830/31 erreichte die Cholera Mittel- und Westeuropa, dann auch den Nordwesten: Polen, Deutschland, die Schweiz, Skandinavien und Großbritannien, 1832 Frankreich und Belgien, während die Iberische Halbinsel und Südfrankreich erst 1834, Italien 1835 betroffen wurden.

Die Cholera tauchte im Laufe des 19. Jahrhunderts immer wieder auf, oft in Zusammenhang mit politischen Ereignissen, die Europa erschütterten: Die erste Epidemie brach aus, als die Auswirkungen der Revolution von 1830 noch spürbar waren; zu neuen Wellen kam es 1848, dann 1854/55, während der Krimkrieg tobte, 1866 während des Krieges Bismarcks gegen Österreich, 1871 beim Sturz des Zweiten Empire nach der Niederlage Frankreichs gegen Preußen und schließlich 1892 in Russland, als im russischen Polen Unruhen begannen. Die von Hungersnöten und Truppenbewegungen begleiteten Kriege und Revolutionen begünstigten jedoch nur die Ausweitung der Epidemien, während sie vor allem durch Handel und Verkehr verbreitet wurden (Schleppkähne, Schiffe, Eisenbahn, Straßen, Märkte und Jahrmärkte).

Beim ersten Ausbruch der Cholera in Europa hatten die Staaten bereits Strategien gegen diese Epidemie entwickelt, die sie schon lange kommen sahen. Auf medizinischer Ebene gab es zwei gegensätzliche Theorien: Die »Contagionisten« gingen davon aus, dass die Krankheit durch direkte Ansteckung von einem Menschen auf den anderen übertragen werde, während die »Miasmatiker« oder »Infektionisten« in ihr eine durch die Miasmen in der Atmosphäre ausgelöste Infektion sahen: Als Produkt einer Auflösung animalischer oder vegetabiler Organismen werde das Miasma durch die Luft befördert und verbreite sein Gift über die Atemwege. Einig jedoch war man sich über die vorbeugende Wirkung der Hygiene.

Mit dem Auftauchen der Krankheit wurden sogleich Regierungsbehörden gegründet, um entsprechende Maßnahmen zu leiten: In Russland arbeiteten auf oberster Ebene der dem Innenministerium unterstehende Zentralmedizinalrat und eine Abteilung des Kriegsministeriums zusammen, außerdem wurden eigene Komitees geschaffen, aber die Schwerfälligkeit der Verwaltung behinderte ihre Arbeit. Eine Ausnahme war nur der Cholera-Rat in Moskau, die erfolgreichste Einrichtung dieser Art: Er setzte sich aus den städtischen Honoratioren und 31 Ärzten zusammen, die einen großen medizinischen Stab in den Krankenhäusern und provisorischen Einrichtungen überwachten. In England beschäftigte das »Central Board of Health« in London 1831/32 eigene Ärzte, um die Zusammenarbeit mit den 1200 »Local Boards« sicherzustellen, und legte einen »Code of Sanitary Regulation« fest. Durch die »Cholera Act« von 1832 hatte der »Privy Council« das Recht, Vorbeugemaßnahmen (wie provisorische Krankenhäuser oder Beseitigung des Unrats) anzuordnen, die durch die Armenhilfskassen finanziert wurden. In Frankreich und Belgien bildete man seit 1831 zentrale und örtliche Sanitätskommissionen, und die schon 1822 beziehungsweise 1831 verabschiedeten Gesetze zum Gesundheits- und Hygieneschutz berechtigten die Regierungen zu außerordentlichen Maßnahmen; auch Preußen erließ 1835 ein Seuchenregulativ.

Die ersten Vorkehrungen entsprachen der kontagionistischen Theorie. Im europäischen Russland wurden strenge Quarantänen eingerichtet; Preußen und Habsburg setzten militärische Absperrkordons entlang ihrer östlichen Grenzen ein, man überwachte den Schiffsverkehr, vermehrte die Quarantänestationen entlang der Flüsse und Straßen, unterzog die Reisenden aus den verseuchten Ländern einer medizinischen Kontrolle und desinfizierte mit aller Macht; wenn die Krankheit dennoch vordrang, mussten die Fälle gemeldet und isoliert werden, notfalls riegelte man die Häuser oder ganze Ortschaften ab. Die anderen deutschen Staaten folgten dem Beispiel Preußens, und auch fast überall sonst wurden vergleichbare Abwehrmaßnahmen getroffen. Aber die Quarantänen hatten schwere wirtschaftliche Folgen für den Handel und konnten das Vordringen der Epidemie nicht aufhalten. Dies löste so starke Proteste aus, dass manche Länder sie schleunigst wieder aufhoben (England im März 1832) und die miasmatische Theorie eher aus wirtschaftlichen, sozialen und kulturellen Gründen als aus medizinischen Überlegungen wieder mehr Einfluss gewann.

In Frankreich wurde diese Theorie sofort aufgegriffen, da die junge, bereits von politischen und sozialen Unruhen erschütterte Julimonarchie alles unternehmen wollte, um das Risiko eines Aufstandes zu vermeiden. Die Kommissionen sollten die Bevölkerung beruhigen und gleichzeitig Ratschläge zum Schutz vor der Krankheit erteilen, ohne dabei den Ärzten ins Gehege zu kommen – dies war natürlich vergebens, da man die Lebens- und Wohnverhältnisse nicht von heute auf morgen verändern konnte. Außerdem sollten sie beim Ausbruch der Epidemie die Hilfsmaßnahmen koordinieren: Ambulanzen einrichten, Pflegepersonal dienstverpflichten, Medikamente verteilen – doch all dies blieb unzulänglich und ohne großen Erfolg.

Überall erregten die ersten – oft auf Betreiben der Ärzte – getroffenen obrigkeitlichen Maßnahmen den Volkszorn. Dazu trugen die Schrecken und »Grässlichkeit« der Krankheit nicht unwesentlich bei: Blaue, von Krämpfen verzerrte Gesichter, eiskalte, starre und violett angelaufene Körper, zitternde und verkrampfte Muskeln, Erbrechen eines weißen Auswurfs sowie ein schaumiger Durchfall, der eine blitzschnelle Austrocknung verursachte, waren ihre

Symptome. Außerdem schlug die Krankheit plötzlich und unterschiedslos zu, wenngleich sie vor allem das einfache Volk traf, das zahlenmäßig besonders stark war und weniger Fluchtmöglichkeiten besaß. Entsetzliche Berichte wurden durch die Flüchtlinge auch dort verbreitet, wo die Krankheit noch gar nicht aufgetaucht war und vielleicht nie auftreten sollte, denn ihre geographische Verbreitung war sehr ungleichmäßig; ein Dorf konnte dezimiert werden, während der Nachbarort verschont blieb.

In dieser Schreckensatmosphäre konzentrierte sich der Volkszorn auf die Obrigkeit, die Ärzte und die Fremden. Man empörte sich nicht nur gegen die Maßnahmen, die die Bewegungs- und Kommunikationsfreiheit beschränkten, sondern glaubte sogar, dass sie das Volk durch das Brunnenwasser vergiften wollten, um die Armen loszuwerden. Dieser Verdacht verbreitete sich unter der einfachen Bevölkerung in ganz Europa. In Russland, Österreich-Ungarn und Westpreußen richteten sich die Unruhen gegen den Adel, in dessen Händen die örtliche und regionale Verwaltung lag. In allen Ländern beschuldigte das Volk die Regierung und die Ärzte. In Russland führten das Chaos und die Tumulte zum Eingreifen des Militärs, und manche Provinzen gerieten an den Rand des Bürgerkriegs. Während man 1830 in Moskau Inspekteure mit der Feststellung der Cholerafälle betraut hatte, kümmerte sich in St. Petersburg ein Jahr später die Polizei darum, was die Krankheit kriminalisierte. Doch die Angst der Bevölkerung übertrug sich auf die Polizei und die für das öffentliche Gesundheitswesen zuständigen Beamten: Furcht, Brutalität und Unwissenheit in Verbindung mit den wirkungslosen und unverantwortlichen Maßnahmen der Obrigkeit (die zum Beispiel das Trinken aus den Kanälen untersagte, aber nicht die geringste Alternative anbot) hatten verheerende Folgen: Die Empörung der Bevölkerung wandte sich in lebensbedrohlicher Weise gegen die Ärzte und Fremden.

In England, wo der Staat eine geringere Rolle spielte, sah man in erster Linie in den Ärzten die Sündenböcke: Trotz der »Anatomy Act« von 1832 (vgl. S. 34) war das einfache Volk durch die vom »Privy Council« erlassenen Bestimmungen zur Isolierung der Kranken in Krankenhäusern und zur sofortigen Beerdigung der Choleraopfer beunruhigt und in der Überzeugung bestärkt, dass die Ärzte Menschen töten wollten, um ihre Leichen sezieren zu können. Bald trieb die Angst, lebendig begraben zu werden, um der Vivisektion zu dienen, die Hysterie auf einen Höhepunkt. Doch die Tumulte gegen die Ärzte und die »Boards of Health« 1832 blieben begrenzt und unter Kontrolle, und die mittleren Gesellschaftsschichten teilten die Panik des einfachen Volkes nicht, was sich als ein Zeichen für die grundsätzliche Stabilität der englischen Gesellschaft werten lässt. Trotz der wegen der Cholera angespannten Lage und der heftigen Ablehnung der Verwaltungsmaßnahmen durch das Volk fand die englische Gesellschaft sehr schnell ihr Gleichgewicht wieder, nachdem die Krankheit seit dem Dezember 1832 zurückgegangen und das »Central Board of Health« aufgelöst worden war. In Frankreich wurde trotz der Umsicht der Obrigkeit das Land von Panik erfasst, da der gleiche Vergiftungsverdacht kursierte, aber es gab weniger wirkliche Angriffe auf Ärzte und Obrigkeit, als es die Erzählungen glauben machen könnten, die eine durch die Bedrohung völlig verstörte Oberschicht verbreitete.

Trotz der Erfolglosigkeit der getroffenen Vorkehrungen und trotz des Fehlens einer angemessenen Therapie hatte die erste Choleraepidemie Staat und Ärzten Gelegenheit geboten, im öffentlichen Leben unmerklich wachsende Bedeutung zu gewinnen: Der Schutz gegen die Epidemien wurde zur öffentlichen Angelegenheit. Dies bestärkte die gesellschaftliche Legitimität der Ärzte und des öffentlichen Gesundheitswesens und bedeutete in der Medikalisierung einen großen Schritt nach vorn. Die Obrigkeiten übertrugen den Ärzten größere Kompetenzen und Verantwortung. Außerdem hatte die Cholera den Zusammenhang von Krankheit und ungesunden Lebensverhältnissen sichtbar gemacht und die Notwendigkeit von Trockenlegung, Kanalisation und Wasserfilterung gezeigt. In einem Land wie Russland, das 1830 keine Revolution erlebt hatte, machte die Cholera die Notwendigkeit grundlegender Änderungen, besonders in der Verwaltung, deutlich. Dennoch wiederholten sich ähnliche Szenarien auch bei den anderen Epidemien.

In der zweiten Hälfte des Jahrhunderts jedoch kam es zu einer Verbesserung der öffentlichen und privaten Hygiene. Dies und die Theorien des Engländers John Snow (das Trinkwasser galt ihm als hauptsächlicher Krankheitsüberträger) sowie des Deutschen Max von Pettenkofer (nach dem die Krankheit auch durch Dritte übertragen werden kann, weshalb die Exkremente auf chemischem Weg desinfiziert und nicht einfach in der Erde vergraben werden müssen) und schließlich die Entdeckung des Cholerabazillus durch Robert Koch im Jahr 1833 gaben der kontagionistischen Theorie Recht und veranlassten die Regierungen zu massiven Vorbeugungskampagnen (Quarantäne, Desinfektion und Isolierung). Dies alles zeigte bei dem letzten Choleraausbruch in Westeuropa 1892 seine Wirkung – mit Ausnahme von Russland und einzelnen Orten, etwa Hamburg.

Als 1890/91 in Russland eine verheerende Hungersnot wütete, befürchteten die leitenden Ärzte eine Epidemie und erbaten größere Vollmachten, um entsprechende Vorkehrungen zu treffen. Doch mit Ausnahme des Semstwo von Moskau unterbanden die 1891 reorganisierten Gesundheitsämter der Semstwos die aktive Mitarbeit von Ärzten. Dennoch traf die 1892 ausbrechende Epidemie die Behörden nicht unvorbereitet, und viele Provinzgouverneure baten das Innenministerium um die Entsendung von Ärzten, die auf die Cholera spezialisiert waren. Doch niemand hatte das Ausmaß der gesellschaftlichen Wirren vorausgesehen, die mit der Epidemie einhergingen. Es kam zu beispiellosem Terror und Gewaltausbrüchen vor allem gegen die Ärzte. Dekrete, die Versammlungen und Prozessionen einschränkten und die Bestattung regelten, begünstigten den Glauben an eine Verschwörung. Furcht und Gewalt wurden noch dadurch geschürt, dass die Regierung überwiegend mit Willkür und Zwangsmaßnahmen vorging; hierzu gehörten die Zwangseinweisung in durch die Miliz bewachte Barackenlager unter der Aufsicht von Polizei und Kosaken, die Beschlagnahmung des Eigentums der Cholerakranken und die Desinfektion ihrer Behausungen. Die Unruhen wurden grausam unterdrückt: Massenverhaftungen, Verurteilungen zum Tode oder zur Zwangsarbeit. Dadurch schlug die Stimmung zugunsten der Ärzte um, die zunehmend das Vertrauen der Bevölkerung gewannen, da sie sich mehr in den Dienst der Allgemeinheit als in den der Polizei stellten.

Die Regierung musste ihre Gesetzgebung der neuen Situation anpassen: 1893 wurde auf Anordnung des Innenministeriums in jeder von der Cholera betroffenen Provinz eine ausführende Sanitätskommission geschaffen, die aus Vertretern der Semstwos und Städte sowie aus vielen Ärzten bestand. Die Ärzte wurden mit großer Autorität ausgestattet und erhielten die Hauptverantwortung für das örtliche Sanitätswesen und die Epidemiebekämpfung. Dies erlaubte ihnen, in den Semstwos Vorbeugemaßnahmen und Programme zur Hygieneerziehung nach dem Vorbild des Moskauer Semstwo einzuführen. Ende 1893 schien es offensichtlich, dass sie eine nützliche Rolle gespielt hatten, denn die Zahl der Choleraopfer war von 215 157 im Jahr 1892 auf 38 922 in diesem Jahr gefallen. Auch wenn andere Faktoren dafür verantwortlich waren, schrieb man das Verdienst daran hauptsächlich den Ärzten zu, was ihren neuen Einfluss legitimierte und festigte und gleichzeitig ihr berufsgenossenschaftliches Bewusstsein stärkte.

Russische Emigranten, die der Hunger aus ihrem Land vertrieben hatte oder die als Juden ausgewiesen worden waren, kamen auf ihrem Weg nach Amerika in die Häfen von Bremen und Hamburg und schleppten diese neue Epidemie von 1892 ein. Sie erreichte jedoch nicht alle westeuropäischen Länder (England und Belgien blieben zum Beispiel verschont) und führte hier zu keinen großen mörderischen Wellen. Überall, wo sie ausbrach, wurden mehr oder weniger die gleichen Maßnahmen getroffen: beispielsweise Meldepflicht der Krankheitsfälle, Isolierung der Kranken, Desinfizierung ihrer Wohnungen, Überwachung der Schiffs- und Bahnverbindungen, Kontrolle des Brunnenwassers, Aufklärungskampagnen über die Notwendigkeit der Desinfektion und Trockenlegung des Bodens. In Hamburg allerdings wollte die Obrigkeit die kommerziellen Interessen der Stadt wahren und die verkehrsbehindernden Maßnahmen der Sanitätspolizei umgehen; sie betrieb daher eine Vogel-Strauß-Politik, bis die Krankheit ein solches Ausmaß angenommen hatte, dass sie sich nicht länger verschweigen ließ. Dort forderte die Epidemie viele Opfer, während es in Bremen nur sechs Tote gab, da die Obrigkeit eng mit den Ärzten zusammenarbeitete und nach preußischem Vorbild drakonische Maßnahmen ergriff.

In Italien hatte ein besonders heftiger Choleraausbruch 1884/85 die Regierung in eine unhaltbare Lage gebracht: Einerseits wurde sie von der Geschäftswelt gedrängt, die Quarantäne für französische Schiffe und den Militärkordon entlang der französischen Grenze aufzuheben, andererseits war sie mit einer erschreckten Bevölkerung konfrontiert, die sie zum Einsatz eben dieser Maßnahmen aufforderte, um die Krankheit auszusperren. Sie unterstellte der Regierung die Absicht, mit ihrem Vorgehen das Volk zu vergiften; dies führte zu blutigen Unruhen, die an manchen Orten von der Armee niedergeschlagen wurden. Der Misserfolg dieser Maßnahmen und die auf die Epidemie folgende systematische Kampagne zur Sanierung der Städte erklären zum Teil, dass die Regierung einem neuerlichen Choleraausbruch 1893 mit einer maßvollen Verteidigungsstrategie begegnete; der Druck vonseiten des Volkes ließ nach, zumal die geringere Heftigkeit der Krankheit auf die bereits getroffenen Hygienemaßnahmen zurückgeführt wurde und für deren Fortsetzung sprach.

Während insgesamt die Präventivmaßnahmen gegen die Cholera, vor allem nach den Entdeckungen von Pasteur und Koch, zusehends angemessener und wirksamer wurden, machte die Behandlung keinerlei Fortschritte. Aderlass, Blutegel, anregende Tränke, Dampfbäder, Einreibungen mit Alkohol, manchmal auch die Anwendung von Elektrizität, Senfpflaster oder Zugpflaster waren die von den jeweiligen Schulen angewandten Mittel. Alle diese Methoden ließen den Kranken weiter austrocknen, während gerade das Gegenteil erforderlich gewesen wäre. Die wenigen Versuche, durch Wassertrinken oder Injizieren von Kochsalzlösungen in die Venen (was zu Venenentzündungen führte) die Dehydrierung auszugleichen, hatten kaum Erfolg, und die dafür geeignete Infusionstechnik tauchte erst am Vorabend des Ersten Weltkrieges auf.

Andererseits scheint es, bei allen Vorbehalten gegenüber der Zuverlässigkeit von Statistiken über die Opfer, dass zumindest in Westeuropa die Heftigkeit der Epidemien seit den 1860er Jahren nachließ, obwohl es Unterschiede zwischen den einzelnen Staaten gab. Vermutlich zeigten – neben anderen Faktoren – die getroffenen Vorkehrungen erste Wirkungen, und auch die Sanierung der Städte trug viel zum Rückgang der Krankheit bei. Selbst wenn sie nicht die einzige Triebkraft war, hat die Cholera doch zur Entwicklung der Hygiene beigetragen, wenngleich deren Grundlagen schon vor dem Auftreten der Epidemien geschaffen worden waren.

Die Entwicklung der öffentlichen und privaten Hygiene [51]

Das Interesse an der Hygiene als Vorbeugungsmaßnahme hatte es in vielen europäischen Ländern schon vor dem 19. Jahrhundert gegeben, doch den entscheidenden Anstoß erhielt es durch den wirtschaftlichen, demographischen und sozialen Wandel, den die Seuchenausbrüche – besonders die Cholera – verstärkten. Deutschland war im 18. Jahrhundert anderen Ländern durch die Institution der »Physici« (vgl. S. 171) auf dem Gebiet des öffentlichen Gesundheitswesens voraus, da eine ihrer Aufgaben darin bestand, in ihrem Zuständigkeitsbereich die Qualität der Luft, des Wassers und der Vegetation sowie die Lebensbedingungen und -weise der Einwohner zu überwachen. Es lässt sich allerdings schwer feststellen, inwieweit die daraus resultierenden topographischen Berichte, die im Prinzip an die Regierungsbehörden gerichtet waren, zu einer Verbesserung der sanitären Verhältnisse beitrugen. Dies umso mehr, als diese Berichte – zu denen im Übrigen alle Ärzte in Preußen bis 1848 verpflichtet waren – nur einen kleinen Teil ihrer Pflichten ausmachten und nicht immer gewissenhaft angefertigt wurden. Auch die in manchen Staaten geschaffenen Sanitätskommissionen oder Gesundheitsräte legten oft wenig Gewicht auf die Hygiene oder blieben ohne Einfluss. Die preußische Prüfungsordnung von 1825 erließ dann den Physici die Fächer Hygiene und Armenmedizin. Seit dieser Zeit spielte die Sanitätspolizei für sie praktisch keine Rolle mehr.

Deshalb musste die Regierung 1835 nach dem Schock der ersten Choleraepidemie das »Sanitäts-Regulativ« erlassen, da die Ärzte und Polizeiorgane sich völlig ratlos gezeigt hatten. Dieses Gesetz – das die meisten anderen deutschen Staaten zum Vorbild nahmen – schrieb die Einrichtung von ständigen Sanitätskommissionen in allen Städten mit über 5000 Einwohnern vor, legte ihre Aufgaben fest und gab Richtlinien für die Überwachung, die Isolierung der Kranken und die Desinfektionsmaßnahmen im Fall einer Epidemie. Den Amtsarzt als solchen erwähnte es gar nicht; die meisten

Vorkehrungen sollten ausschließlich von der örtlichen Polizei-gewalt getroffen werden, die auf seinen Rat – wie auch den der ge-wöhnlichen Ärzte – zurückgreifen konnte, wenn sie es für richtig hielt. Da die Hygiene in der ersten Hälfte des Jahrhunderts kaum als Wissenschaft existierte und nicht zur Ausbildung der Physici gehörte, hatten diese nur eine Beraterrolle ohne persönliche Ver-antwortung.

Doch mit der Entwicklung der Hygiene zur experimentellen Wis-senschaft sollte sich diese Situation ändern. Die bis dahin bei Epidemien eingeleiteten Maßnahmen hatten sich als unzulänglich erwiesen, außerdem wurde es notwendig, die Gründe für das Auf-tauchen und die Verbreitung der Krankheiten zu untersuchen. In der zweiten Hälfte des Jahrhunderts entstand unter der Führung Max von Pettenkofers eine mächtige hygienistische Bewegung. Seiner Meinung nach verbreiteten sich die Infektionskrankheiten und Epi-demien vor allem in den unteren sozialen Schichten mit ihren be-sonders prekären Lebensbedingungen. Dementsprechend glaubte man, mit Sauberkeit und Hygiene alle Probleme des öffentlichen und privaten Gesundheitswesens lösen zu können. Bürgerliche Moralvorstellungen flossen in diese Überzeugung mit ein: In einem sittlichen und geregelten Leben, in Arbeit und Disziplin sah man die Voraussetzung für die Gesundheit.

Die experimentelle Hygiene trieb außerdem den Staat und die Gemeinden dazu, eine Sanierungspolitik für die Städte einzuleiten, wozu man auf kommunaler Ebene Ingenieure und Architekten, vor allem aber auch Mediziner heranzog, die hier eine Gelegenheit fan-den, ihre Kompetenz zu beweisen und ihre Stellung zu verbessern. Fortan mussten die Amtsärzte eine Prüfung ablegen (so seit 1862 in Preußen, seit 1873 in Baden), die sich zum großen Teil auf hygieni-sche Fragen bezog. Diese Entwicklung betraf nicht nur die Amts-ärzte, sondern die gesamte Ärzteschaft, die bald an allen die Hy-giene betreffenden Entscheidungen beteiligt zu werden verlangte. Außerdem gründete sie vermehrt Gesellschaften zur Erhaltung oder Wiedererlangung der Gesundheit, zum Teil auch für be-stimmte Probleme wie die Prostitution, den Alkoholismus, die Be-treuung von Müttern und Säuglingen oder die Tuberkulose. Die Zahl der Zeitschriften und Bücher über Hygiene und das öffentliche Gesundheitswesen wuchs rasch an, aber obwohl mehrere Universitäten schon in den 1860er Jahren einen Professor für Hygiene hatten, wurden die ersten Lehrstühle doch erst später gegründet; 1876 boten nur die Universitäten in München und Leipzig die Möglichkeit, auf diesem Gebiet praktische Analysen durchzuführen.

Als sich die Bakteriologie entwickelte und die antikontagionistischen Theorien eindeutig widerlegte, mussten die Ärzte seit den 1880er Jahren erkennen, dass der Schutz vor Infektionskrankheiten nicht allein mit einer Verbesserung der Umwelt und der sozialen Verhältnisse zu erreichen war. Man musste vielmehr die Krankheitserreger selbst und ihre Träger entdecken, um dann entsprechende therapeutische Mittel einzusetzen. Ihre wissenschaftlichen Kenntnisse stärkten damit ihre Autorität und machten sie zu den wichtigsten Akteuren in der Seuchenbekämpfung.

Da man die Krankheitserreger durch Analysen beispielsweise des Brunnenwassers oder der Lebensmittel finden musste, wurden die gesundheitspolizeilichen Pflichten der Physici und Kreisärzte wieder wichtiger als ihre sonstigen Aufgaben: Sie wurden vor Ort geschickt, nicht nur um die ansteckenden Krankheiten festzustellen und zu bekämpfen, sondern auch um die Schulen, Fabriken, Krankenhäuser und andere öffentliche Einrichtungen zu visitieren; außerdem mussten sie ihren Rat etwa beim Neubau von Schulen oder bei der Vergabe von Industriekonzessionen abgeben. Diese neuen Anforderungen verstärkten den Unterschied zu den anderen Ärzten und verlangten eine besondere Ausbildung: Seit 1884 wurden für sie in Berlin fortlaufende Lehrgänge in Bakteriologie abgehalten, und in den 1890er Jahren wurden die Kurse auf alle Gegenstände ausgedehnt, die für ihre Tätigkeit wichtig waren. 1901 bestätigten neue Prüfungsordnungen diese Spezialisierung, da die Kandidaten für mindestens drei Monate Lehrveranstaltungen in Hygiene, pathologischer Anatomie und Gerichtsmedizin besucht haben mussten. Dieser immer größer werdende Unterschied zu den anderen Ärzten führte zu Kompetenzstreitigkeiten und veranlasste die Amtsärzte, 1883 mit dem »Medizinalbeamtenverein« ihre eigene Gesellschaft zu gründen. Am Ende des Jahrhunderts konnten manche – allerdings nur sehr wenige, da die Gehälter immer noch zu niedrig waren – auf ihre Privatpraxis verzichten und ausschließlich als Sanitätsbeamte arbeiten. Ihre Kompetenz erweiterte sich auf die Inspektion von Gasthöfen, Schlafstellen und Arbeiterunterkünften sowie auf die Kontrolle der Trinkwasseranlagen; sie mussten sich um den Zustand der Kanalisation, der Aborte und Misthaufen kümmern und Missstände abstellen; außerdem hatten sie für die Beseitigung des Unrats durch Abtransport oder eine Kanalisation zu sorgen.

In England war man sich zwar schon im 18. Jahrhundert der Überfüllung der Elendsquartiere und der daraus entstehenden Krankheiten bewusst geworden, doch die nötigen Maßnahmen überließ man der örtlichen Initiative, den Gemeinden oder Körperschaften. In diesem Land, in dem die Industrialisierung besonders früh begonnen hatte und die Bevölkerung zwischen 1750 und 1850 von acht auf 18 Millionen angestiegen war, machten jedoch die wachsenden Ausmaße der städtischen Hygieneprobleme und die Vermehrung der Slums diese Maßnahmen wirkungslos. Vor allem im Umkreis von Edwin Chadwick – der bereits Sekretär der »Poor Law Commission« war – und seines Mitarbeiterstabs aus Statistikern, Ärzten und Sozialreformern nahm die Sanitätsreform Gestalt an. Sein berühmter Bericht von 1842 zeigte anhand von Zahlen, dass sich die Krankheiten in der Arbeiterklasse durch die Verseuchung der Luft ausbreiteten, die durch den Schmutz, die Überbelegung der Wohnungen, das Fehlen einer Kanalisation und die mangelnde Wasserversorgung verursacht war. Er diente zahlreichen anderen Projekten als Richtlinie, und einige große Städte führten entsprechende gesetzliche Regelungen ein; so erließ Liverpool 1846 eine Sanitätsordnung und ernannte 1847 den ersten »Medical Officer of Health« im ganzen Land, ein Beispiel, dem London bald mit der Ernennung von John Simon folgte. Aber diese Beamten hatten keine Vollzeitstellen und bezogen nur geringe Gehälter.

1848 schuf die »Public Health Act« ein »General Board of Health«, dessen Sekretär Chadwick wurde, und ermächtigte die lokalen Behörden zur Gründung eigener »Boards«, die unter anderem eine Kanalisation bauen, die Wasserversorgung sicherstellen und den Unrat beseitigen sollten. Die »Medical Officers« hatten die gleichen Aufgaben wie die deutschen Physici in der zweiten Hälfte des

Jahrhunderts und verfassten jährlich einen Bericht. Aber das despotische Gebaren Chadwicks stieß die Ärzte und die örtlichen Verwaltungen gleichermaßen vor den Kopf, und als das »Board« die Choleraepidemie 1853/54 nicht aufhalten konnte, wurde der Sekretär entlassen. Das »Board« wurde 1858 aufgelöst, seine Aufgaben übernahm in den 1860er Jahren das »Privy Council Office«. Unter dem ersten »Medical Officer« John Simon wurden 16 Ärzte und Inspekteure hinzugezogen, um die Gründe für die hohe Mortalität herauszufinden. Das Ergebnis ihrer auf das ganze Land ausgedehnten Enquete führte neben einer Reihe von Gesetzen zur »Sanitary Act« von 1866, die den örtlichen Behörden stark erweiterte Vollmachten übertrug, um die Missstände zu beheben und die Sauberkeit der Städte sicherzustellen. Ein Nachteil war jedoch die Vielzahl der Entscheidungsträger. Nach dem Gesetz von 1871, das bereits eine vereinheitlichte Verwaltung des öffentlichen Gesundheitswesens schuf, teilte die »Public Health Act« von 1872 deshalb das Land in Distrikte ein. Sie sollten jeweils einen »Medical Officer of Health« und einen »Sanitary Inspector« ernennen, unterstanden jedoch alle einer einzigen für die Sanitätsverwaltung zuständigen Behörde.

Schließlich wurde die gesamte Sanitärgesetzgebung durch die »Great Public Health Act« von 1875 abgesichert. Dieses Gesetz umfasste alles, was die Hygiene betraf, darunter Kanalisation, Umweltverschmutzung, verdorbene Nahrungsmittel, Infektionskrankheiten, Seuchenschutz, Gründung und Kontrolle von Krankenstationen, Reinigung und Pflasterung der Straßen, Inspektion von Wohnungen und Märkten, den Erlass von örtlichen Sanitätsverordnungen. Aber trotz ihrer lokalen Bedeutung und der Einführung eines eigenen Diploms seit 1886 blieben die »Medical Officers« auf einer niederen Stufe innerhalb der Ärzteschaft; ganz allgemein wurde die prophylaktische Medizin im Verhältnis zur therapeutischen Medizin auch weiterhin vernachlässigt. Dennoch hatte Simon seit den 1870er Jahren in England ein bemerkenswertes öffentliches Gesundheitswesen geschaffen, das 60 Jahre lang Bestand haben sollte.

In Frankreich wurden die ersten Lehrstühle für Hygiene 1795 eingerichtet. Einen frühen Versuch in öffentlicher Hygiene stellte ein Gesetz von 1810 dar, das die Errichtung von Fabriken oder

Werkstätten außerhalb der Städte vorschrieb, wenn sie gesundheitsschädigende »Miasmen« absonderten. Außerdem weist auch der Unterricht in Gerichtsmedizin an den medizinischen Schulen in Richtung auf die Hygienebewegung. Die Hygienik in Frankreich war in der ersten Hälfte des Jahrhunderts der in Deutschland um einige Jahrzehnte voraus; sie prangerte in erster Linie die elenden Lebensbedingungen an, die so viel biologisches Unglück hervorbrachten. Wie später in Deutschland war sie durch ihren moralisierenden Diskurs gekennzeichnet: Krankheit und Elend sah man als Folge eines ausschweifenden Lebens und zu großer Sorglosigkeit; Ordnung und Mäßigkeit – also die »moralische Hygiene« – wurden zur notwendigen Voraussetzung für die Wiedererlangung der Gesundheit erklärt.

Nur in einigen Großstädten wurden auf Initiative von Ärztevereinigungen oder Sanitätskommissionen (»conseils de salubrité«) mit gesetzlichem Status Hygieneeinrichtungen geschaffen, die Ärzte beschäftigten, wegen der fehlenden Mittel bis in die 1830er Jahre jedoch ziemlich wirkungslos blieben. Als dann die Drohung der Cholera über eine bereits für die Probleme des öffentlichen Gesundheitswesens sensibilisierte Gesellschaft hereinbrach, führte dies zu einer Vermehrung der Sanitätskommissionen und zu städtischen Hygieneverordnungen. Aber diese vor allem städtischen Anstrengungen erlahmten wieder, sobald die Gefahr abgewendet war. Man war durch das Fehlen von Geldmitteln und überzeugenden Therapien entmutigt, so drohend sich auch die polizeilichen Erlasse und Verordnungen anhörten.

Selbst wenn Ärzte in den Sanitätskommissionen vertreten waren, mussten sie mit den ihnen gleichgestellten Honoratioren zusammenarbeiten. Diesen lag mehr an der »moralischen Ordnung« als an reinen Gesundheitsmaßnahmen, denen sie sich gelegentlich sogar widersetzten, wenn sie nicht ihrem Interesse entsprachen. Denn die zunehmende Beachtung, die der Staat und die Behörden den Hygieneproblemen schenkten, hatte das Vertrauen in die Effizienz der Ärzte nicht vermehrt, auch wenn einige wenige unter ihnen die Regierungsverantwortlichen von ihren Ansichten zu überzeugen wussten. So etwa veranlassten sie 1822 bei einer Gelbfieberepidemie in Spanien ein Gesetz, das den Schutz der

Grenzen gegen das Vordringen der aus dem Ausland kommenden Krankheiten anordnete.

Noch vor ihren deutschen Kollegen betonten die französischen Ärzte in ihren Publikationen – darunter seit 1829 die »Annales d'hygiène publique et de médecine légale« – die Notwendigkeit ihrer Mitwirkung auf allen Ebenen des gesellschaftlichen, ja sogar privaten Lebens: bei der Ernährung und Kleidung, einer auf Alter und Geschlecht abgestimmten Hygiene, Arbeits- und Wohnverhältnissen, bei den Problemen der Wasserversorgung, der Beleuchtung, der Abfallbeseitigung und schließlich der Vorsorge. Nach der Cholera von 1831/32 richteten Paris und einige große Städte ständige »conseils de salubrité« ein, die mit der städtischen Hygiene betraut waren, und 1848/49 entstand eine ganze Hierarchie von Kommissionen, die sich hauptsächlich aus Vertretern medizinischer Berufe zusammensetzten und von den Arrondissements über die Departements bis zu einem »Comité consultatif d'hygiène publique« reichten, das dem Ministerium für Landwirtschaft und Handel unterstand: Es fehlte lediglich ein Budget! Diese Kommissionen unterschieden sich von denen, die 1835 in Preußen eingerichtet worden waren, durch die aktive Beteiligung von Ärzten und die Berücksichtigung von Problemen, die weit über den Rahmen der im Fall einer Epidemie zu treffenden Maßnahmen hinausgingen. Wie die Physici jenseits des Rheins erstellten die Ärzte in den Hygiene- und Epidemiekommissionen jährliche Berichte. Sie legten im Laufe des Jahrhunderts immer mehr Nachdruck auf die Folgen des Elends, die durch das Ansteckungsrisiko auch den Reichen gefährlich werden konnten – wie es die Cholera bewiesen hatte: Die Verbesserung der Lebensverhältnisse und Hygiene im einfachen Volk musste also auch im Interesse der Bessergestellten erfolgen.

Aber bis Ende des Jahrhunderts war die schier unerschöpfliche Diskussion über die Hygiene wesentlich umfassender als deren praktische Umsetzung. Immerhin richtete der französische Staat nach dem Schock der Niederlage von 1870 ein Überwachungs- und Schutzsystem für das öffentliche Gesundheitswesen ein. Der Rückstand Frankreichs gegenüber seinen Nachbarländern, insbesondere der mittlerweile in Deutschland erzielte Vorsprung, beunruhigte die Oberschicht, die vor allem eine Entvölkerung befürchtete: Für die unausweichliche Revanche wurde Kanonenfutter benötigt. 1873 begann eine Gruppe von Hygienikern unter der Führung des Arztes Armaingaud aus Bordeaux eine Kampagne für ein Gesetz zur öffentlichen Hygiene, die durch Gesellschaften, Zeitschriften und sogar internationale Kongresse (Brüssel 1876, Paris 1878, Turin 1880) organisiert und von Ärzten, die Bürgermeister oder Abgeordnete waren, unterstützt wurde. Man plädierte für eine Zentralisierung der Hygiene und die Schaffung eines neuen Verwaltungszweiges, bei dem alle Stellen durch anerkannt kompetente Hygieniker besetzt würden. Sie sollten neuartige interventionistische und technokratische Befugnisse erhalten, die sich aber vor allem in der Bekämpfung der ungesunden Wohnverhältnisse schlecht mit Demokratie und wirtschaftlichem Liberalismus vereinbaren ließen. Diese Hygieniker sollten eine spezielle Ausbildung erhalten und eine neue Gruppe von Beamten bilden: Das deutsche und das englische Vorbild wurden zwar nicht angeführt, waren aber offensichtlich.

Die praktische Umsetzung ging zwar nicht sehr weit, aber ein Gesetz von 1902 verpflichtete immerhin jede Gemeinde zu einer Sanitätsordnung für die Wasserversorgung und die Müllabfuhr, außerdem wurden Maßnahmen zur Isolierung und zum Transport von Infektionskranken festgelegt, die Desinfektion und Impfung zur Pflicht gemacht und schließlich, soweit nicht schon vorhanden, die Schaffung von Hygieneämtern in jeder Stadt mit mehr als 20 000 Einwohnern angeordnet, während die Departements für die übrigen Orte je einen Hygienerat und örtliche Sanitätskommissionen einzurichten hatten. Das Ganze sollte von den Kommunen, den Departements und dem Staat finanziert werden. Dieses Gesetz, das die öffentliche Hygienepolitik vereinheitlichte und sie umfassend durchsetzen wollte, stieß auf zahlreiche Hindernisse, allen voran die Skepsis der Bevölkerung, und zeitigte nicht den erwarteten Erfolg.

Anderen Ländern kommt das besondere Verdienst zu, dass sie trotz ihres früheren Rückstands eine sachgemäße Hygienepolitik entwickelten. Italien zog lange Zeit die individuelle Vorbeugung der amtlichen Prophylaxe vor. Trotz der Gründung von Hygienelehrstühlen (Turin 1877) und einer Hygienegesellschaft im Jahr

1878 nahm die Einsicht, dass für den Kampf gegen infektiöse und ansteckende Krankheiten umfassende Gesetze erforderlich seien, erst nach der Kochschen Entdeckung bei einem Choleraausbruch in den 1880er Jahren Gestalt an. 1888, ein Jahr nach der Einrichtung eines dem Innenministerium unterstehenden »Allgemeinen Direktoriums des öffentlichen Gesundheitswesens«, führte eine Sanitätsreform ein hierarchisches, von Gesundheitsfachleuten geleitetes System ein. An der Spitze stand ein allgemeines, dem Hygieniker Luigi Pagliani übertragenes Direktorium, dem ein Obersanitätsrat assistierte; die mittlere Ebene bildeten Provinzialärzte und -räte, die unterste Ebene ein Netz von städtischen Ärzten, so genannten »Sanitätsoffizieren«. Dieses Reformgesetz sollte Italien seinen Rückstand gegenüber Europa aufholen lassen und gegen die Krankheiten des Ancien Régime sowie die immer noch sehr hohe Kindersterblichkeit ankämpfen. Es erlaubte eine korrekte und gut organisierte Gesundheitsverwaltung, und da man dank der Bakteriologie auf sozial-medizinischem Weg gegen die Krankheiten vorging, trug es zu einer tatsächlichen Verbesserung der Gesundheit der italienischen Bevölkerung bei. Die Lebenserwartung stieg zwischen 1882 und 1901 von 35 auf 43 Jahre. An das grundlegende Gesetz von 1888 schlossen sich andere an, die zusammen den Einheitstext der Gesundheitsgesetze vom 1. August 1907 bilden sollten.

Auch in Russland ging man im letzten Drittel des 19. Jahrhunderts den Rückstand gegenüber dem übrigen Europa an. Seit den 1860er Jahren zeigten die Ärzte ein aktives Interesse an der Hygiene und nahmen sich Westeuropa zum Vorbild. Aber die im Westen verbreitete prophylaktische Vorgehensweise erforderte zahlreiches medizinisches Personal, eine effiziente Gesundheitsverwaltung und die Mitwirkung einer gebildeten Bevölkerung: alles Voraussetzungen, die in Russland wegen des allgemeinen kulturellen Rückstands fehlten. Die Bevölkerung sah in den Epidemien weiterhin eine Strafe Gottes und weigerte sich, den göttlichen Willen zu durchkreuzen.

Nach der Großen Reform schlugen die in ländlichen Gebieten arbeitenden Ärzte den Semstwos vor, Programme zur Gesundheitserziehung zu erstellen, hatten aber gegen die Lethargie und Gleichgültigkeit der örtlichen Behörden anzukämpfen. Seit den 1870er Jahren allerdings sahen manche Semstwos ein, wie notwendig eine Verbesserung der Vorbeugung und sanitären Zustände war. So fasste man während des ersten Kongresses der Semstwo-Ärzte in Twer 1871 den Plan, die sanitären Verhältnisse in den 34 Gouvernements genau zu untersuchen. Diese Arbeit übertrug man den Sektionsärzten und öffentlichen Hygieneinspekteuren, deren erster 1872 ernannt wurde. Sie wurden von den Semstwos der Gouvernements und Distrikte vor allem bei Epidemien eingestellt und mussten auch die Kranken behandeln, polizeiliche Gutachten erstellen und Autopsien vornehmen, was sie jedoch von ihren eigentlichen Aufgaben ablenkte. Doch die meisten verließen ihren Posten, sobald die Epidemie erloschen war, zumal ihr Nutzen von den Deputierten der Semstwos in Zweifel gezogen wurde. Sofern sie blieben, begnügten sie sich mit medizinisch-topographischen oder ethnographischen Lagebeschreibungen im Zusammenhang mit auftretenden Krankheiten, konnten aber keine konkreten Maßnahmen einleiten. Wenn sie zum Beispiel Verschmutzung und ungesunde Arbeitsbedingungen anprangerten, mussten sie fürchten, auf Druck der Fabrikbesitzer entlassen zu werden. Obwohl einzelne ihrer Beobachtungen veröffentlicht wurden, blieb der Großteil in den örtlichen Archiven, und statistische Berechnungen wurden durch das Fehlen von zuverlässigem Zahlenmaterial erschwert; so etwa registrierten die Popen in den Pfarreien nur die orthodoxe Bevölkerung. Auch auf diesem Gebiet war der Semstwo von Moskau vorbildlich. 1873 wurde eine Kommission aus seinen Vertretern und Ärzten gegründet, um die sanitäre Situation zu analysieren, und ein medizinisch-statistisches Amt befasste sich unter anderem mit der Hygiene in den Schulen, Fabriken und Krankenhäusern, mit der Wasserversorgung auf dem Land und mit der Seuchenbekämpfung.

Wegen der Bedrohung durch die Cholera richtete man 1884 in den Distrikten Sanitätsräte ein, die ein Jahr später einem Sanitätsrat des Gouvernements unterstellt wurden. Da man endlich die Notwendigkeit erkannte, für eine wirksamere Seuchenbekämpfung das medizinische Versorgungsnetz zu erweitern, wurden zahlreiche Inspekteure mit der Hygienekontrolle beauftragt, während die medizinisch-statistischen Ämter ihre Informationen auswerteten, um eine einheitliche Politik auf die Beine zu stellen. Neben ihren hygienisch-medizinischen Aufgaben (die an einer Seuche Erkrankten zu behandeln, das Wasser zu analysieren oder den Müll, der das Brunnenwasser zu verseuchen drohte, entfernen und Desinfektionen vornehmen zu lassen) mussten die Inspekteure die gefährdete Bevölkerung überwachen, um nichtepidemische Krankheiten wie etwa die Krätze, Syphilis oder Tuberkulose zu verhindern oder zu bekämpfen. Ihre Aufmerksamkeit galt also insbesondere den Prostituierten, den mit Kindern in Kontakt stehenden Personen, den städtischen und ländlichen Arbeitern sowie den Alkoholikern. Wie bei den entsprechenden Beamten in Westeuropa fiel alles, was die Umwelt und Lebensweise betraf, in ihre Zuständigkeit: der Standort öffentlicher Gebäude, eine bis ins Kleinste gehende Sauberkeitskontrolle sowie die Überwachung der Nahrungsmittel, der Qualität der Luft und der Arbeitsverhältnisse – auch in den Schulen. Sie sollten die Bevölkerung mit den Grundregeln der Hygiene vertraut machen, etwa auf dem Weg über Ausstellungen und Vorträge – dann aber im Beisein der örtlichen Polizei, was die Anziehungskraft und Breitenwirkung dieser Veranstaltungen begrenzte.

Um zahlenmäßige Statistiken auf der Grundlage der von den Sektionsärzten und Hygieneinspekteuren erstellten Berichte zu erarbeiten, vergrößerte man die Anzahl der medizinisch-sanitären Ämter. Nach der Gründung des Moskauer Amtes wurden die ersten Anfang der 1880er Jahre eingerichtet: In ihnen gingen die früheren Sanitätskommissionen auf, und sie umfassten ein oder zwei Inspekteure, denen einer oder mehrere Feldschere und Registratoren assistierten. Bis 1900 hatten 27 Gouvernements ein derartiges Amt geschaffen, von denen bis 1905 zwei wieder aufgelöst wurden, da sie auf vielerlei Schwierigkeiten stießen: Die Sektionsärzte vernachlässigten die Arbeit, um gleichzeitig ihre Privatpraxis führen zu können, außerdem blieben die Stellen häufig und über lange Zeit unbesetzt, die fehlenden finanziellen Mittel dienten als Ausrede für die endgültige oder vorläufige Schließung der Ämter, was die statistische Kontinuität verdarb. Dennoch kam diesen Ämtern das Verdienst zu, die Arbeit der Distriktinspekteure und -ärzte zu zentralisieren und umgekehrt die Krankenhausversorgung auf dem Land zu dezentralisieren; sie legten auch den Grundstock zur praktischen Umsetzung eines Gesundheitsschutzes für Arbeiter und Kinder.

Wie in Italien war es die Cholera, die durch die Epidemie von 1892 den entscheidenden Anstoß gab: Sie hatte gezeigt, dass die Bevölkerung dazu erzogen werden musste, bei einer Epidemie die unbedingt nötigen Vorsichtsmaßnahmen zu treffen und mit dem ärztlichen Personal zusammenzuarbeiten. Die Pirogov-Gesellschaft (vgl. S. 110) beschloss 1894 mit Zustimmung der Regierung die Einrichtung einer Kommission zur Propagierung der Hygiene. Hunderte von Ärzten wurden in ihre Erziehungsarbeit unter der ungebildeten Bevölkerung eingebunden. Gleichzeitig vervielfachte die Kommission die auch für Laien verständlichen Veröffentlichungen, und in zahlreichen Orten wie Fabriken, Schulen, Arbeitervereinen oder ländlichen Krankenhäusern wurden Hygienekurse abgehalten. Zu den Lesern dieser hygienistischen Literatur gehörten auch die Feldschere, die Lehrer und die örtliche Intelligenz; am Vorabend der Revolution von 1917 hatte das Programm ungefähr 20 Millionen von 125 Millionen Russen erreicht.

Der Schwerpunkt dieser Literatur lag vor allem auf der Erziehung der Frauen als des ungebildetsten Teils der Bevölkerung, um so die für die Gesundheit der Familie schädlichen Gewohnheiten auszuschalten. Wollte man die verheerende Kindersterblichkeit (die Hälfte der Kinder starb vor dem 15. Lebensjahr, während es in den westeuropäischen Ländern nur ein Viertel oder ein Fünftel war) bekämpfen, dann mussten die Frauen lernen, ihre Kinder angemessen aufzuziehen und zu ernähren und sie im Krankheitsfall behandeln zu lassen. Seit 1898 begannen die Semstwos mit der Einrichtung von Kindertagesstätten, die sich um die Kinder kümmerten, so lange die Frauen sie während der Feldarbeit sich selbst überlassen mussten. Dort fütterte, badete und kämmte man sie, wusch ihre Kleidung und überprüfte ihren Gesundheitszustand. Im Übrigen wurden sie nur nach einer ärztlichen Untersuchung aufgenommen; waren sie krank, dann mussten sie zuerst behandelt werden. Doch diese Bewegung setzte erst um die Jahrhundertwende ein.

Schlussbemerkung: Die Eroberung der Gesundheit

Auch wenn nicht alle Länder Europas untersucht wurden, lassen sich Grundzüge der Entwicklung zusammenfassen. Die medizinischen Entdeckungen verbreiteten sich mit beachtlicher Geschwindigkeit in den obersten Kreisen der wissenschaftlichen Welt. Die gelehrten Mediziner bereisten ganz Europa: Einerseits wollten sie sich mit den Fortschritten der an der Spitze der europäischen Forschung stehenden Universitäten oder Akademien vertraut machen, andererseits ihre eigenen wissenschaftlichen Erfahrungen dorthin bringen, wo es keine medizinwissenschaftliche Tradition oder Infrastruktur gab. Dies erlaubte manchen Ländern – Russland ist dafür das beste Beispiel –, innerhalb eines Jahrhunderts einen gewaltigen Rückstand aufzuholen.

Unterhalb des Spitzenniveaus, auf dem die Internationale der Forscher – im Geist sowohl der Zusammenarbeit als auch des Wettstreits – die Menschheit aus der Epoche der medizinisch-philosophischen Spekulation in die der Bakteriologie führten, brauchte der Umsturz der Traditionen sehr viel mehr Zeit. Dass die Länder einander nur so langsam beeinflussten, ist umso begreiflicher, als die wichtigen Entdeckungen selbst im eigenen Land meist erst nach längerer Zeit die Praxis prägten. Dennoch hatte ganz Europa an der Schwelle zum 20. Jahrhundert seine medizinische Revolution vollzogen. Voraussetzung dafür war eine Mobilisierung gewesen, wie nur die tiefgreifenden Wandlungsprozesse in Europa sie hatten bewirken können. Die demographische Explosion, die rasante Verstädterung und der wachsende Pauperismus als Folge der Industriellen Revolution waren für die Regierungen eine Herausforderung und für die Ärzteschaft eine hervorragende Gelegenheit, ihr Ansehen und ihren Status zu verbessern.

Natürlich hatte es erste Ansätze zur Professionalisierung der Ärzte bereits im Jahrhundert der Aufklärung gegeben. Mit Ausnahme des ultraliberalen Großbritannien wurden die Staaten in

Reaktion auf bevölkerungspolitische, merkantilistische oder kameralistische Thesen – unterschiedlich stark – gesetzgeberisch tätig, um das Medizinstudium und die Bedingungen für die medizinische Praxis zu regeln, den Beruf als solchen zu kontrollieren und sein Monopol gegenüber den illegal Praktizierenden zu festigen. Aber solange die Chirurgie ihre Zunftfesseln noch nicht abgestreift hatte, solange sie in eine Hierarchie von Klassen aufgesplittert war, die jeweils nur ganz bestimmte Eingriffe vornehmen durften, und solange sie keinen Zugang zum theoretischen medizinischen Wissen erhielt, blieb die Trennlinie zwischen »autorisierten« Personen und Scharlatanen kaum wahrnehmbar.

Eine der wesentlichen Errungenschaften auf dem Weg zur Professionalisierung im 19. Jahrhundert war die schrittweise Vereinigung von Medizin und Chirurgie: die Notwendigkeit einer wissenschaftlichen Ausbildung mit gleichwertigen akademischen Graden, die gegenseitige Durchdringung der beiden Spezialdisziplinen und schließlich ihre Verschmelzung. Aber dies konnte nicht innerhalb einer Generation geschehen. Man musste also eine Übergangslösung finden und eine neue Gattung von niederen Allgemeinmedizinern schaffen, um die ländlichen und die armen Gebiete ärztlich zu versorgen. Die Ärzteschaft blieb also in mindestens zwei Klassen geteilt, während der wissenschaftliche Fortschritt endlich auch auf die Ausbildung durchschlug und bald sämtliche Berufsvertreter erreichte. Dies war eine Schieflage, die zu Streitigkeiten führen musste: Die einen fühlten sich zu Unrecht in eine niedrigere Stellung abgedrängt, und die anderen fürchteten die Konkurrenz zu einer Zeit, als – mit Ausnahme von Russland und Griechenland – die These von der Überfüllung des ärztlichen Berufes die Gemüter erhitzte. Deshalb kämpfte man um die Vereinheitlichung des Berufsstandes auf höchstem Niveau, die sich schließlich fast überall durchsetzen sollte. Ausnahmen bildeten nur England, wo der Staat nicht eingriff und deshalb der Korporatismus erhalten blieb, und Russland, wo die medizinische Unterversorgung der großen ländlichen Bevölkerung es nicht erlaubte, auf das niedere Heilpersonal zu verzichten.

Die Entwicklung von Wissen und Ausbildung sollte die medizinische Praxis in zweierlei Hinsicht verändern. Der Arzt gewann an

Autorität gegenüber seinen Patienten, je mehr er sich spezialisierte und über Instrumente verfügte, die dem einfachen Heiler nicht zugänglich waren. Und der Patient fasste größeres Vertrauen in die Medizin, er wurde dank des Kassenwesens bald zahlungsfähiger, damit aber auch zusehends zum Konsumenten der Behandlungen und fordernder gegenüber seinem Arzt. Dennoch hatten die Ärzte weiterhin um eine Verbesserung ihrer Stellung zu kämpfen: Sie fühlten sich benachteiligt, da sie überall schlechter bezahlt und weniger angesehen waren als die übrigen Berufe von vergleichbarem Niveau. Sie forderten höhere Einkünfte, Unabhängigkeit vom Staat und einen weniger entwürdigenden Status gegenüber den Kassen und Hilfskassen. Diese garantierten ihnen zwar eine größere Zahl von solventen Patienten, dennoch fühlten sich die Ärzte untergeordnet, da sich die Kassen zwischen sie und ihre Patienten drängten. Insgesamt aber hatten die europäischen Ärzte – mit Ausnahme der russischen und griechischen – am Ende des 19. Jahrhunderts den von ihnen beanspruchten Platz in der Gesellschaft erreicht. Die Zunahme der medizinischen Gesellschaften, Verbände, Kongresse und Veröffentlichungen war ein Zeichen ihres Standesbewusstseins. Natürlich gab es auch weiterhin Unterschiede innerhalb des Berufes, etwa zwischen den gewöhnlichen Medizinern und den Krankenhausärzten, deren Ansehen – ebenso wie die Last ihrer Verpflichtungen – im Laufe des Jahrhunderts ständig wuchs. Denn das Hospital musste den neuen Bedürfnissen der Wissenschaft wie auch der Notwendigkeit genügen, eine Bevölkerung medizinisch zu versorgen, die durch die Industrielle Revolution immer mobiler wurde und dadurch von der familiären Hilfe abgeschnitten war. Seine Funktion als Hospiz ging zugunsten der heilbaren Kranken zurück – für die klinische und experimentelle Medizin ein großer Gewinn. Alle Medizinstudenten mussten eine Ausbildung im Krankenhaus durchlaufen, und unter den wenigen Auserwählten, die zumindest eine Zeit lang dort blieben, entwickelte sich eine Hierarchie, an deren Spitze der Chefarzt stand, der die angesehenste berufliche Position überhaupt innehatte.

Mit der Medikalisierung des Krankenhauses wurde es unumgänglich, Pflegepersonal auszubilden, das die Ärzte bei der Krankenbetreuung entlasten konnte. Trotz entsprechender Bemühungen in den meisten Ländern gelang dies nur in England, während überall sonst die Anhänglichkeit gegenüber den Ordensschwestern die Entwicklung bremste. Ein ähnlicher Misserfolg blieb die Behandlung der Geisteskranken. Auch wenn die immensen Fortschritte anzuerkennen sind, die im Laufe des Jahrhunderts dank der Entwicklung der Psychiatrie in der Beurteilung der Geisteskrankheiten gemacht wurden, und obwohl interessante Experimente zur Wiedereingliederung der Kranken in eine normale Umwelt angestellt wurden, erreichten die Asyle doch nicht den von ihren Initiatoren erhofften Erfolg; die Neutralisierung der Symptome durch Schocktherapien blieb eine verbreitete Lösung.

Alle Staaten sahen sich vor die Aufgabe gestellt, die unteren Volksschichten zu medikalisieren, was letztlich eng mit dem Krankenhausproblem verknüpft war. Die Einweisung ins Krankenhaus und die häusliche Behandlung durch Amts- oder angestellte Ärzte waren die beiden Pole der Fürsorge für bedürftige Kranke. Mit dem wachsenden Pauperismus und dem Entstehen der »labouring poor« überstieg die Finanzierung dieser Dienste die Möglichkeiten der privaten Wohlfahrtseinrichtungen und die Mittel der Gemeinden. In dieser Zwangslage nahmen die Regierungen zu unterschiedlichen Strategien Zuflucht, die von den drakonischen Einschränkungen in England bis zur Einrichtung von Pflichtkassen in Deutschland reichten. Überall in Europa – etwas weniger in Frankreich – wurden Amtsärzte, deren Institution oft weit zurückreichende Wurzeln hatte, eingestellt, um die Armen kostenlos zu behandeln, während gleichzeitig die freiwilligen Hilfskassen entstanden und sich weiterentwickelten. Eine Ausnahme bildete Deutschland, wo es für bestimmte Bevölkerungsgruppen bereits eine Versicherungspflicht gab, bevor Bismarcks Gesetz zur Pflichtkrankenversicherung – damals einzigartig auf der Welt – 1883 eine neue Ära der Sozialpolitik eröffnete, wenngleich es noch einige Zeit dauerte, bis die anderen Länder diesem Beispiel folgten.

Die Medikalisierung erfolgte ebenso über die Behandlungsmöglichkeit für alle wie über die Vorbeugung. Der Begriff war gleichfalls bereits in der Aufklärungszeit aufgetaucht, als Philanthropen und Politiker durch die hohe Kindersterblichkeit aufgeschreckt wurden; sie engagierten sich zunächst für die Medikalisierung der

Geburt durch eine Professionalisierung der Hebammen und die Abschaffung der Wehmütter und um die Jahrhundertwende dann für die Verbreitung der jennerschen Kuhpockenimpfung. Im Laufe des 19. Jahrhunderts schalteten sich – mit Ausnahme von England – die Staaten ein, indem sie die Geburtshilfe regelten und fundiertere medizinische Kenntnisse verlangten. Das Ergebnis dieser Bemühungen blieb jedoch begrenzt: Ein Großteil der »ausgebildeten« Hebammen erhielt keinen angemessenen Unterricht, vielfach wurden weiterhin die Wehmütter vorgezogen – vor allem in den ländlichen Gebieten Russlands. Überall verwies die Gesetzgebung die Hebamme auf einen Platz hinter dem Geburtshelfer, eine Tendenz, die sich im 20. Jahrhundert noch verstärken sollte, als die Errungenschaften der Geburtshilfe-Wissenschaft die Tabus überwunden hatten.

Immerhin trugen die Hebammen wesentlich zur Verbreitung der Kuhpockenimpfung bei, die in den ersten 20 Jahren des 19. Jahrhunderts dank staatlicher Organisation einen erstaunlichen Aufschwung erlebte. Bald allerdings setzten heftige Debatten über ihre Zweckmäßigkeit ein, als die Degenerierung des Impfstoffs alle europäischen Länder traf. Doch auch wenn es nicht gelungen war, die Pocken völlig auszurotten, waren sie radikal zurückgegangen und trafen zu Beginn des 20. Jahrhunderts nur noch die Ärmsten. Welche Methode man der Bevölkerung gegenüber auch anwandte – Überzeugung oder Zwang –, so stellte dies jedenfalls die erste staatliche Gesundheitskampagne dar, die durch ihre Universalität eine Annäherung der mittleren und unteren Schichten an die Medizin bewirkte. Die Krisen, die nach dem anfänglichen Höhenflug und Optimismus auftraten, wirkten jedoch als Katalysator: Man erkannte, dass die Medizin ihr Ziel nicht erreichen konnte, wenn sich die Hygiene- und Lebensbedingungen nicht besserten.

Diese Überzeugung bestätigte und verstärkte sich noch durch die großen Choleraepidemien, die zwischen 1831 und 1892 in Wellen über ganz Europa hereinbrachen. Die Heimsuchung durch die Cholera bewies die Grenzen des medizinischen Fortschritts auf therapeutischem Gebiet und stürzte die wissenschaftliche und politische Welt in tiefen Pessimismus. Meist tauchte die »blaue Hydra« zugleich mit Kriegen und Revolutionen auf, also immer dann, wenn die Bevölkerung besonders arm war, und sie traf vor allem die – zahlreicheren und weniger mobilen – unteren Schichten; daher rief sie Unruhen hervor, die sich gegen die Ärzte, die Regierung und sogar die Fremden richteten, denen man allen unterstellte, sie wollten die Armen vergiften. Während die Regierungen, gleich ob Anhänger der kontagionistischen oder der miasmatischen Theorie, zentralistische Systeme einrichteten und massive Quarantäne- und Kontrollmaßnahmen trafen, meldeten sich die Hygieniker zu Wort und wurden schließlich auch an höchster Stelle gehört: Der Nachweis eines Zusammenhangs zwischen Krankheit und ungesunden Lebensverhältnissen verlieh den Ärzten mehr Autorität und damit Macht und zeigte gleichzeitig deutlich, wie notwendig eine Sanierungspolitik im öffentlichen und privaten Bereich war, die nur über eine Verbesserung der Lebensbedingungen der unteren, vor allem städtischen Bevölkerungsschichten erfolgen konnte.

Ganz Europa machte sich auf den Weg zur Eroberung der öffentlichen und privaten Gesundheit, auch wenn die Vorreiter und Nachzügler auf den einzelnen Gebieten und je nach Epoche durchaus wechseln konnten. Dennoch erstaunt zum Abschluss dieser vergleichenden Analyse, dass gerade England einen gewissen Rückstand aufwies: Sein Festhalten am Liberalismus schadete ihm im internationalen Wettlauf. Dabei hatte es dort früher als überall sonst eine Gesetzgebung zur ärztlichen Armenversorgung gegeben, und auch auf dem Gebiet der Hygiene stand England an der Spitze, als der Staat diesen Bereich zentralisierte und seiner Aufsicht unterstellte. Ein Gegenbeispiel ist Deutschland, wo der Staat die Zügel hielt und nicht zögerte, Zwangsmaßnahmen zu ergreifen: Es erlebte große Erfolge, wie etwa bei der Pockenimpfung, und wurde zum Vorläufer und Vorbild einer modernen Sozialpolitik, seit den 1880er Jahren gekrönt durch die bismarckschen Gesetze.

Es hat also den Anschein, dass das Engagement oder die Autorität des Staates nicht nur unverzichtbar, sondern überhaupt ein wichtiger Trumpf im Kreuzzug für die Volksgesundheit war. Diese These wird durch den Stillstand und die Zögerlichkeit Frankreichs gestützt, das zwischen der Verlockung des Liberalismus und dem Ruf nach staatlicher Aktion schwankte. Und der Fall Russlands zeigt, welche Folgen es hatte, wenn in einem autoritären Regime diese Förderung verweigert wurde: Die Fortschritte in der Medizin und im Gesundheitswesen – vor allem im europäischen Teil – waren zwar unbestreitbar und verdienstvoll, wenn man den enormen Rückstand zu Beginn des 19. Jahrhunderts und die Weite dieses Reiches mit seiner hauptsächlich bäuerlichen und schriftunkundigen Bevölkerung berücksichtigt; dennoch zeigte der hier allmächtige Staat nur Verachtung für die Ärzte und kein Interesse für die Probleme des öffentlichen Gesundheitswesens, soweit er nicht überhaupt die von Experten vorgeschlagenen Reformen bis in die 1890er Jahre hinein behinderte. Er blieb ängstlich eingezwängt in einen lähmenden Konservativismus, wählte die Alternative der Polizeigewalt und verfolgte den entgegengesetzten Weg zu dem, den in Deutschland Bismarck eröffnete, wenngleich für diesen mit der Zerschlagung der Arbeiterbewegung gleichfalls ein repressives Ziel im Vordergrund stand. Allerdings konnte die Autorität des Staates, die für das öffentliche Gesundheitswesen in den Dienst einer guten Sache gestellt wurde, auch zu perversen Auswüchsen führen: Das extreme Beispiel des Dritten Reichs, das dieses Feld als eine diabolische Waffe missbrauchte, sollte den Beweis dafür liefern.

Anhang

Anmerkungen

1 Für den Prolog wurden insbesondere herangezogen: Jean-Henri Baudet, Histoires de la médecine, Creil 1985; Patrice Boussel, Histoire de la médecine et de la chirurgie de la Grande Peste à nos jours, Paris 1979; Albert S. Lyons/Joseph R. Petrucelli, Histoire illustrée de la médecine, Paris 1979; Charles Sournia, Histoire de la médecine, Paris 1992; Erwin H. Ackerknecht, Geschichte der Medizin, Stuttgart ⁵1986; Annette Drees, Die Ärzte auf dem Weg zu Prestige und Wohlstand. Sozialgeschichte der württembergischen Ärzte im 19. Jahrhundert, Köln 1988; Arnold Chaplin, Medicine in England during the Reign of George III, New York 1977; Giorgio Cosmacini, Soigner et réformer. Médecine et santé en Italie, de la grande peste à la Première Guerre mondiale, Paris 1992; Frederick F. Cartwright, A Social History of Medicine, London 1977; Michael Stolberg, Die Cholera im Großherzogtum Toskana. Ängste, Deutungen und Reaktionen im Angesicht einer tödlichen Seuche, Landsberg 1995.

2 Claudia Huerkamp, Der Aufstieg der Ärzte im 19. Jahrhundert. Vom gelehrten Stand zum professionellen Experten: Das Beispiel Preußens, Göttingen 1985, S. 17.

3 Chaplin, Medicine in England [wie Anm. 1], S. 11–16; Jeanne Peterson, The Medical Profession in Mid-Victorian London, Berkeley 1978, S. 6–8, 64–68; John Woodward/David Richards (Hg.), Health Care and Popular Medicine in Nineteenth Century England: Essays in the Social History of Medicine, New York 1977, S. 130f.; Frederick N. L. Poynter (Hg.), The Evolution of Medical Education in Britain, London 1965, S. 65, 78, 121–132, 151–167, 195; Cartwright, Social History of Medicine [wie Anm. 1], S. 48–54; Othmar Keel, The politics of health and the institutionalisation of clinical practices in Europe in the second half of Eighteenth Century, in: W. F. Bynum/R. Porter (Hg.), William Hunter and the Eighteenth Century Medical World, Cambridge 1985, S. 207–256; Günter B. Risse, Hospital Life in Enlightenment Scotland. Care and Teaching at the Royal Infirmary of Edinburgh, Cambridge 1986, S. 1ff.; Irvine S. L. Loudon, Medical Care and the General Practitioner 1750–1850, Oxford 1986, S. 132; Virginia Berridge, Health and Medicine, in: The Cambridge Social History of Britain 1750–1950, Bd. 3: Social Agencies and Institutions, S. 178; Brian Abel-Smith, The Hospitals 1800–1948. A Study in Social Administration in England and Wales, Cambridge 1964, S. 1–19.

4 François Lebrun, Se soigner autrefois. Médecins, saints et sorciers aux 17ème et 18ème siècles, Paris 1983, S. 27–46; Olivier Faure, Histoire sociale de la médecine, Paris 1994, S. 13–17, 43–48; Keel, Politics of health [wie Anm. 3], S. 224; Jacques Léonard, La vie quotidienne du médecin de province au XIXe siècle, Paris 1977, S. 25, 31 f.; ders., La médecine entre les pouvoirs et les savoirs, Paris 1981, S. 294 ff.

5 Huerkamp, Aufstieg der Ärzte [wie Anm. 2], S. 34–55, 98–101, 181 f.; Alfons Fischer, Geschichte des deutschen Gesundheitswesens, Bd. 2, Hildesheim 1965, S. 335 f.; Johanna Bleker, »... der einzig wahre Weg, brauchbare Männer zu bilden«. Der medizinisch-klinische Unterricht an der Berliner Universität 1810–1850, in: Peter Schneck/Hans Uwe Lammel (Hg.), Die Medizin an der Berliner Universität und an der Charité zwischen 1810 und 1850, Husum 1995, S. 96–100; Drees, Ärzte auf dem Weg zu Prestige und Wohlstand [wie Anm. 1], S. 46; Isabelle von Bueltzingloewen, Machines à instruire, machines à guérir. Les hôpitaux universitaires et la médicalisation de la société allemande 1730–1850, Lyon 1997, S. 148, 197–209, 242–354.

6 Herbert Hans Egglmaier, Das medizinisch-chirurgische Studium in Graz. Ein Beispiel für den Wandel staatlicher Zielvorstellungen im Bildungs- und Medizinalwesen, Graz 1980, S. 20–38, 63–69, 85–102; Erna Lesky, Österreichisches Gesundheitswesen im Zeitalter des aufgeklärten Absolutismus, Wien 1959, S. 73–118; dies., Die Wiener medizinische Schule im 19. Jahrhundert, Graz 1965, S. 119–128; Keel, Politics of health [wie Anm. 3], S. 242–245.

7 A. Querido, The Development of Socio-medical Care in the Netherlands, New York 1968, S. 16; François André Sondervorst, Histoire de la médecine belge, Brüssel 1981, S. 124–214; Carl Havelange, Les figures de la guérison (XVIIIe–XIXe siècles). Une histoire sociale et culturelle des professions médicales au pays de Liège, Lüttich 1990, S. 63–135, 173–251, 270–283, 289–300, 339 f., 404 f.

8 Michael E. Burke, The Royal College of San Carlos. Surgery and Spanish Medical Reform in the Late Eighteenth Century, Durham 1977, S. 26–187; Luis S. Granjel, Historia de la medicina española, Barcelona 1962, S. 95–101, 128–132.

9 Guy Saudan, La médecine à Lausanne du XVIe au XXe siècles, Lausanne 1991, S. 72–90; Eugène Olivier, Médecine et santé dans le Pays de Vaud au XVIIIe siècle, 1675–1798, Lausanne 1939, Bd. 1, S. 135–198; Sebastian Brändli, Die Retter der leidenden Menschheit. Sozialgeschichte der Chirurgen und Ärzte auf der Zürcher Landschaft (1700–1850), Zürich 1990, S. 211–262; Benone Dutescu/Nicolae Marcu, Romanian Medical Science, Bukarest 1970, S. 18–31.

10 Marion Maria Ruisinger, Das griechische Gesundheitswesen unter König Otto (1833–1862), Frankfurt am Main 1997, S. 40–64, 96–124.

11 John T. Alexander, Medical Developments in Petrine Russia, in: Canadian-

American Slavic Studies 8 (1974), S. 198–221; ders., Medical Professionals and Public Health in »Doldrums« Russia (1725–1762), in: ebd. 12 (1978), S. 116–135; Nancy Frieden, Russian Physicians in an Era of Reform and Revolution, 1856–1905, Princeton 1981, S. 27–52, 108; Roderick E. McGrew, Russia and the Cholera 1823–1832, Madison 1965, S. 26–38; Maylis Léon-Dufour, La médecine des Zemstva en Russie (1864–1917), Diss. masch. Univ. Paris IV, 1984, S. 31–35, 62–68, 118–121; Fielding H. Garrison, Russian Medicine under the Old Regime, in: Bulletin of the New York Academy of Medicine 7 (1931), S. 711–728.

12 Peterson, Medical Profession [wie Anm. 3], S. 99–132; Huerkamp, Aufstieg der Ärzte [wie Anm. 2], S. 124, 186; Brändli, Retter der leidenden Menschheit [wie Anm. 9], S. 187–198; Jacques Léonard, La France médicale. Médecins et malades au XIXe siècle, Paris 1978, S. 91; ders., Vie quotidienne [wie Anm. 4], S. 36, 65; Havelange, Les figures de la guérison [wie Anm. 7], S. 379; Francisca Loetz, Vom Kranken zum Patienten. »Medikalisierung« und medizinische Vergesellschaftung am Beispiel Badens, 1750–1850, Stuttgart 1993, S. 180; Guy Saudan (Hg.), L'Eveil médical vaudois, 1750–1850: Auguste Tissot, Jean-André Venel, Mathias Mayor, Lausanne 1987, S. 112; Loudon, Medical Care [wie Anm. 3], S. 251.

13 Nadine Fenouillat, Médecins et charlatans en Angleterre (1760–1815), Bordeaux 1991, S. 67–77; Loetz, Vom Kranken zum Patienten [wie Anm. 12], S. 82, 89–92, 99–102, 179 f.; Brändli, Retter der leidenden Menschheit [wie Anm. 9], S. 176; Léonard, Vie quotidienne [wie Anm. 4], S. 67–82, 191 f.; ders., France médicale [wie Anm. 12], S. 96, 163, 168; Huerkamp, Aufstieg der Ärzte [wie Anm. 2], S. 27 ff., 38, 56, 133 f., 155–164, 177–185; Faure, Histoire sociale de la médecine [wie Anm. 4], S. 106–109; Loudon, Medical Care [wie Anm. 3], S. 85–93, 267–270; Jacques Gélis, La sage-femme ou le médecin. Une nouvelle conception de la vie, Paris 1988, S. 291–327.

14 Vgl. Léonard, France médicale [wie Anm. 12], S. 96, und Loetz, Vom Kranken zum Patienten [wie Anm. 12], S. 100.

15 Armand Desprès, zit. bei Léonard, Vie quotidienne [wie Anm. 4], S. 81.

16 Der Präfekt Lezay-Marnésia, zit. bei Calixte Hudemann-Simon, L'Etat et la santé. La politique de santé publique ou »police médicale« dans les quatre départements rhénans, 1794–1814, S. 350.

17 Faure, Histoire sociale de la médecine [wie Anm. 4], S. 100–103; Léonard, France médicale [wie Anm. 12], S. 88, 97 ff., 218; ders., Vie quotidienne [wie Anm. 4], S. 164–173; Huerkamp, Aufstieg der Ärzte [wie Anm. 2], S. 27–35, 50–59, 242 f.; Loudon, Medical Care [wie Anm. 3), S. 189–223, 249–266; Cosmacini, Soigner et réformer [wie Anm. 1], S. 335; Havelange, Les figures de la guérison [wie Anm. 7], S. 374 ff.; Brändli, Retter der leidenden Menschheit [wie Anm. 9], S. 264–267; Peterson, Medical Profession [wie Anm. 3], S. 137, 206–215, 284; Pierre Guillaume, Le rôle social du médecin depuis deux siècles (1800–1945), Paris 1996, S. 46–50.

18 Vgl. Faure, Histoire sociale de la médecine [wie Anm. 4], S. 100.

19 Guillaume, Le rôle social du médecin [wie Anm. 17], S. 46.

20 Loudon, Medical Care [wie Anm. 3], S. 280–296; Peterson, Medical Profession [wie Anm. 3], S. 24, 34–39, 133 f., 206–215, 223, 228–243.

21 Faure, Histoire sociale de la médecine [wie Anm. 4], S. 105 f., 115, 184; ders., Les Français et leur médecine au XIXe siècle, Paris 1993, S. 126 ff.; Léonard, Vie quotidienne [wie Anm. 4], S. 169–189; ders., France médicale [wie Anm. 12], S. 216–226, 243–249; Guillaume, Rôle social du médecin [wie Anm. 17], S. 77, 105 ff., 118.

22 Huerkamp, Aufstieg der Ärzte [wie Anm. 2], S. 211, 247 f., 259–277, 307; Robert Jütte, Die Entwicklung des ärztlichen Vereinswesens und des organisierten Ärztestandes bis 1871, in: ders. (Hg.), Geschichte der deutschen Ärzteschaft. Organisierte Berufs- und Gesundheitspolitik im 19. und 20. Jahrhundert, Köln 1997, S. 15–42; Hedwig Herold-Schmidt, Ärztliche Interessenvertretung im Kaiserreich 1871–1914, in: ebd., S. 43–95.

23 Poynter, Evolution of Medical Education [wie Anm. 3], S. 212 ff.

24 Alexander, Medical Developments [wie Anm. 11], S. 127 ff.; Nancy Frieden, The Russian Cholera Epidemic, 1892–1893, and Medical Professionalization, in: Patricia Branca (Hg.), The Medicine Show. Patients, Physicians and the Perplexities of Health Revolution in Modern Society, New York 1977, S. 259–280; dies., Russian Physicians [wie Anm. 11], S.XIV, 16–27, 88–91, 105–113, 120–135, 158 ff., 204–226; Léon-Dufour, La médecine des Zemstva [wie Anm. 11], S. 71–82, 96.

25 Faure, Histoire sociale de la médecine [wie Anm. 4], S. 21 f.; Courtnay Dainton, The Story of England's Hospitals, Springfield 1961, S. 61–100; Berridge, Health and Medicine [wie Anm. 3], S. 204 f.; Abel-Smith, Hospitals [wie Anm. 3], S. 4–15; Jean Imbert, Histoire des hôpitaux en France, Toulouse 1982, S. 197 f., 215, 238–270; Muriel Jeorger, La structure hospitalière de la France sous l'Ancien Régime, in: Annales ESC 32 (1977), S. 1025–1051; Axel Karenberg, Das moderne Krankenhaus nimmt Formen an. Das Allgemeine Krankenhaus in Wien als Vorbild, in: Heinz Schott (Hg.), Meilensteine der Medizin, Dortmund 1996, S. 270–275; Erna Lesky, Das Wiener Allgemeine Krankenhaus. Seine Gründung und Wirkung auf deutsche Spitäler, in: Clio Medica 2 (1967), S. 23–37; Eva Brinkschulte, Die Institutionalisierung des modernen Krankenhauses im Rahmen aufgeklärter Sozialpolitik. Die Beispiele Würzburg und Bamberg, in: Alfons Labisch/Reinhard Spree/Norbert Paul (Hg.), »Einem jeden Kranken in einem Hospitale sein eigenes Bett«. Zur Sozialgeschichte des Allgemeinen Krankenhauses in Deutschland im 19. Jahrhundert, Frankfurt am Main 1996, S. 194 ff.

26 Abel-Smith, Hospitals [wie Anm. 3], S. 20–64, 82 f., 93–109, 117, 133–150; ders., A History of the Nursing Profession, London 1960, S. 50; Berridge, Health and Medicine [wie Anm. 3], S. 206 f.; Dainton, Story of England's

Hospitals [wie Anm. 25], S. 96, 103 f.; Cartwright, Social History of Medicine [wie Anm. 1], S. 154–158.

27 Serge Borsa/Claude René Michel, La vie quotidienne des hôpitaux en France au XIXe siècle, Paris 1985, S. 15–20, 55–59, 70, 113, 128–137, 147 f., 195–199, 210–225; Imbert, Histoire des hôpitaux [wie Anm. 25], S. 304, 308 ff., 336.

28 Karenberg, Das moderne Krankenhaus [wie Anm. 25], S. 274; Dieter Jetter, Grundzüge der Krankenhausgeschichte (1800–1900), Darmstadt 1977, S. 31; Fischer, Geschichte des deutschen Gesundheitswesens [wie Anm. 5], S. 390, 397; Reinhard Spree, Krankenhausentwicklung und Sozialpolitik in Deutschland während des 19. Jahrhunderts, in: Historische Zeitschrift 260 (1995), S. 75–105; Isabelle von Bueltzingloewen, Confessionnalisation et médicalisation des soins aux malades au XIXe siècle. Essai de réflexion à partir des cas allemand et français, in: Revue d'Histoire Moderne et Contemporaine 43 (1996), S. 632–655; Loetz, Vom Kranken zum Patienten [wie Anm. 12], S. 194–197; Brinkschulte, Institutionalisierung des modernen Krankenhauses [wie Anm. 25], S. 195–202; Edward Shorter, Heilanstalten und Sanatorien in privater Trägerschaft, 1877 bis 1933, in: Labisch u. a., Sozialgeschichte des Allgemeinen Krankenhauses [wie Anm. 25], S. 326; Christian Probst, Die Medizinalreform in Bayern am Beginn des 19. Jahrhunderts und der Bestand an Krankenanstalten, in: Hans Schadewaldt/Jörn H. Wolf (Hg.), Krankenhausmedizin im 19. Jahrhundert, München 1983, S. 183–209; Hans Peter Schaper, Krankenwartung und Krankenpflege. Tendenzen der Verberuflichung in der ersten Hälfte des 19. Jahrhunderts, Opladen 1987, S. 37; Georg Lilienthal, Die ersten Kinderkrankenhäuser in Berlin – Motive und Strukturen, in: Schneck/Lammel, Medizin an der Berliner Universität [wie Anm. 5], S. 124–152; Bueltzingloewen, Machines à instruire [wie Anm. 5], S. 190–242, 309–347.

29 McGrew, Russia and the Cholera [wie Anm. 11], S. 38; Jetter, Grundzüge der Krankenhausgeschichte [wie Anm. 28], S. 47–50, 160 ff.; Kyoo-Sik Lee, Das Volk von Moskau und seine bedrohte Gesundheit. Öffentliche Gesundheitspflege in Moskau, 1850–1914, Frankfurt am Main 1996, S. 142–153, 252 f.; Léon-Dufour, La médecine des Zemstva [wie Anm. 11], S. 7–10, 147–159, 172.

30 Ruisinger, Das griechische Gesundheitswesen [wie Anm. 10], S. 164–198.

31 Borsa/Michel, Vie quotidienne des hôpitaux [wie Anm. 27], S. 35–54, 78 f., 86 ff., 97–101; Imbert, Histoire des hôpitaux [wie Anm. 25], S. 373; Jetter, Grundzüge der Krankenhausgeschichte [wie Anm. 28], S. 16 f.; Fischer, Geschichte des deutschen Gesundheitswesens [wie Anm. 5], S. 391 f.; Abel-Smith, Hospitals [wie Anm. 3], S. 42; Dainton, Story of England's Hospitals [wie Anm. 25], S. 101; Olivier Faure, Genèse de l'hôpital moderne. Les hospices civils de Lyon de 1802 à 1845, Paris 1981, S. 161 f.; Cosmacini, Soigner et réformer [wie Anm. 1], S. 310, 410.

32 Cartwright, Social History of Medicine [wie Anm. 1], S. 154 ff.; Abel-Smith, History of the Nursing Profession [wie Anm. 26], S. 7 f., 20–34, 50; ders., Hospitals [wie Anm. 3], S. 43, 66 ff., 99 f.; Jean Guillermand, Histoire des infirmières. Bd. 1: Des origines à la naissance de la Croix-Rouge (1863), Paris 1988, S. 307 f.

33 Borsa/Michel, Vie quotidienne des hôpitaux [wie Anm. 27], S. 163–185; Imbert, Histoire des hôpitaux [wie Anm. 25], S. 317 ff.; Guillermand, Histoire des infirmières [wie Anm. 32], Bd. 1, S. 93–96; Havelange, Les figures de la guérison [wie Anm. 7], S. 411.

34 Schaper, Krankenwartung und Krankenpflege [wie Anm. 28], S. 66–81, 106 f., 119–122, 131–134, 161–169; Fischer, Geschichte des deutschen Gesundheitswesens [wie Anm. 5], S. 403–408; Guillermand, Histoire des infirmières [wie Anm. 32], Bd. 2: De la naissance de la Croix-Rouge à l'institution de la Profession, Paris 1991, S. 142–151; Bueltzingloewen, Confessionnalisation [wie Anm. 28], S. 642 f., 650.

35 Léon-Dufour, La médecine des Zemstva [wie Anm. 11], S. 132 f.

36 Jetter, Grundzüge der Krankenhausgeschichte [wie Anm. 28], S. 25; Imbert, Histoire des hôpitaux [wie Anm. 25], S. 320–328, 389–393; Peterson, Medical Profession [wie Anm. 3], S. 158–161; Risse, Hospital Life [wie Anm. 3], S. 252; Loetz, Vom Kranken zum Patienten [wie Anm. 12], S. 197; Faure, Histoire sociale de la médecine [wie Anm. 4], S. 110 ff.; Alfons Labisch, Stadt und Krankenhaus. Das Allgemeine Krankenhaus in der kommunalen Sozial- und Gesundheitspolitik des 19. Jahrhunderts, in: ders. u. a., Sozialgeschichte des Allgemeinen Krankenhauses [wie Anm. 25], S. 275; Bueltzingloewen, Machines à instruire [wie Anm. 5], S. 190 ff.

37 Hudemann-Simon, L'Etat et la santé [wie Anm. 16], S. 481 f.; Peter Berner, Aspects de la psychiatrie dans le monde. L'Autriche, in: Claude Quetel/Jacques Postel (Hg.), Nouvelle histoire de la psychiatrie, Paris 1983, S. 202 f.; Luis E. Monteil, L'Espagne, in: ebd., S. 234 f.; William F. Bynum, La Grande-Bretagne, in: ebd., S. 253 f.; Fenouillat, Médecins et charlatans [wie Anm. 13], S. 80 ff.; Berridge, Health and Medicine [wie Anm. 3], S. 212; Léon-Dufour, La médecine des Zemstva [wie Anm. 11], S. 187.

38 Jetter, Grundzüge der Krankenhausgeschichte [wie Anm. 28], S. 48 f.

39 Jacques Postel, La naissance de la psychiatrie au début du XIXe siècle. De l'événement théorique à la naissance de l'asile (le traitement moral), in: Quetel/Postel, Nouvelle histoire [wie Anm. 37], S. 147 f., 151; Peter Berner, Aspects de la psychiatrie dans le monde. L'Allemagne, in: ebd., S. 194 ff.; Peter Berner, L'Autriche, in: ebd., S. 202 f.; Jacques Ley, La Belgique, in: ebd., S. 211–215; Luis E. Monteil, L'Espagne, in: ebd., S. 235–239; William F. Bynum, La Grande-Bretagne, in: ebd., S. 254 f.; Michel-Aimé Craplet, La construction des asiles, in: ebd., S. 313 f.; Pierre Morel/Claude Quetel, Morbidités tangentes. Les thérapeutiques de l'aliénation à la fin du XIXe siècle, in: ebd., S. 431–441; Sournia, Histoire de la médecine [wie Anm. 1],

S. 245 f.; Borsa/Michel, Vie quotidienne des hôpitaux [wie Anm. 27], S. 21; Imbert, Histoire des hôpitaux [wie Anm. 25], S. 378; Cartwright, Social History of Medicine [wie Anm. 1], S. 152 f.; Berridge, Health and Medicine [wie Anm. 3], S. 213 ff.; Léon-Dufour, La médecine des Zemstva [wie Anm. 11], S. 187–205; Gregory Zillbborg, Russian Psychiatry. Its Historical and Ideological Background, in: Bulletin of the New York Academy of Medicine 19 (1943), S. 720; Dieter Jetter, Zur Typologie des Irrenhauses in Frankreich und Deutschland, 1780–1840, Wiesbaden 1971, S. 172; Ruisinger, Das griechische Gesundheitswesen [wie Anm. 10], S. 198–207.

40 Drees, Ärzte auf dem Weg zu Prestige und Wohlstand [wie Anm. 1], S. 25; Hudemann-Simon, L'Etat et la santé [wie Anm. 16], S. 22 f.; 149 f.; Loetz, Vom Kranken zum Patienten [wie Anm. 12], S. 164; Huerkamp, Aufstieg der Ärzte [wie Anm. 2], S. 243; Egglmaier, Das medizinisch-chirurgische Studium [wie Anm. 6], S. 36–39; Lesky, Österreichisches Gesundheitswesen [wie Anm. 6], S. 99; Brändli, Retter der leidenden Menschheit [wie Anm. 9], S. 48–62, 137; Alexander, Medical Developments [wie Anm. 11], S. 129 f.; Frieden, Russian Physicians [wie Anm. 11], S. 84 f.; Toby Gelfand, Public medicine and medical careers in France during the reign of Louis XV, in: Andrew W. Russel (Hg.), The Town and State Physician in Europe from the Middle Ages to the Enlightenment, Wolfenbüttel 1981, S. 101 f.; Lebrun, Se soigner autrefois [wie Anm. 4], S. 171–175; Querido, Development of Socio-medical Care [wie Anm. 7], S. 16 f.; Yves-Marie Bercé, Le chaudron et la lancette: croyances populaires et médecine préventive (1798–1830), Paris 1984, S. 137; Cosmacini, Soigner et réformer [wie Anm. 1], S. 341; Berridge, Health and Medicine [wie Anm. 3], S. 203; Roy Porter, Disease, Medicine and Society in England 1550–1860, London 1987, S. 57; Fenouillat, Médecins et charlatans [wie Anm. 13], S. 40–45; Loudon, Medical Care [wie Anm. 3], S. 231–234.

41 Die ursprünglich kirchlichen »parishes« waren damals die örtlichen Verwaltungsbehörden innerhalb der »counties«. In ihrer Zuständigkeit gleichen sie mehr den Gemeinden auf dem Kontinent als Pfarreien und dürfen nicht mit karitativen Einrichtungen verwechselt werden (vgl. dazu u. a. David Roberts, Victorian Origins of the British Welfare State, New Haven 1960, S. 7 ff., 38–45).

42 Fischer, Geschichte des deutschen Gesundheitswesens [wie Anm. 5], S. 371, Loetz, Vom Kranken zum Patienten [wie Anm. 12], S. 165; Drees, Ärzte auf dem Weg zu Prestige und Wohlstand [wie Anm. 1], S. 34–37; Ruisinger, Das griechische Gesundheitswesen [wie Anm. 10], S. 65–78; Bercé, Le chaudron et la lancette [wie Anm. 40], S. 137; Cosmacini, Soigner et réformer [wie Anm. 1], S. 335, 341–345; Havelange, Les figures de la guérison [wie Anm. 7], S. 351, 379–382; Faure, Les Français et leur médecine [wie Anm. 21], S. 149–172; Loudon, Medical Care [wie Anm. 3], S. 235–248; Peterson, Medical Profession [wie Anm. 3], S. 110–113.

43 Fischer, Geschichte des deutschen Gesundheitswesens [wie Anm. 5], S. 85–89, 401 f.; Drees, Ärzte auf dem Weg zu Prestige und Wohlstand [wie Anm. 1], S. 150; Huerkamp, Aufstieg der Ärzte [wie Anm. 2], S. 197; Gaston V. Rimlinger, The Emergence of Social Insurance: European Experience before 1914, in: Peter A. Köhler/Hans F. Zacher (Hg.), Beiträge zu Geschichte und aktueller Situation der Sozialversicherung, Berlin 1983, S. 116, 120; Gerhard A. Ritter, Die Entstehung der Sozialversicherung besonders in Deutschland und Großbritannien, in: ebd., S. 95–100; Faure, Les Français et leur médecine [wie Anm. 21], S. 121–126, 134–143; Pierre Leclerc, La Sécurité Sociale. Son histoire à travers les textes, Bd. 2, 1870–1945, Paris 1996, S. 365; Guillaume, Rôle social du médecin [wie Anm. 17], S. 188; Havelange, Les figures de la guérison [wie Anm. 7], S. 382–388; Loudon, Medical Care [wie Anm. 3], S. 252; Peterson, Medical Profession [wie Anm. 3], S. 114–117.

44 Zitiert bei Guillaume, Rôle social du médecin [wie Anm. 17], S. 185.

45 Jean Donnison, Midwives and Medical Men. A History of Interprofessional Rivalries and Women's Rights, London 1977, S. 22–99, 131; Berridge, Health and Medicine [wie Anm. 3], S. 176, 185.

46 Hudemann-Simon, L'Etat et la santé [wie Anm. 16], S. 289 ff.; Lesky, Österreichisches Gesundheitswesen [wie Anm. 6], S. 31, 88 f.; Olivier, Médecine et santé [wie Anm. 9], S. 279; Havelange, Les figures de la guérison [wie Anm. 7], S. 111; Alexander, Medical Developments [wie Anm. 11], S. 131 f.

47 Hudemann-Simon, L'Etat et la santé [wie Anm. 16], S. 307; Olivier, Médecine et santé [wie Anm. 9], S. 286; Havelange, Les figures de la guérison [wie Anm. 7], S. 411; Gélis, La sage-femme ou le médecin [wie Anm. 13], S. 231; Faure, Les Français et leur médecine [wie Anm. 21], S. 21–29; Huerkamp, Aufstieg der Ärzte [wie Anm. 2], S. 38 f.; Britta Schmitz, Hebammen in Münster. Historische Entwicklung – Lebens- und Arbeitsumfeld – Berufliches Selbstverständnis, Münster 1994, S. 43–52; Loetz, Vom Kranken zum Patienten [wie Anm. 12], S. 147; Jürgen Schlumbohm, Ledige Mütter als »lebendige Phantome« – oder: wie die Geburtshilfe aus einer Weibersache zur Wissenschaft wurde. Die ehemalige Entbindungsanstalt der Universität Göttingen am Geismartor, in: Kornelia Duwe u. a. (Hg.), Göttingen ohne Gänseliesel. Texte und Bilder zur Stadtgeschichte, Göttingen 1988, S. 150–159; Samuel C. Ramer, Childbirth and Culture: Midwifery in the Nineteenth-Century Russian Countryside, in: David L. Ransel (Hg.), The Family in Imperial Russia, Urbana 1978, S. 219–235; Léon-Dufour, La médecine des Zemstva [wie Anm. 11], S. 145.

48 Hudemann-Simon, L'Etat et la santé [wie Anm. 16], S. 378; Claudia Huerkamp, The History of Smallpox. Vaccination in Germany: A First Step in the Medicalization of the General Public, in: Journal of Contemporary History 20 (1985), S. 624–631; Fenouillat, Médecins et charlatans [wie Anm. 13], S. 108; Roy Porter/Dorothy Porter, The Politics of Prevention. Anti-

Vaccination and Public Health in Nineteenth-Century England, in: Medical History 32 (1988), S. 231–235; Olivier, Médecine et santé [wie Anm. 9], S. 692; Jean-Noël Biraben, La Diffusion de la vaccination en France au XIXe siècle, in: Annales de Bretagne et des pays de l'Ouest 86 (1979), S. 265–276; Brändli, Retter der leidenden Menschheit [wie Anm. 9], S. 324; Cosmacini, Soigner et réformer [wie Anm. 1], S. 281–284; Granjel, Historia de la medicina [wie Anm. 8], S. 133; Pierre Darmon, La longue traque de la variole. Les pionniers de la médecine préventive, Paris 1986, S. 298–309, 350–395.

49 Léonard, France médicale [wie Anm. 12], S. 152; Havelange, Les figures de la guérison [wie Anm. 7], S. 319; Granjel, Historia de la medicina [wie Anm. 8], S. 162; Cosmacini, Soigner et réformer [wie Anm. 1], S. 280; Hans Heilbronner, The Russian Plague of 1878–79, in: Slavic Review 21 (1962), S. 89–112.

50 McGrew, Russia and the Cholera [wie Anm. 11], S. 41–58, 67, 77–80, 108–114, 125 f.; Jean Pierre Bardet/Patrice Bourdelais/Pierre Guillaume u. a. (Hg.), Peurs et terreurs face à la contagion. Choléra, tuberculose, syphilis, XIXe–XXe siècles, Paris 1988, S. 18–31, 116–134; Michael Stolberg, Theorie und Praxis der Cholerabekämpfung im 19. Jahrhundert. Deutschland und Italien im Vergleich, in: Wolfgang Eckart/Robert Jütte (Hg.), Das europäische Gesundheitssystem. Gemeinsamkeiten und Unterschiede in historischer Perspektive, Stuttgart 1994, S. 62–93; Faure, Histoire sociale de la médecine [wie Anm. 4], S. 144–152; Havelange, Les figures de la guérison [wie Anm. 7], S. 320–326; R. J. Morris, Cholera 1832. The Social Response to an Epidemic, London 1976, S. 74, 108–126, 197; C. Fraser Brockington, Public Health in the Nineteenth Century, Edinburgh 1965, S. 81–86; Stolberg, Cholera im Großherzogtum Toskana [wie Anm. 1], S. 78 ff.; Loetz, Vom Kranken zum Patienten [wie Anm. 12], S. 286; Frieden, Russian Cholera Epidemic [wie Anm. 24], S. 263–272; Patrice Bourdelais/Jean-Yves Raulot, Une peur bleue. Histoire du choléra en France, Paris 1987, S. 9–20.

51 Loetz, Vom Kranken zum Patienten [wie Anm. 12], S. 151 f.; Huerkamp, Aufstieg der Ärzte [wie Anm. 2], S. 167–174; Drees, Ärzte auf dem Weg zu Prestige und Wohlstand [wie Anm. 1], S. 137 ff.; Fischer, Geschichte des deutschen Gesundheitswesens [wie Anm. 5], S. 375 f., 444; Faure, Histoire sociale de la médecine [wie Anm. 4], S. 113 ff., 189 ff.; ders., Les Français et leur médecine [wie Anm. 21], S. 78–83, 242–248; Guillaume, Rôle social du médecin [wie Anm. 17], S. 29 ff.; Léonard, France médicale [wie Anm. 12], S. 173; ders., Médecine entre les pouvoirs [wie Anm. 4], S. 149–152; Berridge, Health and Medicine [wie Anm. 3], S. 194; Cartwright, Social History of Medicine [wie Anm. 1], S. 93, 103–113; Cosmacini, Soigner et réformer [wie Anm. 1], S. 389–402; Nancy Frieden, Child Care: Medical Reform in a Traditionalist Culture, in: Ransel, The Family in Imperial Russia, S. 238–251; Léon-Dufour, La médecine des Zemstva [wie Anm. 11], S. 51–61, 215–222, 239–249.

Auswahlbibliographie

Geschichte der Medizin

Ackerknecht, Erwin H., Geschichte der Medizin, Stuttgart ⁵1986.
Bariéty, Maurice/Coury, Charles, Histoire de la médecine, Paris 1963.
Baudet, Jean-Henri, Histoires de la médecine, Creil 1985.
Boussel, Patrice, Histoires de la médecine et de la chirurgie de la Grande Peste à nos jours, Paris 1979.
Fischer-Homberger, Esther, Geschichte der Medizin, Berlin 1975.
Lichtenthaeler, Charles, Geschichte der Medizin, 2 Bde., Köln 1975.
Lyons, Albert S./Petrucelli, Joseph R., Histoire illustrée de la médecine, Paris 1979.
Sournia, Charles, Histoire de la médecine, Paris 1992.
Tutzke, Dietrich (Hg.), Geschichte der Medizin, Berlin 1980.

Die Professionalisierung der Ärzte

Alexander, John T., Medical Developments in Petrine Russia, in: Canadian-American Slavic Studies 8 (1974), S. 198–221.
Ders., Medical Professionals and Public Health in »Doldrums« Russia (1725–1762), in: ebenda 12 (1978), S. 116–135.
Berridge, Virginia, Health and Medicine, in: The Cambridge Social History of Britain 1750–1950, Bd. 3, Social Agencies and Institutions, S. 171–242.
Brändli, Sebastian, Die Retter der leidenden Menschheit. Sozialgeschichte der Chirurgen und Ärzte auf der Zürcher Landschaft (1700–1850), Zürich 1990.
Bueltzingloewen, Isabelle von, Machines à instruire, machines à guérir. Les hôpitaux universitaires et la médicalisation de la société allemande 1730–1850, Lyon 1997.
Burke, Michael E., The Royal College of San Carlos. Surgery and Spanish Medical Reform in the Late Eighteenth Century, Durham 1977.
Cartwright, Frederick F., A Social History of Medicine, London 1977.
Chaplin, Arnold, Medicine in England during the Reign of George III, New York 1977.
Coury, Charles, L'enseignement de la médecine en France des origines à nos jours, Paris 1968.

244

Drees, Annette, Die Ärzte auf dem Weg zu Prestige und Wohlstand. Sozialge-schichte der württembergischen Ärzte im 19. Jahrhundert, Köln 1988.

Dutescu, Benone/Marcu, Nicolae, Romanian Medical Science, Bukarest 1970.

Egglmaier, Herbert Hans, Das medizinisch-chirurgische Studium in Graz. Ein Beispiel für den Wandel staatlicher Zielvorstellungen im Bildungs- und Me-dizinalwesen, Graz 1980.

Faure, Olivier, Les Français et leur médecine au XIXe siècle, Paris 1993.

Ders., Histoire sociale de la médecine, Paris 1994.

Fenouillat, Nadine, Médecins et charlatans en Angleterre (1760–1815), Bor-deaux 1991.

Fischer, Alfons, Geschichte des deutschen Gesundheitswesens, Hildesheim 1965.

Frieden, Nancy, Russian Physicians in an Era of Reform and Revolution, 1856–1905, Princeton/N. J. 1981.

Garrison, Fielding H., Russian Medicine under the Old Regime, in: Bulletin of the New York Academy of Medicine 7 (1931), S. 693–734.

Goubert, Jean-Pierre, Malades et médecins en Bretagne, 1770–1790, Paris 1974.

Guillaume, Pierre, Le rôle social du médecin depuis deux siècles (1800–1945), Paris 1996.

Havelange, Carl, Les figures de la guérison (XVIIIe–XIXe siècles). Une histoire sociale et culturelle des professions médicales au pays de Liège, Lüttich 1990.

Huerkamp, Claudia, Der Aufstieg der Ärzte im 19. Jahrhundert. Vom gelehrten Stand zum professionellen Experten: Das Beispiel Preußens, Göttingen 1985.

Jütte, Robert (Hg.), Geschichte der deutschen Ärzteschaft. Organisierte Berufs-und Gesundheitspolitik im 19. und 20. Jahrhundert, Köln 1997.

Keel, Othmar, The politics of health and the institutionalisation of clinical practices in Europe in the second half of Eighteenth Century, in: Bynum, W. F./Porter, R. (Hg.), William Hunter and the Eighteenth Century Medical World, Cambridge 1985, S. 207–256.

Lebrun, François, Se soigner autrefois. Médecins, saints et sorciers aux 17ème et 18ème siècles, Paris 1983.

Léonard, Jacques, La vie quotidienne du médecin de province au XIXe siècle, Paris 1977.

Ders., La France médicale. Médecins et malades au XIXe siècle, Paris 1978.

Ders., La médecine entre les pouvoirs et les savoirs, Paris 1981.

Léon-Dufour, Maylis, La médecine des Zemstva en Russie (1864–1917), Diss.masch. Univ. Paris IV 1984.

Lesky, Erna, Österreichisches Gesundheitswesen im Zeitalter des aufgeklärten Absolutismus, Wien 1959.

Dies., Die Wiener medizinische Schule im 19. Jahrhundert, Graz 1965.

Loetz, Francisca, Vom Kranken zum Patienten. »Medikalisierung« und medizi-nische Vergesellschaftung am Beispiel Badens, 1750–1850, Stuttgart 1993.

Loudon, Irvine S. L., Medical Care and the General Practitioner 1750–1850, Oxford 1986.

McGrew, Roderick E., Russia and the Cholera 1823–1832, Madison 1965.

Olivier, Eugène, Médecine et santé dans le Pays de Vaud au XVIIIe siècle, 1675–1798, 2 Bde., Lausanne 1939.

Peterson, Mildred Jeanne, The Medical Profession in Mid-Victorian London, Berkeley 1978.

Poynter, Frederick N. L. (Hg.), The Evolution of Medical Education in Britain, London 1966.

Querido, A., The Development of Socio-Medical Care in the Netherlands, London 1968.

Risse, Günter B., Hospital Life in Enlightenment Scotland. Care and Teaching at the Royal Infirmery of Edinburgh, Cambridge 1986.

Ruisinger, Marion Maria, Das griechische Gesundheitswesen unter König Otto (1833–1862), Frankfurt am Main 1997.

Saudan, Guy, La médecine à Lausanne du XVIe au XXe siècles, Lausanne 1991.

Ders. (Hg.), L'Eveil médical vaudois, 1750–1850: Auguste Tissot, Jean-André Venel, Mathias Mayor, Lausanne 1987.

Schneck, Peter/Lammel, Hans Uwe (Hg.), Die Medizin an der Berliner Universität und an der Charité zwischen 1810 und 1850, Husum 1995.

Sondervorst, François André, Histoire de la médecine belge, Brüssel 1981.

Krankenhäuser und Asyle

Abel-Smith, Brian, A History of the Nursing Profession, London 1960.

Ders., The Hospitals 1800–1948. A Study in Social Administration in England and Wales, Cambridge 1964.

Borsa, Serge/Michel, Claude René, La vie quotidienne des hôpitaux en France au XIXe siècle, Paris 1985.

Bueltzingloewen, Isabelle von, Confessionnalisation et médicalisation des soins aux malades au XIXe siècle. Essai de réflexion à partir des cas allemands et français, in: Revue d'Histoire Moderne et Contemporaine 43 (1996), S. 632–655.

Dainton, Courtnay, The Story of England's Hospitals, Springfield 1961.

Faure, Olivier, Genèse de l'hôpital moderne. Les hospices civils de Lyon de 1802 à 1845, Paris 1981.

Guillermand, Jean, Histoire des infirmières (Croix-Rouge Française). Bd. 1: Des origines à la naissance de la Croix-Rouge (1863), Paris 1988; Bd. 2: De la naissance de la Croix-Rouge à l'institution de la Profession, Paris 1991.

Imbert, Jean, Histoire des hôpitaux en France, Toulouse 1982.

Jeorger, Muriel, La structure hospitalière de la France sous l'Ancien Régime, in: Annales ESC 32 (1977), S. 1025–1051.

Jetter, Dieter, Zur Typologie des Irrenhauses in Frankreich und Deutschland, 1780–1840, Wiesbaden 1971.

Ders., Grundzüge der Krankenhausgeschichte (1800–1900), Darmstadt 1977.

Labisch, Alfons/Spree, Reinhard/Paul, Norbert (Hg.), »Einem jeden Kranken in einem Hospitale sein eigenes Bett«. Zur Sozialgeschichte des Allgemeinen Krankenhauses in Deutschland im 19. Jahrhundert, Frankfurt am Main 1996.

Lesky, Erna, Das Wiener Allgemeine Krankenhaus. Seine Gründung und Wirkung auf deutsche Spitäler, in: Clio Medica 2 (1967) S. 23–37.

Ntailianis, Ioannis, Ärzte, Kranke und Spitäler im neuen Griechenland (1821–1913), Köln 1988.

Quetel, Claude/Postel, Jacques (Hg.), Nouvelle histoire de la psychiatrie, Paris ²1994.

Schadewaldt, Hans/Wolf, Jörn Henning (Hg.), Krankenhausmedizin im 19. Jahrhundert. Festschrift für Heinz Goerke zum 65. Geburtstag, München 1983.

Schaper, Hans Peter, Krankenwartung und Krankenpflege. Tendenzen der Verberuflichung in der ersten Hälfte des 19. Jahrhunderts, Opladen 1987.

Spree, Reinhard, Krankenhausentwicklung und Sozialpolitik in Deutschland während des 19. Jahrhunderts, in: Historische Zeitschrift 260 (1995), S. 75–105.

Zillboorg, Gregory, Russian Psychiatry. Its Historical and Ideological Background, in: Bulletin of the New York Academy of Medicine 19 (1943), S. 713–728.

Das öffentliche Gesundheitswesen

Bardet, Jean Pierre/Bourdelais, Patrice/Guillaume, Pierre/Lebrun, François/Quétel, Claude (Hg.), Peurs et terreurs face à la contagion. Choléra, tuberculose, syphilis, XIXe–XXe siècles, Paris 1988.

Bercé, Yves Marie, Le chaudron et la lancette. Croyances populaires et médecine préventive (1798–1830), Paris 1984.

Bourdelais, Patrice/Raulot, Jean-Yves, Une peur bleue: histoire du choléra en France, Paris 1987.

Branca, Patricia (Hg.), The Medicine Show. Patients, Physicians and the Perplexities of Health Revolution in Modern Society, New York 1977.

Brockington, C. Fraser, Public Health in the Nineteenth Century, Edinburgh 1965.

Cosmacini, Giorgio, Soigner et réformer. Médecine et santé en Italie, de la grande peste à la Première Guerre mondiale, Paris 1992.

Darmon, Pierre, La longue traque de la variole. Les pionniers de la médecine préventive, Paris 1986.

Donnison, Jean, Midwives and Medical Men. A History of Interprofessional Rivalries and Women's Rights, London 1977.

Eckart, Wolfgang/Jütte, Robert (Hg.), Das europäische Gesundheitssystem. Gemeinsamkeiten und Unterschiede in historischer Perspektive, Stuttgart 1994.

Frieden, Nancy, The Russian Cholera Epidemic, 1892–1893, and Medical Professionalization, in: Branca, The Medicine Show [a.a.O.], S. 259–280.

Dies., Child Care: Medical Reform in a Traditionalist Culture, in: Ransel, David L. (Hg.), The Family in Imperial Russia, Urbana 1978, S. 236–262.

Gelfand, Toby, Public Medicine and Medical Careers in France during the Reign of Louis XV, in: Russel, Andrew W. (Hg.), The Town and State Physician in Europe from the Middle Ages to the Enlightenment, Wolfenbüttel 1981.

Gélis, Jacques, La sage-femme ou le médecin. Une nouvelle conception de la vie, Paris 1988.

Goubert, Jean-Pierre, La conquête de l'eau. L'avènement de la santé à l'âge industriel, Paris 1986.

Granjel, Luis Sanchez, Historia de la medicina española, Barcelona 1962.

Heilbronner, Hans, The Russian Plague of 1878–79, in: Slavic Review 21 (1962), S. 89–112.

Hudemann-Simon, Calixte, L'Etat et la santé. La politique de santé publique ou »police médicale« dans les quatre départements rhénans, 1794–1814, Sigmaringen 1995.

Huerkamp, Claudia, The History of Smallpox. Vaccination in Germany: A First Step in the Medicalization of the General Public, in: Journal of Contemporary History 20 (1985), S. 617–634.

Köhler, Peter A./Zacher, Hans F. (Hg.), Beiträge zu Geschichte und aktueller Situation der Sozialversicherung, Berlin 1983.

Leclerc, Pierre, La Sécurité Sociale. Son histoire à travers les textes, Bd. 2, 1870–1945, Paris 1996.

Lee, Kyoo-Sik, Das Volk von Moskau und seine bedrohte Gesundheit. Öffentliche Gesundheitspflege in Moskau, 1850–1914, Frankfurt am Main 1996.

Morris, R. J., Cholera 1832. The Social Response to an Epidemic, London 1976.

Porter, Roy, Disease, Medicine and Society in England 1550–1860, Cambridge ²1995.

Ders./Porter, Dorothy, The Politics of Prevention. Anti-Vaccination and Public Health in Nineteenth-Century England, in: Medical History 32 (1988), S. 231–252.

Ramer, Samuel C., Childbirth and Culture: Midwifery in the Nineteenth-Century Russian Countryside, in: Ransel, The Family in Imperial Russia, [a.a.O.], S. 218–235.

Schmitz, Britta, Hebammen in Münster. Historische Entwicklung – Lebens- und Arbeitsumfeld – Berufliches Selbstverständnis, Münster 1994.

Seidel, Hans-Christoph, Eine neue »Kultur des Gebärens«. Die Medikalisierung von Geburt im 18. und 19. Jahrhundert in Deutschland, Stuttgart 1998.

Stolberg, Michael, Theorie und Praxis der Cholerabekämpfung im 19. Jahrhundert. Deutschland und Italien im Vergleich, in: Eckart/Jütte (Hg.), Das europäische Gesundheitssystem, [a.a.O.], S. 53–106.

Ders., Die Cholera im Großherzogtum Toskana. Ängste, Deutungen und Reaktionen im Angesicht einer tödlichen Seuche, Landsberg 1995.

Namenregister

Ortsregister

Länder- und Regionen-Register